HEYNE <

DAS BUCH

In diesem Buch löst der Mediziner Deepak Chopra zusammen mit dem Neurologen Rudolph Tanzi die „künstlich gezogene“ Grenze zwischen Körper und Geist auf, und zeigt, welche entscheidende Rolle unser Bewusstsein bei der Stärkung des Immunsystems und der Aktivierung unserer Selbstheilungskräfte spielt. Ein 7-Tage-Aktionsplan gibt praktische Tipps zu Ernährung, Stressabbau und persönliche Entwicklung. In Verbindung mit einem gezielten Mentaltraining werden so die Abwehrkräfte gestärkt, und Krankheiten, wie chronische Entzündungen, Bluthochdruck, Diabetes und sogar Alzheimer, kann vorgebeugt werden.

DIE AUTOREN

Dr. Deepak Chopra stammt ursprünglich aus Indien. Wie kein anderer verbindet er das Wissen des Westens mit der Weisheit des Ostens. Der erfolgreiche Internist und Endokrinologe geriet im Laufe seiner Karriere als Arzt an einen Punkt, an dem er zu der Überzeugung gelangte, dass der westlichen Medizin trotz ihrer großen Errungenschaften gleichsam die Seele fehlt. Mit großem Erfolg widmet er sich seitdem der ganzheitlich ausgerichteten integrativen Medizin und der persönlichen Transformation. Seine mehr als 80 Bücher sind Bestseller: Sie wurden in 35 Sprachen übersetzt und insgesamt weit mehr als 20 Millionen Mal verkauft. Das Time Magazine zählt Chopra zu den 100 herausragenden Köpfen des 20. Jahrhunderts.

Dr. Rudolph E. Tanzi, New-York-Times-Bestsellerautor, ist Professor für Neurologie an der Harvard University Medical School. Außerdem ist er Vorsitzender des Lehrstuhls für Neurologie an der Universität Harvard und Vize-Vorsitzender des Lehrstuhls für Neurologie sowie Direktor der Forschungsabteilung für Genetik und Alterungsprozesse des Massachusetts General Hospital. Mit seinen Kollegen entdeckte er die drei Gene, die für die familiär bedingte Früh-Alzheimererkrankung verantwortlich sind, und entwickelte auf Basis dieser Forschungen neue Therapie- und Präventionsansätze.

Deepak Chopra
Rudolph E. Tanzi

DAS HEILENDE SELBST

Der Weg zu einem starken Immunsystem und lebenslanger Gesundheit

Mit dem 7-Tage-Programm die Selbstheilung aktivieren

Aus dem amerikanischen Englisch
von Christina Knüllig

WILHELM HEYNE VERLAG
MÜNCHEN

Die amerikanische Originalausgabe erschien 2018
unter dem Titel »The Healing Self«
bei Harmony Books, an imprint of the Crown Publishing Group,
a division of Penguin Random House LLC.

FSC
www.fsc.org
MIX
Papier aus verantwortungsvollen Quellen
FSC® C014496

Penguin Random House Verlagsgruppe FSC® N001967

Taschenbucherstausgabe 09/2021

Printed in Germany
Umschlaggestaltung: Guter Punkt, München
Satz: Leingärtner, Nabburg
Druck und Bindung: GGP Media GmbH, Pößneck
ISBN 978-3-453-70416-9

www.heyne.de

Dem Heiler in uns allen gewidmet

INHALTSVERZEICHNIS

Übersicht

VOM WOHLBEFINDEN – VIELE HINDERNISSE UND EINE GROSSE HOFFNUNG

Ende Juli 2017 ging eine ganz erstaunliche medizinische Geschichte durch das Fernsehen und das Internet. Sie war wie die Spitze eines Eisbergs, was allerdings damals nur wenige mitbekamen. Zu laut war das Hintergrundrauschen der Berichterstattung über angebliche Gesundheitsrisiken, vor denen man sich zu hüten habe, wie zum Beispiel: mehr als 55 Stunden pro Woche zu arbeiten oder die mangelnde Jodaufnahme bei Schwangeren.

Das waren natürlich keine Spitzen irgendeines Eisbergs, eher das Grundrauschen gut gemeinten Rats, den die meisten zu ignorieren gelernt haben. Eins jedoch war anders. Vierundzwanzig Experten für Altersdemenz – die größte Gesundheitsgefahr weltweit – waren gebeten worden, die Möglichkeit einer Vorbeugung aller Demenzarten zu bewerten, einschließlich der Alzheimer-Krankheit. Ihr Fazit, veröffentlicht in der renommierten britischen medizinischen Fachzeitschrift *The Lancet*, lautete: Ein Drittel aller Demenzfälle kann verhindert werden. Da es derzeit weder eine medikamentöse Therapie noch präventive Maßnahmen gibt, war das eine durchaus überraschende Nachricht.

Was war nun der Schlüssel bei der Vorbeugung von Demenz? Kurz gesagt, eine Veränderung des Lebensstils, wobei der Fokus in jedem Lebensabschnitt etwas anders liegt. Die Experten wählten neun spezifische Faktoren aus, die für rund 35 Prozent aller Demenzfälle verantwortlich sind: »Bei der Verminderung der Risikofaktoren machen Schulbildung (bis zum Alter von fünfzehn Jahren), die Verringerung von Bluthochdruck, Fettleibigkeit und Diabetes, die Vermeidung beziehungsweise Behandlung eines Hörverlusts in den mittleren Jahren, das Nichtrauchen, Bewegung und die Behandlung von Depressionen und sozialer Isolation im späteren Leben einen Riesenunterschied.«

Ein Punkt auf der Liste war verblüffend: der Schulbesuch bis mindestens zum 15. Lebensjahr. Was in aller Welt war das? Der Schrecken des Alters sollte mit dem Verhalten als Teenager in Zusammenhang stehen? Seltsam mutete auch an, dass die Behandlung eines Hörverlustes im mittleren Alter mit einem geringeren Demenzrisiko verbunden war. Das war nun allerdings mal etwas Neues. Bei genauerer Betrachtung signalisierte diese Nachricht einen geradezu revolutionären Trend in der Medizin.

Nicht nur bei der Demenz, sondern auf breiter Front sind Forscher dabei, die Zeitachse von Erkrankungen wie Bluthochdruck, Herzerkrankungen, Krebs, Diabetes und sogar Depression und Schizophrenie drastisch zu verschieben. Mal angenommen, Sie ziehen sich eine Wintergrippe zu. Sie bemerken die Symptome und stellen verärgert fest, dass Sie sich ein paar Tage vorher mit einem Erkältungsvirus angesteckt haben. Die Inkubationszeit war kurz und unsichtbar; nur die Symptome waren am Ende verräterisch. Lebensstilbezogene Erkrankungen jedoch sind ganz anders. Ihre Inkubationszeit ist ebenfalls unsichtbar, aber zugleich sehr lang, nämlich Jahre und Jahrzehnte. Diese einfache Tatsache wurde im medizinischen Denken immer wichtiger. Vielleicht ist sie der größte bestimmende Faktor dafür, wer einmal krank werden wird und wer gesund bleibt.

Anstatt sich, wenn bereits Symptome aufgetreten sind, auf Zivilisationskrankheiten zu berufen oder präventive Maßnahmen zu empfehlen, wenn bereits ein hohes Risiko zu erkranken besteht, untersuchen die Ärzte nun vielleicht zwanzig bis dreißig Jahre vorher, was ein normales, gesundes Leben ausmacht. Ein neues Bild des Krankseins schält sich heraus, und das ist eine sehr gute Neuigkeit. Durch ein gesundes Leben von Anfang an lassen sich die vielen Schrecknisse, die uns vom mittleren Alter an zusetzen, in Schach halten – das Geheimnis liegt im Handeln, bevor es zu den ersten schrecklichen Anzeichen kommt.

Man könnte dies die Medizin der kleinen Schritte nennen, im US-Sprachgebrauch neuerdings als »incremental medicine« bekannt. Die Meldung über eine Demenzprophylaxe ist da nur die Spitze des Eisbergs. Nehmen wir den zunächst seltsamen Befund über Bildung. Experten schätzen, dass die Demenz weltweit um acht Prozent reduziert werden könnte, wenn Kinder bis zum Alter von 15 Jahren in der Schule blieben, einer der größten verhinderbaren Risikofaktoren auf der Liste. Die Begründung liegt weit in der Vergangenheit: Je gebildeter jemand ist, desto mehr Informationen hat das Gehirn gespeichert und desto besser greift es auf das Gelernte zu. Diese Informationsbeschaffung, die bereits in der Kindheit beginnt, führt zu dem, was Neurowissenschaftler als »kognitive Reserve« bezeichnen, einen Schub für das Gehirn in Form zusätzlicher Nervenverbindungen und -bahnen zwischen den Neuronen. Mit diesem Extra lässt sich dem Gedächtnisverlust im Zusammenhang mit Alzheimer und anderen Demenzformen entgegenwirken, da das Gehirn über Extrapfade verfügt, wenn es zu Degeneration oder Ausfällen kommt. (Wir kommen darauf ausführlicher in unserem Abschnitt über Alzheimer am Ende des Buches zurück.)

Gemäß der medizinischen Logik sind es gerade die vielen Hinterlassenschaften, die das Denken verändern. Die Ursache vieler, wenn nicht der meisten Erkrankungen, liegen in der Vergangenheit. Plötzlich geht es nicht mehr um Einzelfaktoren wie Nichtrauchen, Abnehmen, ins Fitnessstudio gehen oder Stress in den Griff bekommen. Es geht um einen nachhaltigen Lebensstil, bei dem die tägliche Selbstfürsorge auf allen Ebenen zählt. Nicht zu rauchen, Gewicht zu reduzieren und ins Fitnessstudio zu gehen, haben immer noch ihre Berechtigung. Aber lebenslanges Wohlbefinden ist nicht dasselbe wie das Risiko für Krankheit A oder B zu senken. Deshalb wird nur ein ganzheitlicher Ansatz letztendlich aufgehen. Wohlbefinden ist nicht mehr bloß die Alternative zur regulären Prävention. Nein, Wohlbefinden ist der Eisberg, der Zaunpfahl, der ins Auge springt. Wohlbefinden ist das nächste große Ding. Wenn sich das herumspricht, werden die präventiven

Maßnahmen nie mehr so aussehen wie zuvor. Aber um zu begreifen, wie radikal sich die Dinge ändern werden, müssen wir einen Moment innehalten und uns die aktuelle Situation im Gesundheitswesen anschauen. Denn dort droht ein zartes Hoffnungspflänzchen zu verdörren.

DIE IMMUNITÄTS-KRISE

Tag für Tag sorgt die moderne Medizin für so viele Schlagzeilen, dass schon beinah alles zu verschwimmen droht und man gar nicht mehr versteht, was wichtig ist und was nicht. Fast hat man den Eindruck, das Leben an sich sei lebensgefährlich. Lassen Sie uns die Dinge deshalb etwas vereinfachen. Das größte gesundheitliche Problem dieser Tage hängt mit dem zusammen, was die meisten Menschen für selbstverständlich halten: die Immunität. Hier zeigt sich die Krise, hier treffen Gesundheit und Krankheit aufeinander. Immunität ist nach medizinischer Definition die Verteidigung des Körpers gegen Bedrohungen von außen, medizinisch Pathogene, im Volksmund gern als Keime benannt; Bakterien und Viren, die nur aus einem einzigen Grunde existieren, nein, nicht um uns krank zu machen, sondern um ihre DNA zu vervielfachen. Als Biosphäre ist die Erde eine Großarena der DNA-Entwicklung, und obwohl wir uns als Menschen besonders, ja einzigartig fühlen, ist unsere DNA nur ein Genpool unter Millionen anderen.

Die Immunität ist es, die unsere Gene vor lebensbedrohenden Gefahren schützt, und bislang war sie darin ziemlich gut. Trotz katastrophaler Ereignisse in der Geschichte, die unsere DNA wie ein Tsunami hinwegzuspülen drohten – Pocken in der Antike, Beulenpest im Mittelalter, AIDS in der Neuzeit, um nur einige üble zu nennen – ist unser Immunsystem noch nie so unter Beschuss gewesen wie heute. Pocken, Pest und AIDS haben den Homo sapiens als Spezies nicht zu vernichten vermocht und auch andere Krankheitserreger haben das nicht, denn drei Faktoren kamen uns zur Rettung:

1. Keine dieser Krankheiten war so ansteckend, dass alle Menschen betroffen gewesen wären. Entweder konnte der Keim nicht an der Luft überleben, oder die Menschen lebten weit genug auseinander, dass der Erreger die Entfernung nicht überlebte.
2. Unser Immunsystem ist in der Lage, seine Reaktionen ständig anzupassen. Das nennt man Hypermutation, eine Sofortmaßnahme in der Bekämpfung unbekannter Krankheitserreger, sobald diese in den Körper gelangen.
3. Die moderne Medizin eilt uns mit medikamentösen und chirurgischen Behandlungen zu Hilfe, wenn das körpereigene Immunsystem eine Krankheit nicht allein bekämpfen kann.

Es bedarf dieser drei starken Faktoren, um gesund zu bleiben. Aber wir stehen womöglich an einem Wendepunkt. Der globale Wettbewerb zwischen Millionen DNA-Stämmen von Krankheitserregern hat sich auf ein besorgniserregendes Niveau aufgeschaukelt. Immunität ist deshalb keine Selbstverständlichkeit mehr, ganz gleich wo auf der Welt Sie leben. Unser überlastetes Abwehrsystem bröckelt ständig. Das liegt an einer Vielzahl von Problemen, und zwar nicht nur, was die Möglichkeit einer neuen Pandemie angeht, sei es durch das Zika-Virus oder die Vogelgrippe. Diese Bedrohungen sorgen für Schlagzeilen, aber abseits der Öffentlichkeit ist die gesamte Gesundheitssituation gleich an mehreren Fronten unter Beschuss.

Warum der kritische Punkt bald überschritten ist

- Modernes Reisen hat die Entfernung zwischen den Völkern drastisch reduziert, was es für neue Krankheitserreger viel einfacher macht, sich schnell zu verbreiten und neue Wirte zu finden.
- Viren und Bakterien mutieren schneller denn je, weil sich die vielen neuen menschlichen Wirte in nie da gewesener Weise vermehren.
- Neue Medikamente können gar nicht so schnell entwickelt werden wie potenziell gefährliche DNA-Stämme in Bakterien und Viren mutieren.

- Während die Bedrohung weiter zunimmt, werden die Gesundheitssysteme durch Misswirtschaft, Einkommensungleichheit, Kostenexplosion und wissenschaftliches Spezialistentum belastet.
- Zwar gibt es seit fünfzig Jahren Präventionsmaßnahmen; Herzerkrankungen, Bluthochdruck, Typ-2-Diabetes, die allgegenwärtigen Depressionen und Angststörungen sowie die Adipositas-Epidemie der jüngsten Zeit haben sie aber nicht verhindert.
- Eine alternde Bevölkerung sieht sich einer höheren Krebshäufigkeit und Demenzgefahr ausgesetzt, allen voran Alzheimer.
- Ältere Menschen haben mittlerweile höhere Erwartungen und wollen auch jenseits der 65 oder sogar 85 gesund und aktiv sein.
- Die Kultur der Medikamentenabhängigkeit bringt neue Probleme mit sich, darunter die Opiatsucht. Von den krassen Missbrauchsfällen einmal abgesehen, schätzt man, dass normale Siebzigjährige im Schnitt sieben verschreibungspflichtige Medikamente einnehmen.
- Neue multiresistente Erreger wie MRSA sind den Antibiotika und Antivirenpräparaten immer einen Schritt voraus.

Diese Liste kann man unmöglich ignorieren. Ihre Gesundheit hat genau mit den hier genannten Faktoren zu tun. Und so schlimm es auch wäre, dass die Welt den kritischen Punkt überschreitet: Worauf es ankommt, ist, dass Sie ihn nicht überschreiten.

Das Geheimnis ist, die Immunität noch auszuweiten, Maßnahmen zu treffen und damit Ihr Immunsystem voll aufzuladen. Dem normalen Verständnis nach wird Ihr Immunsystem dadurch stärker, dass Sie zum Beispiel gegen das aktuelle Grippevirus einen neuen Antikörper bilden, nicht aber, wenn Sie Dinge essen, die entzündungshemmend wirken. Dennoch weiß man heute, dass eine niedriggradige chronische Entzündung, eine Erkrankung, die ohne besondere Auffälligkeiten vonstatten geht, vielen schweren Erkrankungen zugrunde liegt, darunter Herzkrankheiten und Krebs. Wenn man die Definition erweitert, wäre die Bekämpfung von Entzündungen absolut entscheidend für eine vollkommene Immunität.

VOLLKOMMENE IMMUNITÄT UND DAS HEILENDE SELBST

Die vollkommene Immunität ist das Maß für ganzheitliche Gesundheit. Einen entscheidenden Aspekt haben wir bereits in unserem Buch *Super-Gene* behandelt, wo wir das Konzept der DNA als etwas Dynamisches, sich ständig Veränderndes und ganz auf die Lebenserfahrung einer Person Reagierendes eingeführt haben. Wenn die DNA starr, unzugänglich und unveränderlich wäre, dann wäre die Stärkung der Immunität bloßes Wunschdenken. So hat man allerdings jahrzehntelang gedacht. Das hat sich erst verändert, als man verstanden hat, wie sehr unsere Genaktivität von der Welt um uns herum beeinflusst wird. Der Wettbewerb zwischen den globalen DNA-Stämmen wurde plötzlich dringlicher.

Wir waren und sind jedoch der Meinung, dass für eine vollkommene Immunität mehr notwendig ist. Was ist mit dem Geist und seiner Wirkung auf die Gesundheit? Was ist mit dem Verhalten, den Gewohnheiten und dem Einfluss der Familie? Warum sollten Keime mehr Bedeutung haben als andere häufige Krankheitsursachen, zum Beispiel Krebs, der selten mit invasiven Mikroorganismen zu tun hat? Um all das zu erfassen, ist es nötig, die Grenze zwischen Geist und Körper, zwischen Leib und Seele, aufzuheben. Ein Sprung der Fantasie ist angesagt. Deshalb führen wir hier einen neuen Begriff ein, *das heilende Selbst.* Damit kommen wir der ursprünglichen Bedeutung von Heil und Ganzheitlichkeit näher. Zwei Funktionen, die für unsere Gesundheit normalerweise wichtig sind, haben sich schon lange voneinander getrennt. Die erste ist die des Heilers, die zweite die der Person, die geheilt wird. Diese beiden werden derzeit von dem äußeren Heiler und dem abhängigen Patienten gespielt. Der äußere Heiler muss nicht zwangsläufig ein Arzt oder eine Ärztin sein. Das entscheidende Wort ist *äußerlich*, denn dadurch wird die Last der Fürsorge auf jemanden außerhalb unserer selbst geschoben.

Diese traditionelle Funktionsteilung ist, was den Körper betrifft, ganz unrealistisch. Die Immunität konzentriert sich auf das Selbst. Es ist nicht die Aufgabe des Arztes Tag für Tag dafür zu sorgen, Ihre

Immunabwehr zu stärken. Die medizinische Versorgung wird meist erst beim Auftreten der ersten Symptome aktiv, und bis dahin ist die Immunabwehr zusammengebrochen. Im Gesamtbild ist eigentlich die gesamte Heilreaktion zusammengebrochen, wobei die Immunität deren Mittelpunkt bildet. Schon immer gab es das Missverhältnis zwischen dem, was die Medizin kann, und dem, was der Körper braucht, will er sich im globalen Wettbewerb der DNA schützen.

Doch das Arzt-Patient-Verhältnis ist nicht dazu ausgelegt, sich diesem Wettbewerb zu stellen und ihn zu gewinnen. Das heilende Selbst jedoch kann, indem es den Heiler und den zu Heilenden vereint, die Bedrohung überwinden. (Achtung, ein Hinweis an dieser Stelle: Wir wollen Ihnen sicherlich nicht nahelegen, ärztlichen Rat zu ignorieren oder von vornherein auszuschlagen.) Wenn Sie jedoch schon im Vorfeld etwas für Ihre Immunität tun wollen, dann ist das etwas ganz anderes. Wenn man sich die Liste der Bedrohungen vor Augen führt, mit der wir begonnen haben, können sich ein paar dringend benötigte Verbesserungen einstellen, sobald Sie die Idee des heilenden Selbst aufnehmen.

Vorteile des heilenden Selbst

- Es ist nichtinvasiv und macht nicht abhängig.
- Es bewahrt das natürliche Gleichgewicht und stärkt das Immunsystem durch Änderungen des Lebensstils.
- Durch den geänderten Lebensstil lassen sich bestimmte Krebsarten vermeiden, auch deutet sich an, dass sich auf diese Weise Alzheimer vorbeugen lässt und sich sogar Demenzsymptome umkehren lassen.
- Gutes Altern bedeutet gesundes Altern und mehr Lebensjahre, die man gesund verbringt.
- Eine Medikamentenabhängigkeit wird vermieden, da die Therapie bereits vor den ersten Symptomen erfolgt. Die allermeisten Medikamente werden heute verschrieben, wenn eine Krankheit bereits fortgeschritten ist. Das muss nicht sein, wenn man rechtzeitig die Weichen stellt. Dies gilt für fast alle lebensstilbezogenen Erkrankungen, einschließlich Herzkrankheiten und Krebs. Auf beide entfallen die meisten medikamentösen Behandlungen.

Das kommt dabei heraus, wenn das heilende Selbst beide Rollen, die des Heilers und die des zu Heilenden, übernimmt. Es kommt darauf an, aufmerksam zu sein. Denn was man nicht erkennt, kann man auch nicht ändern. Das Allerwichtigste, von dem die meisten Menschen nichts wissen, ist das große Potenzial der Selbstheilung. Mal sehen, wie sie sich bei der Immunität anwenden lässt.

Alle Lebewesen müssen Bedrohungen ihrer DNA von außen abwehren. Die moderne Medizin kennt zwei Arten von Immunität, die passive und die aktive. Wie der Begriff schon sagt, liegt die *passive Immunität* außerhalb der eigenen Kontrolle und ist genetisch angelegt. Sie haben die Antikörper Ihrer Mutter in der Gebärmutter geerbt, und nach Ihrer Geburt werden weitere Antikörper durch die Muttermilch übertragen (Antikörper lassen sich medizinisch durchaus von einer auf die andere Person mittels Blut- und Plasmainfusionen oder sogar durch die Übertragung von T-Zellen weitergeben, aber diese Methoden werden selten angewendet und bergen hohe Risiken.) Die zweite Art der Immunität, die *aktive Immunität,* bekämpft Krankheitserreger direkt an der Front. Alle Lebewesen ab einem bestimmten Niveau haben eine angeborene Immunität, einschließlich Pflanzen, Pilze und mehrzellige Tiere. Das angeborene Immunsystem ist sehr unspezifisch. Es erkennt, wenn ein Krankheitserreger in den Wirt eindringt und setzt daraufhin chemische Stoffe frei, um zurückzuschlagen. Aber die aktive Immunität bei höheren Tieren, einschließlich des Menschen, hat sich weit darüber hinaus entwickelt. Wir haben spezifische Immunzellen (etwa T-Zellen und B-Zellen), die eine fast schon wundersame Fähigkeit entwickelt haben, auf Eindringlinge zu reagieren.

Unzählige Male am Tag identifiziert das Immunsystem unter Tausenden einen bestimmten Keim, um sogleich in Aktion zu treten und den Eindringling chemisch zu deaktivieren. Bestimmte weiße Blutkörperchen umschließen die Reste, auf dass sie schnell entsorgt werden. Auf der anderen Seite kann man nicht umhin zu bemerken, wann genau diese Abfolge fehlerhaft ist. Das Ergebnis ist eine Allergie, Ergebnis der Verwechslung einer harmlosen Substanz (Pollen, Katzenhaar, Gluten und so weiter) mit einem Feind, was zu einer ausgewachsenen chemischen Reaktion führt, die schädlich sein kann. Grund für diese

Immunantwort sind oftmals Bakterien, die mit der Substanz in den Körper gelangt sind. Auch Pollen haben ein Mikrobiom! In anderen Fällen wird das Immunsystem vielleicht aktiviert, um bestimmte Proteine im Körper anzugreifen, eine Autoimmunerkrankung wie rheumatoide Arthritis oder Lupus erythematodes ist die Folge.

Überleben hängt davon ab, derlei Fehler zu minimieren. Daher wird jede Krankheit, die die eigenen Vorfahren erfolgreich bekämpft haben, als Antikörper gespeichert. Man bekommt sie vererbt. Wehren Sie nun eine neue Krankheit ab, etwa ein neuartiges Grippevirus, dann wird der zugehörige Antikörper zu dem bestehenden riesigen Erinnerungsspeicher hinzugefügt. Obwohl die Funktion der aktiven Immunität bereits 1921 vom englischen Immunologen Alexander Glenny entdeckt worden war, dauerte es doch noch Jahrzehnte, bis die genauen Mechanismen wirklich verstanden worden sind. Das Ganze ist biologisch gesehen unglaublich komplex, aber immerhin gibt es schon seit zweihundert Jahren eine Methode zur Stärkung der aktiven Immunität: die Impfung.

Wie wir alle in der Schule gelernt haben, entwickelte der englische Landarzt Edward Jenner Ende des 18. Jahrhunderts den ersten Impfstoff und gilt seitdem als »Vater der Immunologie«. Zuvor war ihm aufgefallen, dass Milchmädchen fast immer gegen Pocken immun waren, eine Krankheit, die damals epidemische Ausmaße angenommen hatte. In Frankreich schätzte Voltaire, dass 60 Prozent der Bevölkerung an Pocken erkrankt waren und 20 Prozent daran starben. Jenners Erkenntnis bestand darin, Eiter von einer Milchmagd zu nehmen, die sich die Kuhpocken zugezogen hatte – eine vergleichsweise harmlose Erkrankung – und damit seine Patienten zu impfen, um genau die Immunität zu übertragen, die die Milchmagd aufwies.

Trotz der aktuellen Kontroverse um Impfungen in gewissen Kreisen – Jenner lieferte den Beweis dafür, dass die aktive Immunität gestärkt werden kann. Man muss nicht warten, bis sich im Verlauf der Evolution über vielleicht Zehntausende oder Hunderttausende von Jahren eine Verbesserung ergibt. Die bekannten Gesundheitsfaktoren Ernährung, Bewegung, guter Schlaf und Normalgewicht kommen ebenfalls dem Immunstatus einer Person zugute. Diese Empfehlungen erscheinen auf der Gesundheitswebseite der Harvard Medical School (www.health.harvard.edu), mit zwei Ergänzungen zur Vermeidung von Infektionen: Denken Sie daran, Ihre Hände häufig zu waschen und Fleisch gründlich zu kochen.

Doch was die Frage der Stärkung der Immunabwehr angeht, ist man auf der Webseite von Harvard Health skeptisch:

> *Viele frei verkäufliche Nahrungsergänzungsmittel werben damit, das Immunsystem zu stärken oder zu unterstützen. Aber das Konzept einer Stärkung der Immunität ist aus wissenschaftlicher Sicht nicht zielführend. Tatsächlich ist eine Erhöhung der Zellen in Ihrem Körper – Immunzellen oder andere Zellen – nicht unbedingt zielführend. So laufen beispielsweise Athleten, die aus Gründen der Leistungssteigerung über »Blutdoping« die Anzahl ihrer Blutzellen erhöhen, Gefahr, einen Schlaganfall zu erleiden.*

Und weiter erfährt man dort: »Aber das heißt nicht, dass die Wirkung des Lebensstils auf das Immunsystem nicht bemerkenswert ist und nicht erforscht werden sollte. Forscher untersuchen die Auswirkungen von Ernährung, Bewegung, Alter, psychischem Stress und anderen Faktoren auf die Immunabwehr an Tieren und beim Menschen. In der Zwischenzeit ist eine gesunde Lebensführung ganz sicher sinnvoll, wenn es darum geht, dass das Immunsystem die Oberhand behalten soll.«

Diese Skepsis ist vor allem dem Umstand geschuldet, dass es so viele unterschiedliche Immunzellen gibt, die eine Vielzahl von Funktionen erfüllen. Allerdings findet man überzeugende Gegenbeweise, wenn man sich die Verbindung von Körper und Geist anschaut. Psychische Zustände von Trauer bis Depression führen zu einer verminderten Immunität und machen die Betroffenen anfälliger für Krankheiten. Diese Verminderung ist unter dem Mikroskop nicht zu erkennen; sie zeigt sich nicht als physikalische Veränderung bestimmter Zellen. Es gibt nicht viele Studien, die Stress unmittelbar mit körperlichen Veränderungen im Immunsystem in Verbindung bringen, aber der Zusammenhang zwischen hohem Stress und der Anfälligkeit für Krankheiten ist gut dokumentiert und wird von niemandem infrage gestellt. Wenn wir unsere Definition von Immunität auf all das ausdehnen, was uns gesund macht, dann gibt es noch mehr Belege dafür, wie etwa Bluthochdruck und Herzerkrankungen – beide sind dem Lebensstil geschuldet – schlimmer werden, wenn jemand arm, depressiv, einsam oder ohne soziale Unterstützung ist.

Diese Ergebnisse weisen alle in die gleiche Richtung. Die normale Immunität lässt sich zur vollkommenen Immunität ausbauen, aber nicht, indem wir uns auf die körperliche Seite des Immunsystems beschränken. Der Geist muss die gleiche Bedeutung bekommen, weshalb das *Selbst* beim heilenden Selbst der Schlüssel ist.

DAS GEHEIMNIS DER HEILUNG

Selbst klingt nach Psychologie, eine unsichtbare Einheit, die man besitzt, die aber nichts mit dem eigenen Körper zu tun hat. Wenn Sie eine Eierstockzyste oder hohen Blutdruck haben, sind das Probleme, die physisch im Körper verwurzelt sind, nicht jedoch im Selbst. Aber ist das wirklich so? Wie Sie sich heute wahrnehmen, hat eine große Wirkung darauf, wie Ihr Körper morgen sein wird. Stellen Sie sich vor, zwei Fremde klopfen an Ihre Tür. Beide haben einen überraschenden Vorschlag zu machen.

Der erste Fremde sagt: »Ich bin Arzt und betreibe wissenschaftliche Altersforschung. Mein ganzes Leben schon arbeite ich an einer Pille, die die Gene verändert, die für das Altern zuständig sind. Nun habe ich eine vielversprechende Rezeptur gefunden, wir brauchen nur noch Probanden, um sie zu testen.«

Er hält eine Flasche mit kleinen blauen Pillen hoch.

»Die Versuche fangen heute an, und ich hätte gern, dass Sie sich anmelden«, sagt er. »Dies ist ein Blindversuch. Sie müssen diese Pillen zweimal täglich sechs Monate lang einnehmen. Die Hälfte der Probanden bekommt ein Placebo. Aber stellen Sie sich nur vor, was es bedeuten würde, den Alterungsprozess rückgängig zu machen. Warum sollen wir uns mit dem Altern abfinden, wenn wir das Mittel haben, das alles verändern wird?«

Sein Enthusiasmus ist beeindruckend, aber die andere Person lächelt schmallippig. Sie fragen, ob sie auch bei der gleichen Medikamentenstudie dabei ist. »Nein, aber ich kann Ihnen zeigen, wie Sie Ihr Alter rückgängig machen können«, sagt sie. »Ganz ohne Medikamente oder Placebos. Ihr Alterungsprozess wird sich in etwa fünf Tagen umkehren. Nach einer Woche können Sie noch weitere angenehme Veränderungen feststellen. Mein Experiment ist kurz, aber effektiv.« Sie zeigt auf den ersten Fremden. »Sein Wirkstoff könnte ernste Nebenwirkungen haben. Die Arzneimittel-Agentur wird das Medikament erst noch genehmigen müssen und die Zulassung wird Hunderte Millionen Euro kosten und Jahre dauern.« Wieder umspielt das dünne Lächeln ihre Lippen. »Natürlich haben Sie die Wahl.«

Was würden Sie wählen? Obwohl wir die Situation erfunden haben, ist sie doch sehr real. Arzneimittelhersteller testen ständig Anti-Aging-Medikamente, wobei der neueste Trend auf die Veränderung der DNA abzielt. Es könnte Durchbrüche geben, die eine große Auswirkung auf den menschlichen Alterungsprozess haben können, der »Einbahnstraße Richtung Entmündigung«, um Professor Ellen Langer, eine Harvard-Psychologin, zu zitieren, die selbst bemerkenswerte Experimente durchgeführt hat. Sie könnte gut und gerne die zweite Fremde an der Tür sein. Denn sie hat eine Erfolgsgeschichte bei der Umkehr des Alterungsprozesses sowie der Langlebigkeit ganz ohne Medikamente zu verzeichnen. Dabei umgeht sie den Körper und setzt gleich ganz auf den Geist.

Langers berühmtestes Experiment verlief so: 1981 brachte man acht Männer in ihren Siebzigern, alle von ihrem Alter gezeichnet, aber bei guter Gesundheit, in ein ehemaliges Kloster in New Hampshire. Mit ihrem Eintreten tauchten die Männer ganz in die Vergangenheit ein, in das Jahr 1959, um genau zu sein. Sie lauschten dem schmalzigen Perry Como, trugen Kleidung aus der Zeit, sahen Schwarzweißfernsehen und lasen Zeitungen mit Artikeln zu Castros Machtübernahme in Kuba oder den Drohungen Nikita Chruschtschows in der Sowjetunion. Sie sahen sich Otto Premingers Film *Anatomie eines Mordes* von 1959 an und hörten Sportberichte, die sich auf längst vergangene Sportgrößen wie Mickey Mantle und Floyd Patterson bezogen.

Als Kontrollgruppe fungierte eine andere Gruppe von acht Männern, die ganz normal lebten, aber die Anweisung erhielten, sich an die Vergangenheit zu erinnern. Der Zeitkapselgruppe sagte man indessen etwas ganz anderes: Sie sollten sich genau so verhalten, als ob es 1959 wäre, und sie zwanzig Jahre jünger wären. Nach medizinischem Standard hätten die Ergebnisse der vorgetäuschten Zeitreise gleich null sein müssen. Aber Langer hatte zuvor in Yale ältere Bewohner in Pflegeheimen untersucht. Dabei war ihr aufgefallen, dass sich die Zeichen des Alterns, insbesondere der Gedächtnisverlust, durch einfachste positive Verstärkungen rückgängig machen ließen. Ein Anreiz zur Erinnerung, wie zum Beispiel kleine Belohnungen abhängig von der Testleistung, brachte das Gedächtnis zurück, von dem man schon angenommen hatte, dass es unwiederbringlich verloren sei.

Aber selbst Langer hatte bei ihrem Zeitkapsel-Experiment nicht mit solchen Ergebnissen gerechnet. Bevor sie sich der Zeitkapsel auch nur näherten, wurden die Männer auf verschiedene Altersfaktoren hin getestet, wie zum Beispiel Griffstärke, Geschicklichkeit, Hör- und Sehvermögen. Nach den fünf Tagen zeigte die Gruppe, die in die Welt ihres jüngeren Selbst eingetaucht war, eine bessere Flexibilität, Geschicklichkeit und Körperhaltung. Von acht Messwerten war bei sieben eine Verbesserung zu verzeichnen, darunter eine bessere Sicht, was ein erstaunlicher Befund ist. Die Männer sahen in der externen Beurteilung jünger aus. Die Ergebnisse waren signifikant besser als in der Kontrollgruppe. Die sollte sich lediglich an alte Zeiten erinnern und wies allein dadurch ebenfalls körperliche und mentale Veränderungen zum Positiven auf. 63 Prozent der Probanden in der Zeitkapselgruppe erzielten bei einem Intelligenztest höhere Werte im Vergleich zu 44 Prozent in der Kontrollgruppe.

»Worauf es hier ankommt, ist das, was da passiert ist«, so Langer. »Männer, die ihre Perspektive veränderten, haben auch ihren Körper verändert.« Vor 36 Jahren ging Professor Langer noch mehr oder weniger intuitiv vor. Heute können wir nachweisen, wie unterschiedliche

Erfahrungen die Genexpression verändern und dadurch das Gehirn veranlassen, nach neuen Wegen zu suchen, ganz so wie wir es tun, wenn wir Neues lernen oder einen Perspektivwechsel vornehmen (mehr zu diesen Durchbrüchen in den folgenden Kapiteln).

Die Umkehrung des Alterungsprozesses ist sehr stark mit Heilung verbunden, denn beide gelten seit Langem als vollkommen körperlich, etwas, das sich ganz unabhängig vom Geist vollzieht. Langer gehörte mit zu den Ersten, die mit dieser Vorstellung brachen. Natürlich kann man sich leicht in der faszinierenden Frage verlieren, warum das vorgetäuschte Leben in der Vergangenheit einen Menschen so schnell verändern sollte. Der wichtigste Aspekt ist, dass die Änderungen ganzheitlich waren. Ärzte lernen in ihrer Ausbildung einzelne Organe, Gewebe oder sogar Zellen zu behandeln. Deshalb gibt es auch keine medizinische Erklärung dafür, wie es zu so vielen positiven Veränderungen auf einmal kommen kann, und noch dazu allein durch ein Rollenspiel. Langers Ergebnisse lassen den Placeboeffekt weit hinter sich, denn dieser basiert auf einer Täuschung des Patienten, dahingehend, dass dieser ein starkes Medikament bekommt, obwohl er doch bloß eine Scheinpille erhält.

Im Zeitreisexperiment wurden keine Versprechungen gemacht, keine Erwartungen geweckt. Die einzige Medizin, die hier mit im Spiel war, war eine neue Erfahrung, und das reichte aus, um alle bisherigen medizinischen Annahmen zu widerlegen.

In einem ihrer früheren Experimente ging Langer in ein Altersheim und teilte ihre Probanden ebenfalls in zwei Gruppen ein. Beide bekamen Zimmerpflanzen für ihre Zimmer. Einer Gruppe wurde gesagt, dass sie für den Erhalt der Pflanzen verantwortlich seien und dass sie ihren Tagesablauf selbst bestimmen konnten. Der anderen Gruppe wurde gesagt, dass das Personal die Pflanzen pflegen würde, außerdem hatten sie keine Wahlmöglichkeiten, was den Tagesablauf anging. Am Ende des Versuchszeitraums von achtzehn Monaten waren in der ersten Gruppe noch doppelt so viele Probanden am Leben wie in der zweiten Gruppe.

Die gesamte medizinische Fachwelt hätte da schon einmal staunend aufmerken können. Jahrzehnte später ist man mit neuen Methoden weitergekommen. Die Bewohner von Seniorenheimen erhalten Haustiere, um die sie sich kümmern müssen. Es hat sich gezeigt, dass sich die Symptome von Alzheimer-Patienten durch Musikhören bessern. Tatsächlich haben Rudy [Tanzi] und seine Kollegen eine App namens *SPARK Memories Radio* produziert, eine Musiktherapie für Alzheimer-Patienten. Ein pflegender Angehöriger gibt dabei das Geburtsdatum und alle verfügbaren Informationen über seinen oder ihren Musikgeschmack ein. Die App spielt dann Songs, die Hits waren, als der oder die Betroffene zwischen 13 und 25 Jahre alt war, denn dies ist die Musik, mit der sich die Menschen normalerweise für den Rest ihres Lebens emotional verbinden.

Das Entwicklerteam wurde geradezu mit E-Mails von Nutzern überschüttet. Darin wurde berichtet, wie Alzheimer-Patienten im Frühstadium ruhiger und weniger aufgeregt wurden und wie Patienten im Spätstadium, die bloß noch vor sich hin vegetierten, plötzlich wieder »aufwachten«. Eine Familie erzählte die Geschichte ihres Vaters, der im Spätstadium seiner Alzheimererkrankung seit Monaten nicht mehr gesprochen hatte. Nachdem er fünf Lieder aus seiner Jugend gehört hatte, setzte er sich plötzlich im Bett auf und begann alle (vielleicht zu viele!) Details von seinem roten Pickup und seiner ersten Freundin zu erzählen. Es war ein bisschen peinlich, aber alle waren begeistert, ihn wieder so glücklich und lebendig sprechen zu hören. Auf YouTube gibt es Videos von Parkinson-Patienten, die sich ohne Hilfe nicht mehr fortbewegen können, doch beim Hören von Musik plötzlich ihr Gleichgewicht finden und sogar anfangen zu tanzen. Das ist die Heilkraft der Musik, genauer gesagt, die Heilkraft unserer Reaktionen auf angenehme Erinnerungen.

Kurz gesagt, wir treten ein in ein goldenes Zeitalter der Gesundheit und Heilung. Und dies hat vor allem mit dem zu tun, was allen Menschen zur Verfügung steht: alltägliche Erfahrungen, einfache Weichenstellungen hinsichtlich des Lebensstils und Techniken für die Bewusstseinsbildung. Diese Idee ist eigentlich uralt. Wie sagte der indische Philosoph und Weise Adi Shankara bereits im Mittelalter? Menschen werden alt und sterben, weil sie sehen, wie andere alt werden und sterben.

DER GEISTIGE KÖRPER

Vor dreißig Jahren noch waren die Ärzte misstrauisch, was die Verbindung von Geist und Körper angeht. Sie waren skeptisch, denn im Gegensatz zum Herz oder einem Grippevirus ist der Geist unsichtbar und nicht körperlich. Nach jahrzehntelanger Forschung darüber, wie das Gehirn mit jeder Zelle im Körper kommuniziert, ist es heute schwierig, nur einen körperlichen Vorgang zu finden, der *nicht* vom Geist beeinflusst wird. Das Gehirn, einst der Herr des Geistes, wurde abgesetzt. »Geist« gibt es überall im Körper. Eine Herz- oder Leberzelle denkt nicht in Worten und Sätzen, sondern sendet und empfängt ständig komplexe chemische Botschaften. Der Blutkreislauf ist zusammen mit dem zentralen Nervensystem eine dicht gestaute Informationsautobahn, da 50 Billionen Zellen zu einem gemeinsamen Ziel beitragen: lebendig, gesund und erfolgreich zu bleiben. Weiter unten sehen Sie, wie die Wege der Informationsautobahn tatsächlich aussehen.

Für Medizinstudenten bilden die Organe auf dieser Abbildung immer noch die Grundlage medizinischen Wissens. Aber in Zukunft wird der dazugehörige Text genauso zum Standard gehören. Ein ausgebildeter Arzt muss alles über die »Signalwege« wissen, die vom Gehirn und wieder zurück führen. Diese Pfade sind eigentlich das, was alles zusammenhält. Jede Zelle erhält Anweisungen, was sie tun soll, genau wie die anderen 50 Billionen, sie trägt ihren Teil zum inneren Gleichgewicht des Körpers bei. Jenseits dessen gibt es keine Physis, sondern nur eine Sammlung vereinzelter unabhängiger Zellen, nicht anders als die, die ein Korallenriff oder eine Qualle ergeben.

Jahrzehntelange Forschungen haben gezeigt, dass die Informationsautobahn wirklich existiert, und immer noch gibt es neue Belege dafür, wie schädlich die Trennung von Geist und Körper in Wahrheit ist. In diesem Buch werden wir die künstliche Trennung zwischen Körper und Geist, Leib und Seele deshalb hinter uns lassen. Stattdessen sollten wir vom *geistigen Körper*, vom beseelten Leib, sprechen, und zwar aus guten biologischen Gründen. Neurotransmitter etwa – ohne die das Gehirn nicht funktionieren kann – gibt es überall, selbst noch im Darm. Diese Entdeckung, vor dreißig Jahren gemacht, verblüffte damals die

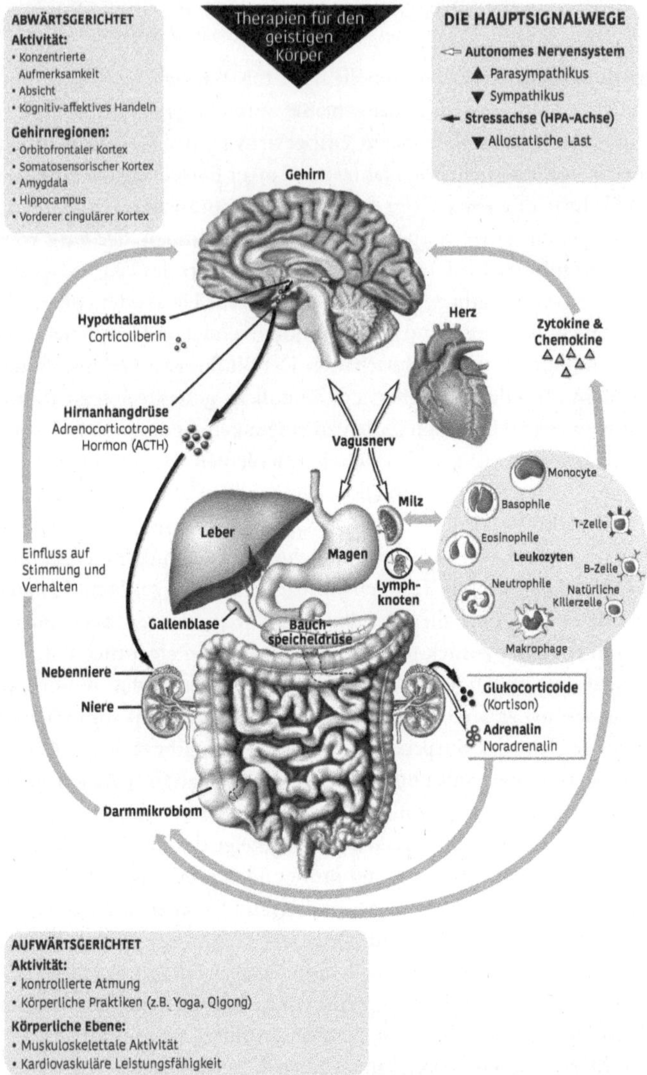

Abbildung mit freundlicher Genehmigung von Digital Mapping Specialists nach einer Vorlage von Blake Gurfein.

medizinische Wissenschaft und führte zu einem Quantensprung beim Verständnis der Intelligenz.
Plötzlich wurde das Immunsystem, das ja physisch vom Gehirn getrennt ist, als Teil eines riesigen Netzwerks chemischer Botenstoffe verstanden, das es mit den Signalen des Gehirns durchaus aufnehmen kann. Schon bezeichnete man das Immunsystem auch als schwimmendes Gehirn. Heute spielt es keine Rolle, dass die Verbindung zwischen Geist und Körper unsichtbar ist, denn auf der molekularen Ebene ist sie es nicht. Es gibt genügend chemische Hinweise, um jeden davon zu überzeugen, dass die Stimmung, Überzeugungen, Erwartungen, Ängste, Erinnerungen, Prägungen, Gewohnheiten und alte Konditionierungen – allesamt im Kopf vereint – für die Gesundheit eines Menschen entscheidend sind.

Was uns wiederum zum Kern dieses Buches bringt. Unter den Vorgängen, die sich durch das Bewusstsein beeinflussen lassen, ist Heilung einer der wichtigsten. Zellen verwenden bereits ihre eigene Form des chemischen Bewusstseins. Die Immunreaktion ist ständig wach und bewusst, überwacht sich selbst, allzeit bereit, auf mögliche Eindringlinge oder andere äußere Bedrohungen zu reagieren. Die Immunreaktion ist so autark wie der Herzschlag oder die Atmung eines Menschen. Doch die Immunität als werkseitig eingebaute Reaktion – so lernt man es im Studium – hat einen eklatanten blinden Fleck. Um den zu finden, halten Sie inne und holen Sie einfach tief Luft. Da ist er, unübersehbar. Das Atmen ist eine automatische, unwillkürliche Funktion, aber Sie können jederzeit eingreifen und sie steuern. Das gilt indessen für fast alle Bereiche. So kann man eine Stressreaktion durch einen Horrorfilm freiwillig induzieren. Man kann seinen Stoffwechsel verändern, indem man sich bewegt oder seine Ernährung ändert. Sexuell aktiv zu sein, bringt noch einmal riesige Veränderungen in den oben genannten Bereichen mit sich. Die Trennlinie zwischen dem, was automatisch und dem, was willentlich geschieht, ist nicht starr. Es kommt auf die Wahl an – und da kommt das heilende Selbst ins Spiel. Allein der Körper weiß, wie man überlebt; es liegt an uns, ihm beizubringen, wie man gut lebt.

TEIL EINS

Der Weg zur Heilung

1

SICH NICHTS VORMACHEN UND LOSLEGEN

Lassen Sie uns ernsthaft darüber nachdenken, wie man gesund bleibt. Jeder will das so lange wie möglich, aber manchmal wissen wir nicht, was wir dafür tun müssen. Immer wieder tauchen widersprüchliche Informationen auf, die auf nicht minder widersprüchlichen Studienergebnissen basieren. Medizintrends kommen und gehen. Selbst ganz einfache Fragen – Ist Milch gut für Erwachsene? Erhöhen Eier den Cholesterinspiegel? Wie ist Adipositas mit Typ-2-Diabetes verbunden? Warum sind Allergien im Kommen? – werden erneut diskutiert.

Am Ende gelangen wir zu der Einstellung, dass das Leben ein Spiel ist, und jeder, der siebzig oder achtzig Jahre lang vital und bei Kräften bleibt, einfach großes Glück hatte. Der eigentliche Grund, warum wir zu dieser Einschätzung gelangen, ist, dass wir das Gefühl haben, dass die Chancen für uns schlecht stehen. Das Leben führt nicht immer schön aufwärts. Hat man die besten Jahre hinter sich, bleiben Krankheiten nicht aus. Jeder Erwachsene hat statistisch gesehen ein Herzerkrankungs- oder Krebsrisiko, die beiden häufigsten Todesursachen in der westlichen Welt. Die Alzheimer-Krankheit, von allen am meisten gefürchtet, scheint zufällig zuzuschlagen und ist unheilbar.

Das Glücksspielmodell der Gesundheit wird auch an der medizinischen Fakultät gelehrt, nur wissenschaftlicher. Trotz aller Wunder der modernen Medizin bleibt vieles ungewiss. Eine bestimmte Krankheitsursache, etwa ein Erkältungsvirus, macht nur einen bestimmten

Prozentsatz der Menschen krank, nicht alle. Standardtherapien beinhalten ebenfalls ein gewisses Maß der Unvorhersehbarkeit. Bei einigen Patienten schlagen sie besser an als bei anderen, und manchmal überhaupt nicht. Risikovermeidung ist die Definition von Prävention. Indem man richtig isst, regelmäßig Sport treibt und Gifte wie Alkohol und Tabak vermeidet, geht man die Ursache schwerer Erkrankungen wie Diabetes, koronare Herzerkrankung und Krebs nicht wirklich an. Vielmehr steigt beziehungsweise fällt das Erkrankungsrisiko durch diese Faktoren. Der Durchschnittsmensch erkennt nicht, dass diese Risiken für große Gruppen gelten, dass es statistische Größen sind, die nicht voraussagen, was dem Einzelnen genau passieren wird. Es wird immer jemanden geben, der alles richtig macht, aber trotzdem erkrankt, während bei einem anderen, der überhaupt nicht auf seine Gesundheit achtet, der Kelch vorübergeht.

Selbst wenn Sie mit Glück gesegnet sind, wird irgendwann der Tag kommen, an dem Ihnen die besten Ärzte der Welt nicht helfen können. Ohne eigenes Verschulden wird es zu einem Zusammenbruch kommen, und dann wird nur noch das Kasino verdienen. Und das ist der Grund:

Sieben Gründe, warum die medizinische Versorgung nicht mehr funktioniert

- Der Arzt oder die Ärztin weiß nicht, was Sie krank gemacht hat.
- Es gibt kein Medikament oder eine Operation, die Abhilfe schaffen könnte.
- Die verfügbaren Behandlungen sind zu riskant, zu nebenwirkungsreich, zu teuer oder alles zusammen.
- Die Nebenwirkungen der Behandlung überwiegen die Vorteile.
- Ihr Zustand ist zu weit fortgeschritten, um ihn noch umzukehren.
- Sie sind zu alt, als dass die Behandlung noch sicher ist oder es eine Hoffnung auf Heilung gäbe.
- Es gab irgendwo einen Behandlungsfehler.

Wann immer einer der genannten Fälle auftritt, liegt der nächste Schritt notwendigerweise außerhalb Ihrer Kontrolle und der Ihres

Arztes. Nach dreihundert Jahren Fortschritt in der wissenschaftlichen Medizin – ein Vermächtnis, das die Autoren zutiefst anerkennen –, wird deutlich, dass das Glücksspielmodell der Gesundheit ersetzt werden muss. Denn zu viel liegt im Argen:

- Die Menschen leben länger und sind dennoch im Schnitt acht bis zehn Jahre gesundheitlich belastet oder leiden sogar ein bis drei Jahre an einer Behinderung.
- Krebs gilt immer noch als schlimmes Schicksal, obwohl bis zu zwei Drittel der Krebserkrankungen vermeidbar sind.
- Schätzungsweise 400 000 Menschen sterben [in den USA] jedes Jahr aufgrund ärztlicher Kunstfehler.
- Der Durchschnittsbürger fühlt sich im Krankheitsfall und bei Arztbesuchen hilflos, verwirrt und ängstlich.

All diese schlimmen Dinge passieren, wenn das Glücksspielmodell greift und man im Hinblick auf die eigene Zukunft die Würfel entscheiden lässt. Das Schlimmste jedoch ist der Kontrollverlust. Die Menschen fürchten die Vorstellung, in die Hände von Ärzten zu fallen und im Krankenhaus zu landen. Aber es gibt eine Alternative. Das heilende Selbst wird zum Entscheider. Es agiert im Alltag und führt Geist und Körper in Richtung einer *nachhaltigen* Gesundung. Ein Hautschnitt verschwindet nach ein, zwei Tagen; die Erkältung vom letzten Winter ist schon fast vergessen. Das heilende Selbst hingegen ist ein längerfristiges Konzept. Sie haben sich auf den Weg der Heilung gemacht, die einzig praktikable Strategie für lebenslange Gesundheit.

Nun ist es ganz erstaunlich, wie weit sich der menschliche Körper entwickelt hat, um so eine Heilung zu ermöglichen. Und auch Sie haben ab sofort die Möglichkeit, sich ganz *bewusst* zu entwickeln und Weichenstellungen vorzunehmen, die Ihre Immunität gegen Krankheiten radikal verbessern, den Alterungsprozess verlangsamen oder umkehrt und die Heilreaktion verstärken. So etwas kann man nicht durch Glücksspiel erreichen, sondern nur durch ein neues Modell, das heilende Selbst.

Das neue Modell lässt sich im folgenden Diagramm bestens veranschaulichen:

Störung → Heilreaktion → Ergebnis

Störung = Jedwede gesundheitliche Bedrohung: ein eindringendes Virus oder Bakterium, eine Wunde, ein stressiges Ereignis, ein Ungleichgewicht auf zellulärer oder genetischer Ebene, psychische Belastung und dergleichen.

Heilreaktion = Eine Reaktion auf die Störung, die das Gleichgewicht im Geist oder im Körper wiederherstellt.

Ergebnis = Eine Rückkehr in den normalen, ununterbrochenen Zustand des Gleichgewichts.

Wie Sie sehen, ist die Terminologie sehr allgemein gehalten. Jegliche Erfahrung kann eine Störung sein. Es muss sich nicht unbedingt um ein Bakterium oder Virus handeln. Die Erinnerung an ein vergangenes Trauma kann den Körper massiv stören, ebenso der Verlust des Arbeitsplatzes oder dem Drang nachzugeben, einen doppelten Cheeseburger mit Pommes frites zu essen. Zudem wird bei der körperlichen Reaktion auf eine Störung das gesamte Nachrichtensystem der Datenautobahn einbezogen. Alles, was den Körper dagegen wieder zurück in den ausgeglichenen Normalzustand versetzt, gilt als Heilung.

Dieser Ansatz gewinnt in der heutigen Medizin als ganzheitlicher Ansatz an Bedeutung, zu dem wir noch viel zu sagen haben werden. Von *Gesamtsystem*, von *Ganzheitlichkeit*, zu sprechen ist nichts anderes, als *geistiger Körper* oder *beseelter Leib* zu sagen. Man blickt über die künstliche medizinische Aufteilung in Einzelorgane und die alte Skepsis gegenüber der Verbindung von Körper und Geist hinaus. Wenn man zum Beispiel glücklich ist, weil man verliebt ist, reagiert das ganze System mittels Botschaften, die sich im Kreislauf, dem Zentralnervensystem und dem Immunsystem zeigen. Wenn ein tragisches Ereignis eintritt, wie der Verlust eines geliebten Menschen, ist die Reaktion genauso ganzheitlich, aber die Zusammensetzung der Botenstoffe ist sehr unterschiedlich. Was man subjektiv als Liebe oder Trauer erlebt, wird im geistigen Körper präzise dargestellt. Wenn das nicht so wäre, gäbe es diese Erfahrungen nicht.

Der Gesamtsystemansatz ist nicht nur ein brandneues, sondern vor allem auch ein realistischeres Modell. Die Natur erkennt nun einmal keine von Menschen geschaffenen Kategorien. Körper und Geist sind eine Domäne, und jedes Organ, jedes Gewebe und jede Zelle arbeitet auf das gleiche Ziel hin: das Leben zu erhalten. Doch die bittere Wahrheit ist, dass sich unser Körper gar nicht so schnell anpassen kann, wie wir ihm Störungen auferlegen. Der Gesamtsystemansatz zeigt deshalb sowohl ganzheitliche Probleme als auch ganzheitliche Lösungen. Betrachten Sie die Fettleibigkeit, die alle Altersgruppen in den westlichen Ländern betrifft. Nur ein einziger Faktor – nämlich übermäßiger Zuckerkonsum – ist in der Hauptsache für Fettleibigkeit, Typ-2-Diabetes und, man vermutet es zunächst gar nicht, für Herzerkrankungen verantwortlich. Natürlich können Sie heute Zucker essen und merken nichts von etwaigen Störungen, Ihre Bauchspeicheldrüse jedoch registriert, dass der Insulinbedarf zu hoch ist; Ihr Verdauungssystem weiß, dass zu viele nutzlose Kalorien in Fett umgewandelt werden; Ihr Hypothalamus weiß, dass die schnelle Energie des Zuckerhochs den Stoffwechsel aus dem Gleichgewicht bringt.

So stark die angeborene Heilreaktion auch ist, sie hängt von der evolutionären Entwicklung ab, bevor es zu einem wirklichen Umbruch kommt, doch die ist viel zu langsam. Die einzig praktikable Strategie ist, mit bewussten Weichenstellungen gegenzuhalten, solchen, die der geistige Körper aufnehmen und anpassen kann. Ein doppelter Cheeseburger mit Pommes führt bekanntlich zu Entzündungsmarkern im Blutplasma (der hellen Flüssigkeit, die zurückbleibt, nachdem man die festen Bestandteile, vor allem die roten Blutkörperchen, entfernt hat), zusammen mit frei flottierenden Fettpartikeln. Dies geschieht innerhalb weniger Minuten und dauert mehr als sechs Stunden an. Während dieser Zeit erlebt der Körper eine Störung. Als Reaktion darauf kommt die Leber in Gang, um die übermäßige Fettbelastung zu verarbeiten, und das Immunsystem wird versuchen, die Entzündung einzudämmen. Das unmittelbare Ergebnis ist wahrscheinlich sehr undramatisch und scheinbar harmlos. Aber der stete Tropfen höhlt am Ende den Stein und hat weitreichende negative Auswirkungen.

Wenn Sie Ihr Leben ungeachtet dessen leben, was da systemseitig in Ihnen vorgeht, verfahren Sie im Grunde im Modus des alten Glücksspielmodells. Wenn Sie sich der Nachteile eines doppelten Cheeseburgers mit Pommes frites bewusst werden, können Sie einem solchen Genuss abschwören, und Ihr Körper wird es Ihnen danken. Aber die Versuchung lauert überall, und schnell hat man nachgegeben, nicht nur was den Cheeseburger angeht, sondern auch alle möglichen fettigen, salzigen, übermäßig süßen und verarbeiteten Nahrungsmittel sowie Junk Food.

Der einzig zielführende Weg besteht darin, sich wirklich ganz und gar einem gesundheitsorientierten Lebensstil zu verschreiben, und es nicht bei vielen halbherzigen Einzelentscheidungen zu belassen, sondern Nägel mit Köpfen zu machen.

WAS KANN DAS HEILENDE SELBST TUN?

Stellen Sie sich für einen Moment zwei Patientinnen vor, A und B. Beide haben Fieber und gehen zum Arzt. Patientin A trifft auf einen vollen Warteraum und erfährt, dass sich der Arzt um eine halbe Stunde verspäten wird. Tatsächlich muss sie dann mehr als eine Stunde warten, und im Gespräch fühlt sie sich dann etwas angespannt und verkrampft. Der Arzt misst ihre Temperatur, geht die oberflächliche Routineuntersuchung durch und verschreibt ihr ein Rezept für ein Antibiotikum.

»Sie haben wohl einen leichten Infekt«, sagt er. »Mal sehen, ob das hier wirkt. Bei einer Erkältung oder Grippe verschlimmert sich das Fieber zunächst und wird dann besser. Wir sehen uns in zwei Wochen. Lassen Sie sich vorne einen Termin geben.«

Dieses Szenario ist ziemlich typisch für einen Besuch beim Hausarzt, wir kennen das alle. Nichts was Patientin A von ihrem Arzt zu hören bekam, ist falsch oder ungewöhnlich, die ganz normale Routine.

Patientin B findet einen leeren Warteraum vor und geht sofort ins Behandlungszimmer. Der Arzt erkundigt sich nach ihrem Fieber und möchte wissen, wann es angefangen hat und wie sehr Schlaf, Stimmung, Energieniveau und Appetit beeinträchtigt sind. Er erkundigt sich, ob B schon einmal so ein ähnliches Fieber gehabt habe und, wenn ja, was sie damals unternommen hat. Ist das Fieber von selbst weggegangen oder waren Medikamente notwendig? Diese Interaktion dauert länger als ein paar Minuten, aber der Arzt sieht interessiert und nicht ungeduldig aus. Patientin B findet seine Art beruhigend.

»Diese Art leichtes Fieber ist typisch für eine Erkältung oder einen grippalen Infekt«, erklärt der Arzt. »Rufen Sie mich in den nächsten Tagen an, wann immer Ihnen danach ist. Es ist besser, dass wir das Ganze ein wenig beobachten.«

Der zweite Arzt klingt ideal, aber es gibt einen Haken: Es handelt sich bloß um eine Fantasie. Wenn überhaupt, kommen nur die wenigsten Patienten in den Genuss von solch gelassener, sympathischer Aufmerksamkeit wie in Beispiel B beschrieben – und das wird sich auch sobald nicht ändern. Es gibt gute Gründe, den Arztberuf mit Fürsorge in Verbindung zu bringen, aber selbst im besten Fall geht ein Arztbesuch mit Warten, einem anschließenden 10- bis 15-minütigen Gespräch und einer Behandlung einher, die auf einer Momentaufnahme basiert.

Auch hier gibt es wieder eine Alternative. Nehmen Sie selbst die Rolle des heilenden Selbst an. Orientieren Sie sich an den folgenden Eigenschaften eines idealen Arztes:

- Geduld
- Mitgefühl zeigen
- Offen und wach sein
- Aufmerksamkeit in Bezug auf Veränderungen beim Patienten
- Engmaschige Überwachung
- Genaue Kenntnis der Krankengeschichte des Patienten
- Fundiertes medizinisches Wissen und Erfahrung

Nur der letzte Punkt auf der Liste hat im engeren Sinn etwas mit Medizin zu tun. Alles andere können Sie selbst gewährleisten, entweder durch Selbstfürsorge oder in Zusammenarbeit mit einem guten Arzt. Bestimmte Aspekte wie die engmaschige Überwachung können Sie nur selbst gewährleisten (es sei denn, Sie lassen sich stationär aufnehmen). Das meiste von dem, was auf der Liste steht, machen Sie wahrscheinlich ohnehin, auch wenn Sie sich noch nicht als Ihr eigener Heiler betrachten. Hier noch viel sorgsamer vorzugehen ist die Maxime, denn Aufmerksamkeit sollte zu einer guten Gewohnheit, ja zu einer regelrechten Fähigkeit werden. Allerdings zeigen sich in der Art und Weise, wie wir normalerweise mit uns umgehen, genau jene schlechten Eigenschaften, die wir bei Ärzten so fürchten. Millionen Menschen verfahren, wenn es um ihre eigene Gesundheit geht, durchaus so:

- Gleichgültigkeit
- Schmerz und bestimmte Symptome werden erst gar nicht beachtet
- Sorgenvoll und ängstlich
- Schlecht informiert
- Stellen Vermutungen an
- Nehmen unnötige oder unnütze Behandlungen vor

Das sind natürlich Dinge, die wir eigentlich vermeiden wollen, und doch kennen wir alle so ein Verhalten. Wir machen uns unnötig Sorgen oder tun so, als ob uns gar nichts wehtut. Wir raten und greifen dann impulsiv nach dem, was vermeintlich hilft – in der Regel zu irgendeiner Flasche aus dem Medizinschrank. Meistens hat es sich dann damit und wir verlegen uns wieder darauf zu Warten und uns Sorgen zu machen.

Doch ab sofort können Sie selbst in die Rolle des Selbstheilers schlüpfen. Indem Sie ganz in die Kraft des Bewusstseins eintauchen, aktivieren Sie das verborgene Potenzial Ihres Heilungssystems, von dem Sie ohnehin jeden Tag abhängig sind. Das klingt doch spannend, oder? Nun, es stehen große Veränderungen ins Haus. Aber zunächst einmal müssen wir klarstellen, worum es in diesem Buch *nicht* geht.

EINE REALISTISCHE GRUNDLAGE

Wir zeigen Ihnen hier nicht, wie Sie eine chronische Krankheit wie Arthritis, Typ-1-Diabetes oder eine Herzinsuffizienz überwinden können.

Auch haben wir keine Therapie für unheilbare Krankheiten wie Alzheimer.

Wir versprechen keine Heilung von Krebs.

Nichts, was wir empfehlen, liegt außerhalb der bewährten medizinischen Praxis – wir sprechen hier nicht von Geistheilung, Placebos oder magischem Denken.

Sobald Sie Symptome an sich bemerken oder schon richtig erkrankt sind, müssen Sie eine qualifizierte ärztliche Beratung aufsuchen.

Wo stehen Sie im Moment?

So mancher wird hier vielleicht enttäuscht sein, dass es in diesem Buch nicht darum geht, richtige Krankheiten zu heilen. Aber die Vorteile des heilenden Selbst sind immens, denn man lernt, ganz bewusst im Zustand des Wohlbefindens zu verweilen. Dieser Zustand wird im Lauf des Lebens sogar noch besser. Auch wenn das Konzept sehr umfassend ist, zählt doch bei der Heilung am Ende die persönliche Erfahrung, und zwar heute, morgen und in der Zukunft. Aus diesem Grund fordern wir Sie nun auf, eine Pause einzulegen und zwei Tests durchzuführen. Mit dem ersten ermitteln Sie, wo Sie gerade stehen – mit anderen Worten, wo der Ausgangspunkt für Ihren Weg zur Heilung liegt. Der zweite Test bestimmt Ihr Potenzial, das heißt, wie weit Sie mit der Heilung kommen.

Test Nummer 1: Wo stehen Sie heute?

Beziehen Sie sich bei der Beantwortung der Fragen auf Ihre Erfahrungen des letzten Monats. Weisen Sie jeder Aussage eine Punktzahl zu, je nachdem, wie stark die Aussage auf Sie zutrifft:

1 = Überhaupt nicht oder höchstens einmal
2 = Manchmal
3 = Ziemlich oft
4 = Häufig

__ Ich war deprimiert.
__ Ich habe mir Sorgen gemacht und Angst verspürt.
__ Ich musste zum Arzt gehen.
__ Ich hatte Schmerzen, bin aber nicht zum Arzt gegangen.
__ Ich war chronisch krank.
__ Ich habe die falschen Lebensmittel, Fast Food oder Junk Food gegessen.
__ Ich bin unter Druck gestanden.
__ Ich fühlte mich gestresst.
__ Ich hatte Schwierigkeiten, einzuschlafen.
__ Ich habe nicht genug geschlafen.
__ Ich habe mein Gewicht nicht im Griff.
__ Ich hatte Kopfschmerzen.
__ Ich hatte Rückenschmerzen.
__ Meine persönlichen Beziehungen liefen nicht gut.
__ Ich war richtig wütend.
__ Ich habe Bewegung und körperliche Aktivitäten vernachlässigt.
__ Ich hatte Selbstzweifel oder Probleme mit meinem Selbstwertgefühl.
__ Ich fühlte mich einsam.
__ Ich fühlte mich ungeliebt oder unbeachtet.
__ Ich habe familiäre Probleme, die mich beschäftigen.
__ Ich mache mir Sorgen über die Zukunft.

Auswertung

Dieser Test führt nicht zu einer Gesamtpunktzahl – denn wir wollen auf die einzelnen Antworten eingehen. Wenn unter Ihren Antworten viele 3er und 4er sind, dann war Ihr Leben in der letzten Zeit ganz schön stressig. Allerdings haben fast alle Menschen immer einmal 3er und 4er dabei, auch wenn ihr Leben ansonsten ganz gut läuft.

Bewahren Sie Ihre Ergebnisse auf und machen Sie den Test noch einmal, nachdem Sie das Buch fertig gelesen haben. Wiederholen Sie beide Tests ab und an, nachdem Sie zu unserem heilenden Lebensstil gefunden haben. Wenn sich die Dinge bessern, haben Sie den Beweis und die Motivation, dass ein solcher Lebensstil wirklich funktioniert.

Test Nummer 2: Ihre positivsten Erfahrungen

Heilung ist ein ganzheitlicher Prozess, und das heilende Selbst öffnet den Weg für gute Erfahrungen, die das Leben freudiger und sinnvoller machen. Wir wollen wissen, wie viele gute Erfahrungen Sie zuletzt gemacht haben. Berücksichtigen Sie bei jeder Frage wieder Ihre Erfahrungen des letzten Monats. Weisen Sie jeder Aussage wieder eine Zahl zu, je nachdem, wie stark die Aussage auf Sie zutrifft:

1 = Überhaupt nicht oder höchstens einmal
2 = Manchmal
3 = Ziemlich oft
4 = Häufig

__ Ich fühlte mich innerlich zufrieden.
__ Ich habe jemand anderem gegenüber offen meine Liebe ausgedrückt.
__ Ich fühlte mich frei und befreit.
__ Ich habe mich selbst ohne Schuldgefühle und ohne Vorurteile gesehen.
__ Ich wurde von jemandem bei der Arbeit oder in meiner Familie wertgeschätzt und gelobt.
__ Ich fühlte inneren Frieden und Ruhe.
__ Ich fühlte mich als Teil eines größeren Plans oder einer größeren Vision.
__ Ich habe eine liebevolle Geste mir gegenüber erfahren.

__ Ich hatte eine spirituelle Erfahrung.
__ Ich habe Liebe und Mitgefühl empfunden.
__ Ich habe jemandem vergeben.
__ Ich habe mir selbst vergeben.
__ Ich habe etwas Negatives aus der Vergangenheit losgelassen.
__ Ich habe mich emotional an jemanden gebunden.
__ Ich fühlte mich gesegnet.
__ Ich spürte etwas, was ich eine göttliche oder heilige Gegenwart nennen möchte.
__ Ich war unbeschwert.
__ Mein Glaube an das Gute im Menschen wurde bekräftigt.
__ Ich war selig oder geradezu ekstatisch.
__ Ich sah oder erlebte ein inneres Licht.
__ Ich erlebte reines Sein oder grenzenloses Bewusstsein.
__ Ich sah die Heiligkeit eines anderen Menschen.
__ Ich habe meditiert, gebetet oder etwas anderes Kontemplatives gemacht.
__ Ich fühlte mich kreativ inspiriert.

Bewertung Ihrer Antworten

Auch dieser Test ergibt keine Gesamtpunktzahl – weil wir uns auch hier mit jeder einzelnen Antwort beschäftigen. Wenn Sie hier viele 1er oder 2er haben, hat sich Ihr Leben in letzter Zeit vermutlich recht alltäglich und uninspiriert angefühlt. Die meisten Menschen haben jedoch auch dann 1er oder 2er zu verzeichnen, wenn ihr Leben erfüllt ist. Bei den guten positiven Erfahrungen ist immer Luft nach oben. Bewahren Sie wie schon beim ersten Test auch diese Ergebnisse auf und machen Sie den Test noch einmal, nachdem Sie das Buch fertig gelesen haben. Machen Sie später, wenn Sie unseren Vorschlägen zu einem gesunden Lebensstil folgen, alle paar Tage oder einmal die Woche beide Tests und vergleichen Sie sie mit Ihren ursprünglichen Antworten. Gibt es hier eine positive Verbesserung, haben Sie damit den Beweis und die Motivation, dass gute Erfahrungen möglich und kein

Zufall sind. Durch Ihr heilendes Selbst sind sie jederzeit zugänglich. Vielleicht haben Sie jetzt eine bessere Vorstellung davon, was es eigentlich heißt, über Gesundheit zu sprechen. Sie haben die entscheidenden Konzepte entdeckt, die es braucht, um sich vom Glücksspielmodell zu lösen und wirklich zu gesunden. Die Erkenntnis, dass das Bewusstsein der Schlüssel ist, führt Sie nun an die Schwelle zur Transformation. Da gibt es viele Details zu erklären, weshalb die folgenden Kapitel unser neues Modell genau beschreiben. Nichts jedoch ist wichtiger als das Wissen, dass das heilende Selbst real ist. Es ist so nahe wie der nächste Atemzug und so wichtig wie der nächste Herzschlag.

2

WER BLEIBT GESUND UND WER WIRD KRANK?

Das Schöne an einem ganzheitlichen Ansatz ist seine Natürlichkeit. Schon die einfachsten kleinen Veränderungen betreffen immer das gesamte System. Wir atmen, wir essen, wir gehen schlafen. Die medizinische Wissenschaft beschäftigt sich mittlerweile auch damit, und je weiter die Forschung geht, desto komplexer werden Essen, Atmen und Schlafen. Aber das sollte nicht unseren Blick von einer einfachen Tatsache ablenken: Die Menschen, die es schaffen, ein Leben lang gesund zu bleiben und zufrieden zu sein, haben kein Problem, acht Stunden lang gut zu schlafen, ausgewogen und gesund zu essen, ihr Gewicht zu halten und ungehindert zu atmen – denn sie sind nicht durch Stress und Angst belastet.

Sehr, sehr viele von uns können das nicht von sich behaupten. Irgendwie ist uns die Natürlichkeit des guten Lebens abhanden gekommen. Wie konnte das passieren? Denken Sie um des Vergleichs willen einmal an ein selbstfahrendes Auto. Ein solches Auto, von Ingenieuren lange erträumt, ist heute machbar, was je nachdem zu Optimismus oder Panik führt. Für die Optimisten ist das selbstfahrende Auto ein Hort der Sicherheit. Ausgestattet mit künstlicher Intelligenz und Sensoren, die stets aufmerksam sind, wäre ein fahrerloses Auto in der Lage, potenzielle Gefahren auf der Straße augenblicklich zu erkennen, viel schneller als der beste menschliche Fahrer. Aber was ist, wenn diese Sicherheitsmechanismen versagen? Da kommt die Panik ins Spiel. Von einer Maschine, die man nicht kontrollieren kann, in einen Unfall verwickelt zu werden, gleicht einem Albtraum.

In der Praxis braucht ein selbstfahrendes Auto daher die Möglichkeit des Eingriffs durch den menschlichen Fahrer, damit dieser notfalls die Kontrolle übernehmen kann. Verkehrssituationen sind eben auch Ermessenssache. Die wenigsten sind zumindest in diesem Stadium bereit, die gesamte Steuerung einer Maschine zu überlassen. Das wird auch möglicherweise nie der Fall sein, angesichts der Gefahren für Leib und Leben.

Ähnlich verhält es sich mit unserem Körper. Obwohl er seine Maschinerie perfekt selbst reguliert – ein vereinfachter, aber in diesem Fall nützlicher Begriff –, steht der Körper unter doppelter Kontrolle. Am Anfang dieses Buches haben wir das Beispiel der Atmung erwähnt. Ob Sie darauf achten oder nicht, Sie atmen automatisch ein und aus; das ist ein grundlegender Überlebensmechanismus. Sie können allerdings jederzeit willentlich eingreifen und anders atmen, schneller oder langsamer, tiefer oder flacher. Da der Körper als ganzes System funktioniert, sind Ihre Eingriffe nicht beschränkt – ein veränderter Atemstil könnte sowohl mit einer Panikattacke als auch mit einer achtsamen Yogaübung verbunden sein. Das bedeutet, dass jeder Eingriff Sie aus Ihrem natürlichen Wohlbefinden herausreißen kann.

Anscheinend ist Millionen Menschen genau das passiert. Die Zeichen mehren sich: Schlechter Schlaf, chronische Erkrankungen, Fettleibigkeit, Angst und Depressionen stehen ganz oben auf der Liste. Natürlich wird die Heilreaktion durch eine größere Störung wie eine Lungenentzündung oder Polio beeinträchtigt, aber diese schlimmen Vorkommnisse werden immer seltener und zunehmend heilbar. Die eigentliche Gefahr für die Heilung hat mit ganz normalen Weichenstellungen und ihren unabsehbaren Folgen zu tun. Das sind die Tropfen, die letztlich das Fass zum Überlaufen bringen.

Die Heilreaktion arbeitet völlig vorbehaltlos. Sie passt sich im Positiven wie im Negativen unseren Entscheidungen an. Unsere Zellen sind kleine Chemiefabriken, die ihre Produktion je nach Auftragslage verändern, ganz nach Direktive des Managements. Weil wir alle immer gute und schlechte Weichenstellungen vornehmen, muss man sich immer wieder fragen, was dem Wohlbefinden förderlich und was abträglich ist. Unsere Zellen, bis hinunter zu den kleinsten genetischen Bauteilen tolerieren unsere Sünden sehr wohl, zahlen aber auch den Preis dafür.

Die Lösung könnte darin bestehen, das System der doppelten Kontrolle, mit dem der Körper arbeitet, als Mittel der Heilung zu nutzen. Ganz einfach gesagt, gibt es zweierlei Arten der Heilung, und zwar zu jedem Zeitpunkt.

Automatische Heilung: Diese haben wir alle über unsere Gene in Millionen Jahren der Evolution ererbt.

Bewusste Heilung: Alles, was die automatische Heilung begünstigt und fördert.

Alle möglichen Erfahrungen bieten Gelegenheit zur Heilung. Ferner kommt hinzu, dass wir auch an Tagen ohne körperliche Schmerzen folgende Erfahrungen machen:

- Wir fühlen uns deprimiert, hilflos oder hoffnungslos
- Machen uns Sorgen um die Zukunft
- Fühlen uns besorgt, ängstlich oder unsicher
- Sind in alten Verhaltensweisen und schlechten Gewohnheiten verhaftet
- Haben ein geringes Selbstwertgefühl
- Leiden unter mangelnder Erfüllung
- Leben in schwierigen Beziehungen
- Fühlen uns einsam, ausgeschlossen und nicht wertgeschätzt
- Führen ein Leben ohne viel Lebenssinn und -zweck
- Empfinden Schuld und Scham, die aus alten Traumata und Verletzungen resultieren

Wer kann schon von sich sagen, dass so gar nichts auf dieser Liste gerade auf ihn zutrifft oder es zumindest früher schon einmal getan hat? Laut einer aktuellen Umfrage soll jeder sechste amerikanische Erwachsene Psychopharmaka einnehmen. Die Symptome einfach zu lindern, etwa bei einer Depression, erfasst aber, wie wir gesehen haben, das

Problem nicht. Die Forschung hat sich der Sache angenommen, hat Gehirnscans gemacht, um zu sehen, ob ein bestimmter Bereich des Gehirns beteiligt ist; hat erkundet, ob es ein besonderes »Depressionsgen« oder mehrere davon gibt; hat psychiatrisch ausgewertet, ob es auf der Verhaltensebene ein Muster gibt, was depressionsanfällig macht.

Doch auf keinem dieser Wege hat man eine spezifische Ursache gefunden. Deshalb geht man mittlerweile davon aus, dass die Depression bei jedem Menschen einzigartig ist und eine Reihe von psychologischen, physiologischen und genetischen Eigenschaften aufweist. Depressionen sind mit der persönlichen Erfahrung und der Art und Weise, wie man darauf reagiert, verbunden. Liest jemand in der Zeitung negative Nachrichten, löst das nicht notwendigerweise bei allen die gleiche Reaktion aus. Im Gegenteil, sie kann von Gleichgültigkeit bis hin zu tiefer Depression reichen. Die gleiche Palette an Reaktionsmöglichkeiten ist im Übrigen auch in Bezug auf Ängste zu beobachten, weshalb der eine Spinnen hobbymäßig sammelt, jemand anders indessen bei ihrem Anblick in Todesangst gerät. Befinden Sie sich in einer schwierigen Beziehung? Mangelt es Ihrem Leben womöglich an Sinn? Die Medizin kann nichts dafür, dass es für eine so große Bandbreite an Wahrnehmungsmöglichkeiten keine Heilung gibt. Die Ursachen dieser Leiden lassen sich nicht medikamentös bekämpfen; sie passen nicht einmal ins medizinische Standardmodell, wonach körperliche Veränderungen die »wirkliche« Ursache einer Krankheit sind.

Auf der anderen Seite zeigen beeindruckende Studien, dass unsichtbare subjektive Zustände eine starke Wirkung auf den Körper haben können. Forscher der University of Texas Medical School haben etwa die Sterblichkeitsraten einer Gruppe von Männern und Frauen untersucht, die am offenen Herzen operiert worden waren und einen Bypass und eine Herzklappe bekommen haben. Aus medizinischer Sicht muss es für den Umstand, dass jemand sechs Monate nach einer Operation am offenen Herzen stirbt und ein anderer nicht, einen körperlichen Grund geben. Das Team um Dr. Thomas Oxman jedoch beschritt einen unorthodoxen Weg. Sie befragten die Patienten auch zu ihrer sozialen Situation: Nehmen Sie regelmäßig an gesellschaftlichen

Zusammenkünften teil? Schöpfen Sie Kraft und Trost aus Ihrer Religion oder Ihrem Glauben?

Dies sind einfache Ja-oder-Nein-Fragen, und bei der Bewertung der Antworten schlossen die Forscher die typischen Risikofaktoren nach einer Herzoperation aus, darunter Alter, Schwere der Erkrankung und Schwere eines früheren Herzinfarkts. Als man diese Faktoren statistisch herausgerechnet hatte, waren die Ergebnisse verblüffend:

> Wer beide Fragen zur sozialen Situation mit Ja beantwortet hatte, hatte innerhalb der nächsten sechs Monate nach der Operation ein Sterblichkeitsrisiko von lediglich fünf Prozent. Wer beide Fragen dagegen mit Nein beantwortet hatte, bei dem lag das Sterberisiko im gleichen Zeitraum bei 20 bis 25 Prozent.

Soziale Unterstützung und Trost aus dem Glauben zu erfahren erhöht das Überleben nach einer Herzoperation um das Siebenfache gegenüber jemandem, der das nicht hat. Kein anderer Faktor – einschließlich schlechte Cholesterinwerte, hoher Blutdruck oder genetische Vorbelastung in der Familie – macht solch einen großen Unterschied beim Sterblichkeitsrisiko in Zusammenhang mit einer Herzerkrankung aus. Während die Frage, ob jemand einer sozialen Gruppe wie einem Verein oder einer Kirche angehört, ein objektives Messinstrument ist, geht es bei der Frage nach Religion und Glaube ausschließlich um die *Befindlichkeit* einer Person.

Wie Sie sich fühlen, ist völlig subjektiv, aber nicht weniger wichtig. Es hat mit Ihrem Bewusstsein zu tun, ein kleiner Indikator der Selbstwahrnehmung. Hier kommt definitiv die bewusste Heilung ins Spiel.

MARGE: BEWUSSTSEIN STEHT AN ERSTER STELLE

Immer noch ist die Heilreaktion ein Rätsel. Niemand weiß wirklich, warum der eine krank wird und der andere nicht. Die Gründe liegen in einer Schattenzone jenseits des Körperlichen verborgen.

Es gibt allerdings Menschen, die zeigen, dass eine bewusstseinsbasierte Heilung funktioniert. Nehmen wir eine ältere Dame namens Marge, die bis ins Alter von 91 Jahren stolz und unabhängig blieb. Marge lebte noch immer allein in ihrer Wohnung, kochte für sich selbst, fuhr weiterhin mit dem Auto und forderte nur gelegentlich eine Putzhilfe für schwierigere Arbeiten an. Marges Gesundheitszustand war ungewöhnlich gut, da sie, im Vergleich zu anderen Senioren über 70 Jahre mit ihren sieben verschreibungspflichtigen Medikamenten, nur ein einziges Mittel gegen Bluthochdruck einnahm.

Angesichts unserer alternden Bevölkerung sind die Menschen natürlich neugierig zu erfahren, worin das Geheimnis von Marges Langlebigkeit liegt. Liegt es in den Genen? Bis heute hat die Forschung noch kein solches Einzelgen oder eine Gruppe von Genen ausmachen können, die ein langes Leben fördern (obwohl es starke Hinweise auf solche Gene gibt, wie wir später noch sehen werden). Sind die eigenen Eltern achtzig geworden, dann liegt die eigene Lebensdauer voraussichtlich drei Jahre über dem Durchschnitt, kein so großer Vorteil.

Statistisch gesehen hatte Marge bestimmte Vorteile. Sie wurde in einer wohlhabenden Familie in Cincinnati geboren. Das bedeutete zunächst eine gute medizinische Versorgung, bedeutete aber nicht – es war 1920 –, gänzlich von Kinderkrankheiten verschont zu bleiben, denn Antibiotika waren noch nicht entdeckt. Marge hatte Glück, keine Tuberkulose, Polio oder Scharlach zu bekommen. Keine schweren Kinderkrankheiten zu bekommen, ist ein Faktor für ein längeres Leben.

Aber ihrer Meinung nach war keiner dieser Aspekte entscheidend. »Ich hatte eine schwierige Ehe mit einem Künstler in New York«, erinnert sie sich. »Wir waren beide willensstark, und wir hatten unsere Kämpfe. Meine Energie habe ich für ihn und nicht für meine drei

Söhne aufgewendet. Darauf bin ich nicht gerade stolz, aber ich konnte ziemlich hart zu meinen Jungs sein, auch wenn ich sie liebte.«

Rückblickend sieht Marge, dass es Jahrzehnte gedauert hat, bis sich allein ein psychologisches Merkmal – ihr Zorn – auf ihr Leben ausgewirkt hat.

»Ich ließ mich scheiden, als meine Jungs gerade einmal Teenager waren. Einer ging ins Internat, und die anderen beiden entschieden sich, bei ihrem Vater zu wohnen. Der war immer so wütend auf mich, dass er alles daransetzte, alles Geld für sich und seine Söhne zu bekommen. Plötzlich war ich ganz allein und geschockt darüber, wie sich mein Leben so drastisch hatte ändern können.«

Marge kämpfte mit Depressionen. Ihre Söhne haben Narben durch ihr aufbrausendes Temperament davongetragen: »Ich vergaß immer gleich, was mich so wütend gemacht hat, wenn sich die Dinge beruhigten, sie aber nicht. Sie hatten tatsächlich Angst vor mir, ihrer Mutter.«

Bis zu diesem Punkt in ihrer Geschichte deutet nichts darauf hin, dass Marge länger leben würde als der Durchschnitt – im Gegenteil. Ihre Depression hätte chronisch werden können, mit entsprechenden Folgen für die Gesundheit. Doch dann änderte ein einziger Faktor ihr Leben – Marge wurde Buddhistin. Ihrer Einschätzung nach brachte dieser Entschluss die innere Wende.

»Über einen Freund habe ich einen Zen-Meister gefunden«, erinnert sie sich. »Ich kann Ihnen gar nicht genau sagen, warum ich es mit dem Buddhismus versucht habe, aber als ich anfing zu meditieren, passierte zweierlei: Erstens besserte sich meine Laune, nachdem ich ruhiger geworden war. Ich rastete nicht wegen jeder Kleinigkeit aus. Zweitens erkannte ich eine Wahrheit über mich selbst. Tief im Inneren hatte ich große Angst, allein zu sein. Das ganze Drama, das ich immer veranstaltete, war im Grunde eine Taktik, die Leute auf mich aufmerksam zu machen, was mich wiederum davor bewahrte zu spüren, wie allein ich mich in Wahrheit fühlte.«

Heute, mit 96, lebt Marge mit der kleinsten Pflegestufe in einem Altersheim, was bedeutet, dass jemand mehrmals am Tag bei ihr vorbeischaut und ihr beim Baden hilft. Ihre Medikamente sind nicht mehr geworden. Sie geht selbstständig nach unten zum Mittag- und Abendessen und geht einmal die Woche mit Freunden zum Essen aus. Lediglich zwei Dinge sind problematisch.

»Meine künstliche Hüfte, ich habe sie in den siebziger Jahren bekommen, hat angefangen, sich zu lockern. Also entschied ich mich für den Rollstuhl, statt lange Strecken zu gehen. Und meine Söhne sind immer noch misstrauisch mir gegenüber. Ihre wütende Mutter, das haben sie nicht so leicht überwinden können. Das ist das einzig Traurige, das mich beschäftigt. Ansonsten habe ich Frieden gefunden.«

Marge hatte das Glück, schon vor langer Zeit mit dem Meditieren begonnen zu haben. In den späten Siebzigerjahren gab es von medizinischer Seite aus erstmalig Studien über die positive gesundheitliche Wirkung der Meditation, etwa die Verringerung des Blutdrucks. »Entspannung« lautete das Schlagwort im Zusammenhang der vielen positiven Wirkungen wie verminderter Stress und Angstreduktion. Vierzig Jahre später nimmt die Meditation immer noch an Beliebtheit zu. Und heute löst der ganzheitliche Ansatz alle künstlichen Barrieren zwischen Geist und Körper auf. Die Erkenntnis, dass jede Erfahrung ein mentales und ein körperliches Ergebnis zeitigt, gewinnt immer mehr an Bedeutung.

Betrachten wir die simple Tatsache, dass Trauer die Immunantwort eines Menschen schwächt. Trauer ist ein einschneidendes mentales Ereignis, eine Quelle seelischer Schmerzen. Wenn jemand sechs Monate nach einem Todesfall in der Familie immer noch untröstlich ist – das kommt ungefähr in zehn Prozent aller Trauerfälle vor –, nennt man das traumatische Trauer. Studien an Menschen, die derart trauern, weisen darauf hin, dass es wahrscheinlich zu »globalen Beeinträchtigungen« kommt, was umgangssprachlich heißt, dass gesundheitlich so gut wie alles schiefgehen kann.

Eine Studie an 150 Witwen und Witwern ergab zum Beispiel, dass »das traumatische Trauersymptom sechs Monate nach dem Tod des Ehepartners negative gesundheitliche Folgen wie Krebs, Herzbeschwerden, Bluthochdruck, Selbstmordgedanken und veränderte Essgewohnheiten im Zeitfenster einer Nachuntersuchung nach 13 beziehungsweise 25 Monaten mit sich brachte«. Rudy [Tanzi] weiß noch, dass es nach dem Tod seines Vaters im Alter von 45 Jahren – er selbst war damals 17 Jahre alt – Jahre gedauert hat, bis seine Mutter ihre Trauer überwunden hatte und wieder ein normales Leben führte. Wenn man darüber nachdenkt, dann sind bestimmte Menschen aus noch unbekannten Gründen einfach stärker von Trauer betroffen als andere. Die normale Trauerzeit reicht ihnen zur Genesung nicht aus, was bedeutet, dass sie noch zwei Jahre später anfällig sind für psychische und physische Störungen aller Art. Andere Studien weisen ähnliche Ergebnisse in Bezug auf Schlafstörungen, geringes Selbstwertgefühl und Traurigkeit auf.

Am Beispiel der traumatischen Trauer zeigt sich der Einfluss der Verbindung zwischen Geist und Körper überdeutlich. Die Medizin lehrt uns vieles, etwa in Bezug auf Krebs oder Herzerkrankungen – und in dieser Richtung weiterzuforschen fördert vielleicht das biochemische Ungleichgewicht eines trauernden Menschen zutage , aber es gibt keinen *Grund* für dieses besonders lang anhaltende Leid, kein Wissen darüber, *warum* das Heilungssystem versagt, und kaum Verständnis über den *Sinn* und die *Bedeutung* von Trauer insgesamt. (Andere Säugetiere scheinen nicht zu trauern, wobei Elefanten und Haushunde womöglich eine Ausnahme darstellen. Wird ein Hirsch im Rudel von einem Jäger erschossen, fühlt sich die Herde kurzzeitig aufgestört, bevor es wieder ans normale Grasen geht.)

Die kursiv gedruckten Wörter im letzten Absatz – *Grund, Warum, Sinn, Bedeutung* – weisen auf eine unbestreitbare Tatsache hin. Menschen geben ihrem Leben einen bestimmten Sinn, und wenn dieser infrage gestellt wird – der geliebte Ehepartner stirbt – kann das Leben voll Kummer sinnlos erscheinen. Alle Zellen im Körper erhalten diese Botschaft in chemischer Form. Die chemischen Botenstoffe sind der körperliche Beweis für Trauer, aber der Bedeutungsverlust ist nicht chemisch – er ist im tiefsten Sinne menschlich. So schmerzhaft die Trauer auch ist, wenn jemand keine Trauer über den Verlust eines Ehepartners empfindet, würde das als seltsam gelten – manche würden sogar behaupten, dass der Betreffende *herzlos* ist, noch so ein ziemlich menschliches Wort.

UNSICHTBARE HEILUNG

Das heilende Selbst ist der Teil von uns, der sich mit den unsichtbaren Gründen auseinandersetzt, warum jemand krank wird und ein anderer nicht, sowie dem Ziel und Sinn des Lebens. Heilung ist deshalb noch lange nicht etwas Mystisches. Selbst jemand, der noch nie über die Heilreaktion nachgedacht hat, wird mit ziemlicher Sicherheit glücklich sein wollen, und ein Schlüssel zum allgemeinen Glück ist das Gefühl, geliebt zu werden. Ist es wirklich möglich, dass auch Zellen sich geliebt fühlen können? Bevor Sie sich darüber lustig machen, denken Sie über die folgende Studie nach.

Forscher der Universität Yale haben sich in diesem Zusammenhang 119 Männer und 40 Frauen vorgenommen, die zuvor eine Herzkatheteruntersuchung durchlaufen hatten (um gegebenenfalls Verstopfungen in den Koronararterien ausfindig zu machen). Das Verfahren ist wenig invasiv, aber trotzdem mit Ängsten bei den Betroffenen verbunden. Ein schmaler Katheter wird über den Unterarm in die Arterien des Herzens geführt. Dabei wird ein Farbstoff injiziert, der das Innere der Arterie in der CT- oder MRT-Aufnahme sichtbar werden lässt. Auf diese Weise ist der Grad der »Arterienverkalkung« in den Gefäßen – die Hauptursache für Herzinfarkte und Schlaganfälle – direkt ersichtlich. Patienten, die in der Befragung angaben, sich geliebt und emotional unterstützt zu fühlen, wiesen im Allgemeinen eine geringere Verstopfung der Koronararterien auf.

Nun gibt es andere Risikofaktoren, die eine Herzerkrankung begünstigen, etwa Ernährung, Bewegung, Rauchen und die familiäre Disposition, aber selbst wenn man diese statistisch herausrechnet, war das Gefühl, geliebt und emotional unterstützt zu werden, ein Indikator für die Stärke der arteriellen Gefäßverengung. Eine Studie mit 131 Frauen in Schweden kam zu dem gleichen Ergebnis. Aber die vielleicht aussagekräftigste Forschung ging nur einer einzigen Frage nach. Dabei hat ein Team der Case Western Reserve University 10 000 verheiratete Männer befragt. Diese hatten keine Vorgeschichte einer Angina pectoris, dem typischen Brustschmerz im Zusammenhang mit Herzerkrankungen (obwohl es auch Herzinfarkte ohne dieses Symptom im Vorfeld gibt).

Wie erwartet hatten die Männer, die bei den bekannten Risikofaktoren für Herzerkrankungen wie hohes Cholesterin, Bluthochdruck und höheres Lebensalter die höchsten Werte zeigten, ein mehr als zwanzigmal so hohes Risiko, in den nächsten fünf Jahren eine Angina pectoris zu erleiden. Dann stellten die Forscher eine einfache Frage: »Zeigt Ihnen Ihre Frau, dass sie Sie liebt?« Bei den Männern, die mit Ja geantwortet haben, war das Risiko einer Angina pectoris geringer, selbst wenn ihre anderen Risikofaktoren erhöht waren. Im Gegenzug hatten Männer mit erhöhten Risikofaktoren, die angaben, dass ihre Frau ihnen ihre Liebe nicht zeigt, ein fast doppelt so hohes Risiko, eine Angina pectoris zu bekommen.

Wie schon bei der traumatischen Trauer lassen sich, geht man von einer Verbindung zwischen Geist und Körper aus, zwei typische medizinische Vorstellungen außer Kraft setzen:

1. Heilung ist körperlich und geschieht automatisch.
2. Wenn die automatische Heilreaktion ausbleibt, bleibt einem Arzt nur noch die Wahl zwischen Medikamenten oder einer Operation.

Auch wenn sie jeweils ein Extrem des emotionalen Spektrums abbilden, so überschreiten Liebe und Trauer jedoch beide die Grenze zwischen der geistigen und körperlichen Ebene. Herzerkrankungen lassen sich medikamentös oder operativ behandeln. Beide Methoden sind aber bei jemand, der sich isoliert, einsam oder ungeliebt fühlt, völlig unwirksam. Die schwer absehbaren körperlichen Auswirkungen heftiger Trauer sind durch Medikamente und Operationen nicht behandelbar – schließlich kann man nicht für alles, was 13 oder 25 Monate nach einem Trauerfall schiefgehen könnte, eine Pille verschreiben. Das heilende Selbst hier außen vor zu lassen bedeutet, einen wichtigen Aspekt von Gesundheit und Heilung auszuklammern.

BASISBEWUSSTSEIN

Nach allem, was wir bisher gesagt haben, liegen die Vorteile einer bewussten Heilung auf der Hand. Aber für viele Leute heißt *bewusst* bloß wach und bei Bewusstsein zu sein. Da haben wir theoretisch das gleiche Bewusstseinspotenzial wie der fortgeschrittenste Yogi oder Mönch, aber niemand hat uns beigebracht, wie man diese Fähigkeit nutzt. Nehmen Sie drei Leute, lassen Sie sie im gleichen Raum sitzen und frage Sie sie dann, was sie wahrnehmen. Sie werden irgendwas als Antwort erhalten, nichts was sich notwendigerweise ähnelt. Eine Person nimmt vielleicht den Geruch im Raum wahr, die andere die Tapete, Deckenhöhe oder dergleichen. Weniger wahrscheinlich ist, dass einer von ihnen einen inneren Zustand wahrnimmt – Gedanken, Stimmungen, Empfindungen. Nur wenn Sie die Umgebung deutlich verändern, etwa die Temperatur auf 85 °C erhöhen, werden alle wahrscheinlich das Gleiche sagen.

Bei spirituellen Praktiken im Yoga und anderen östlichen Traditionen geht es eigentlich darum, das zufällige Bewusstsein zu schärfen, um es präziser zu machen; es geht darum, eine angeborene Fähigkeit in eine Fertigkeit zu verwandeln. Bevor sie etwas »da draußen« oder »hier drin« wahrnehmen, werden all jene, die ihr Bewusstsein geschult haben, sagen, dass sie sich ihrer selbst bewusst sind. Der Durchschnittsmensch ist sich ebenfalls seiner selbst bewusst, sonst gäbe es kein Gefühl für das »Ich«. Aber Selbstwahrnehmung ist nur ein Teil des ganzen Wirrwarrs im Kopf.

Sensibilisierung hat nicht notwendigerweise etwas mit Spiritualität oder östlichen Traditionen zu tun. Ein sensibler Umgang kann dazu dienen, die eigene Lebensqualität zu verbessern. Hier nimmt das heilende Selbst in jeder Situation, zu jedem Zeitpunkt des Tages und bei egal welchem religiösen Hintergrund praktische Form an. Es überwacht die Signale, die auf Ihren unmittelbaren Grad des Wohlbefindens verweisen, und zwar im Hier und Jetzt. Dazu gehören verschiedene Stufen:

Zu wissen, wie man sich körperlich fühlt: Dazu gehört, offen und sensibel für die Signale zu sein, die der Körper sendet.
Zu wissen, wie man diese Signale interpretiert: Dazu gehört die Annahme des eigenen Körpers als den eigenen größten Verbündeten, nicht als Quelle der Sorge.
Zu wissen, was in einem emotional vorgeht: Dazu gehört es, das Leugnen, das Wunschdenken, die Angst und die Unterdrückung der Gefühle hinter sich zu lassen.

Wenn man uns beiläufig fragt: »Wie geht es dir?«, geben wir normalerweise eine ebenso beiläufige Antwort, aber das heilende Selbst nimmt so eine Frage ernst. Weil Sie wissen, was tatsächlich läuft, treten Sie in den Prozess der Selbstheilung ein. Natürlich können Sie sich durch einen Tracker alarmieren lassen, wenn der Herzschlag anzieht, der Blutdruck steigt oder die Atmung unregelmäßig wird; das sind sicherlich nützliche Hinweise. Am Ende sind Sie es, die oder der auf Signale reagiert und mit der Heilung anfängt.

Als praktisches Beispiel für so ein Basisbewusstsein zeigen wir Ihnen hier etwas, das Sie ganz einfach während der Arbeit machen können.

Achtsam bei der Arbeit: Sieben selbstgewahrsame Dinge, die Sie ab sofort tun können

Die folgenden Tipps sollen Ihnen helfen, den unsichtbaren negativen Einflüssen eines typischen Arbeitsplatzes zu trotzen.

1. Nach der östlichen Tradition sollte das Bewusstsein fokussiert sein, was bedeutet, dass Sie Ihre Aufmerksamkeit in einem Zustand entspannter Konzentration halten. Kein Multitasking, denn dadurch verringert sich die Aufmerksamkeit und die Effizienz leidet nachweislich.
2. Um Ihren Fokus entspannt zu halten und nicht zu verkrampfen, arbeiten Sie nach Möglichkeit in einem ruhigen Bereich, wo Sie nicht unterbrochen werden. Damit Ihre Mitarbeiter nicht das Gefühl

haben, dass Sie nicht ansprechbar sind, nehmen Sie sich zweimal pro Stunde Zeit, um herumzugehen, in Kontakt zu bleiben und zu vermitteln, dass Sie persönliche Interaktion wünschen. Auf diese Weise wird man Ihre Zeit allein eher respektieren.

3. Das Bewusstsein sollte auf den Augenblick gerichtet sein. Um in der Gegenwart zu bleiben, sollten Sie darauf achten, dass sich keine vielen kleinen Anfragen ansammeln. Kümmern Sie sich sofort um alles, was weniger als fünf Minuten dauert. Wenn Sie sich das zur Gewohnheit machen, wird Ihr Zeitmanagement deutlich besser, und Sie werden nicht am Ende des Tages das Gefühl hegen, wieder nicht genug Zeit für alles gehabt zu haben.
4. Achten Sie auf Ihre körperlichen Bedürfnisse. Stehen Sie mindestens einmal pro Stunde vom Stuhl auf, strecken Sie sich und bewegen Sie sich.
5 Achten Sie auf Ihr inneres Zentrum. Wenn Sie sich erschöpft fühlen, suchen Sie einen ruhigen Ort auf, wo Sie Ihre Augen schließen, ein paar tiefe Atemzüge machen können, um sich wieder frisch und zentriert zu fühlen. Manche Menschen haben den Eindruck, dass die Zentrierung besser funktioniert, wenn sie ihre Aufmerksamkeit auf die Herzgegend richten.
6. Vergessen Sie das Atmen nicht, denn der Atem verbindet viele Körperfunktionen, einschließlich Herzfrequenz, Blutdruck und Stressreaktion. Zählen Sie mindestens einmal pro Stunde Ihre Atemzüge, und zwar wie folgt: Atmen Sie ein und zählen Sie dabei bis vier, halten Sie den Atem eine Sekunde lang an und spüren Sie in den Atem hinein. Atmen Sie langsam aus und zählen Sie dabei bis sechs. (Atmen Sie so, dass es sich angenehm anfühlt und sie nicht nach Luft ringen müssen, weil es zu langsam geht.) Normalerweise verlangsamt sich die Atemfrequenz von 14 Atemzügen pro Minute auf acht, wobei sich ein Gefühl der Ruhe einstellt.
7. Achten Sie auf Ihr ultimatives Lebensziel, und das besteht nicht darin, einen Termin einzuhalten, sondern einen Tag voller Glücksmomente zu schaffen. Psychologen haben festgestellt, dass die glücklichsten Menschen eine Strategie der glücklichen Tage verfolgen. Was immer Sie lächeln lässt, gilt als glückliche Erfahrung.

Diese Übungen haben auch abseits des Arbeitsplatzes ihre Gültigkeit. Allerdings verbringen wir in der Regel mehr als ein Drittel eines Werktags bei der Arbeit, und manchmal sogar deutlich mehr (Büroangestellte, die Arbeit mit nach Hause nehmen, kommen Schätzungen zufolge auf mindestens 60 Stunden pro Woche). Es kann eine Herausforderung sein, unter diesem Druck und den Anforderungen am Arbeitsplatz selbstgewahrsam zu bleiben. Aber es lohnt sich. Wenn man gefestigt ist und konzentriert bleibt, ohne sich vom mentalen »Lärm« eines typischen Arbeitstags erschöpfen zu lassen, kann man sogar mitten im Geschehen meditieren, und das ist immerhin eines der wichtigsten Ziele jeder Weisheitstradition. Abgesehen von spirituellen Aspekten ist Selbstgewahrsamkeit ein wichtiger Bestandteil eines heilsamen Lebensstils.

3

NICHTS IST SO GUT WIE DIE LIEBE

Untersuchungen, die zeigen, dass Menschen, die sich geliebt fühlen, eher gesündere Herzen haben als Menschen, die das nicht tun, sind wichtig. Sie bieten die wissenschaftliche Basis für etwas, dass uns allen bewusst ist: Liebe ist von allen Gefühlen das gesündeste. Wie nichts anderes führt sie zu Vertrauen, Freude und Mitgefühl. Ein großer Dichter aus Indien, Rabindranath Tagore, hat gesagt, dass Liebe keine bloße Emotion, sondern eine kosmische Kraft sei. Lieblos aufzuwachsen sei das grausamste Schicksal, das ein Kind erleiden könne, wie die folgende Geschichte eindringlich zeigt.

Patrick, mittlerweile ist er Anfang 30, glaubt nicht, dass er als Kind emotional gelitten hat. Alles, was er wusste, war, dass wenn seine Mutter ihm sagte, sie liebe ihn, er nicht erwarten konnte, dass sie ihn umarmte oder berührte. Von Anbeginn an war sie distanziert, und das blieb sie auch.

»Als ich fünf war, musste ich ins Krankenhaus, um meine Mandeln entfernen zu lassen«, erinnert sich Patrick. »Es war Valentinstag, und ich war mit den anderen Kindern auf der Station. Deren Mütter kamen mit Karten und Süßigkeiten vorbei, meine Mutter jedoch nicht. Aber das Komische ist, dass ich mich daran erinnere, dass ich mit dem Gesicht zur Wand lag, ein Kissen auf den Ohren, damit ich die anderen Kinder und ihre Mütter nicht hören musste. Jahrelang hegte ich deswegen einen Groll, und dann passierte etwas Seltsames. Eines Tages aßen meine Mutter und ich zu Mittag, und ich hielt es kaum noch aus. Da fragte ich sie, warum sie nicht zu mir ins Krankenhaus gekommen ist, und wissen Sie, was sie da sagte? Sie sagte mir, dass sie zur Besuchszeit etwas zu spät kam, woraufhin sie mich weinend zusammengerollt im Bett vorfand. Sie tröstete mich, wie sie sagte, aber an den Teil kann ich mich nicht erinnern, nur an das Gefühl, allein und vergessen zu sein.«

Nun hegen kleine Kinder, wie viele Psychologen bezeugen können, sehr folgenreiche Vorstellungen über ihre Erziehung, die nicht immer den Tatsachen entsprechen. Es hat lange gedauert, bis die Medizin sich von der Vorstellung verabschiedete, dass Gesundheit allein auf bestimmten Fakten basiert, die sich messbar niederschlagen. Überzeugungen jedoch gehören genauso dazu, und sind sie auch noch so subjektiv. Wir alle glauben an die Geschichten, die wir uns selbst erzählen. Und diese beginnen im Allgemeinen mit den Botschaften, die unsere Eltern uns in der Kindheit vermitteln.

Patricks Mutter vermittelte ihm die Botschaft, dass er allein auf sich gestellt sei. Distanziert und leidenschaftslos, wie sie war, war das für sie ganz normal. Aber Kinder brauchen das Gefühl der Bindung an ein Elternteil, das liebevoll und beschützend ist. Dies ist ein evolutionäres Merkmal, das es seit Urzeiten gibt. In einem berühmten Experiment wurden Babyaffen von ihren Müttern getrennt, woraufhin sie schon bald unruhig, ängstlich und unsicher wurden. Als sie einer Affenattrappe aus Draht, die am Rumpf mit Stoff bespannt war, zugeführt wurden, klammerten sich die Affenbabys sofort an sie.

Beim Menschen sind die Auswirkungen einer unsicheren Bindung ebenso verheerend, auch wenn wir intelligent genug sind, uns auch noch an die schlimmsten Bedingungen anzupassen. In Patricks Fall führte die Vorstellung, er sei auf sich gestellt, zu dem, was psychologisch als »lose Bindung« bezeichnet wird. Laienhaft ausgedrückt, fühlte er sich nicht sicher, geschätzt und geschützt. Er hatte das Gefühl, ob wahr oder nicht spielt hier keine Rolle, dass niemand für ihn da war, wenn er sich in Schwierigkeiten befand. Das ist zwar eine übertriebene Schwarz-Weiß-Vorstellung – seine Mutter wäre sicherlich geschockt, dies zu hören – aber Kinder entwickeln solche Vorstellungen aufgrund prägender emotionaler Erfahrungen.

»Ich hatte irgendwie Glück«, erinnert sich Patrick mit einem dünnen Lächeln. »Ich wurde eben ziemlich gut darin, unabhängig zu sein. Alle sagten immer, ich sei ja wie ein kleiner Erwachsener, da war ich gerade einmal sieben oder acht Jahre alt. Das machte mich stolz. Ich wurde ein richtiger Überflieger, wie ein richtiger Erwachsener halt. Das ging ziemlich lange so.«

Auch seine ersten Beziehungen mit Mädchen vermochten das Loch in seinem Herzen nicht zu stopfen. Er hatte keine Ahnung, wie das geht. Jemandem nahe zu kommen fühlte sich in der Tat seltsam an. Seinem Leitsatz treu bleibend, dass er auf sich aufpassen musste, ließ er sich vor allem durch seine wachsenden sexuellen Bedürfnisse motivieren. Die Mädchen machten irgendwie mit, doch wenn sie mehr wollten und die Beziehung ernsthafter zu werden drohte, erfand Patrick Ausreden, provozierte einen Streit oder verhielt sich so kalt, dass sich das Mädchen, verwirrt und verletzt, davonmachte.

Als er zum College ging und Informatik studierte, war Patricks Isolation emotional gesehen schon fest zementiert. Seine Fähigkeit, für sich zu sorgen, war unbestritten. Folgendes war ihm jedoch nicht klar: Er kümmerte sich um sich selbst, weil er glaubte, dass niemand sonst es tun würde. Ein Vorbild für eine nährende, schützende Liebe hatte er nicht.

Die Geschichte hätte hier aufhören können. Zum Glück für ihn war das nicht der Fall. In der Uni traf er eine junge Frau, und sie war anders. Patricks völlig rationales Weltbild kollidierte mit einer Liebe auf den ersten Blick.

»Um ehrlich zu sein«, sagt er, »hielt ich so etwas immer nur für ein Klischee. Als ich Fran zum ersten Mal traf, sah ich sie nur kurz draußen, wo sie mit ein paar Freunden sprach, aber ich war wie gebannt. Da war einfach etwas an ihr. Ich habe die Nerven verloren und mich vorgestellt. Sie war nett und hat gelächelt. Mehr ist nicht passiert, aber ich ging nach Hause und konnte nur noch an sie denken.

Sie war einverstanden, mit mir auszugehen, und von da an lief alles. Ohne Vorwarnung war ich zu einem verliebten Narren geworden. Ich bin innerlich fast gestorben, wenn sie eine Verabredung nicht einhalten und mich nicht sehen konnte. Ich hab mich jeden Tag gekniffen, um sicherzugehen, dass ich nicht bloß träumte – ich hatte mich in die schönste Frau der Welt verliebt.«

Liebe auf den ersten Blick, wer kennt sie nicht? Auch wissen wir mittlerweile, dass die Liebe starke physiologische Veränderungen bewirkt. Dennoch ist das Ganze immer noch höchst sonderbar. Haben chemische Veränderungen in der neuronalen Aktivität bewirkt, dass Patricks Gehirn sich verliebt hat, oder war *er* das? Wenn man einem ganzheitlichen Ansatz folgt, ist beides untrennbar miteinander verbunden. Wenn es um Heilung geht, dann gibt es Dinge, die die Grenze zwischen Geist und Körper überwinden:

- Auf welche Weise macht uns die Liebe gesünder?
- Wenn Verliebtheit zu dauerhafter Liebe wird, wie wirkt sich das auf unser Wohlergehen aus?
- Wenn die Liebe tief genug ist, kann sie dann die Tür zu einem höheren Bewusstsein öffnen?

Liebe ist eine ganz besondere Kraft, das lehrt die menschliche Erfahrung. Wenn wir nur tief genug bohren, werden wir auch erfahren, warum das so ist.

DIE LIEBE REICHT WEIT UND TIEF

Wir leben in einer Zeit, in der man eine so tiefe und wesensverändernde Erfahrung wie die Liebe mithilfe der Biochemie erklärt. Aber selbst noch die ausgeklügelsten Hirnscans und Messungen des Hormonspiegels können die *Bedeutung* des Sich-Verliebens nicht erfassen. Diese Bedeutung ist allumfassend. Wir verstehen die Liebe als ein Ereignis des ganzen Systems. Die Studien, die zeigen, wie die Koronararterien auf Liebe reagieren oder nicht, sind nur die Spitze des Eisbergs. Wir sind von unserer Evolution her auf der tiefsten Ebene von Liebe geprägt. Um die Psychologin Barbara Fredrickson zu zitieren: »Irgendwo in unserem Gehirn befindet sich eine Landkarte unserer

Beziehungen. Darauf ist der Schoß unserer Mutter, die Hand unserer besten Freundin, die uns hält, die Umarmung unserer Geliebten eingezeichnet – all das tragen wir in uns, wenn wir allein sind. Zu wissen, dass all das da ist, um uns Halt zu geben, wenn wir fallen, gibt uns ein Gefühl des Friedens.«

Am wichtigsten ist, dass selbst wenn jemand allein ist, ruhig und still dasitzt, er oder sie nicht wirklich allein ist. Im Inneren tragen wir einen Kompass, der sich aus allen seit der Kindheit erlebten Beziehungen zusammensetzt. Auch das gehört zum ganzheitlichen Ansatz. Jeder Beziehungsaugenblick wird als winziges Stück dem Kompass zugefügt, der sich damit verändert und verschiebt.

Um zu sehen, wie das funktioniert, kreuzen Sie bei den folgenden Aussagen die erste Antwort an, die Ihnen spontan in den Sinn kommt:

Meine Mutter hat mich genügend geliebt.	JA	NEIN
Ich bin froh, einen solchen Vater zu haben.	JA	NEIN
Ich fühle mich wohl, wo ich gerade in meinem Leben stehe.	JA	NEIN
Meine derzeitige Beziehung ist sehr gut.	JA	NEIN
Ich habe einen guten Freund/eine gute Freundin, mit der ich eng verbunden bin.	JA	NEIN
Ich mag es, emotional zu sein.	JA	NEIN
Normalerweise zeige ich meine Gefühle.	JA	NEIN
Andere können sich sicher fühlen, wenn sie sich mir anvertrauen.	JA	NEIN
Ich umsorge andere.	JA	NEIN
Ich fühle mich zugehörig.	JA	NEIN

Bei diesen Aussagen gibt es kein richtig oder falsch. Aber wenn Sie schnell antworten, ohne lange zu überlegen, was die »richtige« Antwort sein könnte, kommen die Antworten direkt von Ihrer inneren Liebes- und Beziehungslandkarte. Vielleicht finden Sie Ihre Antworten in Ordnung, vielleicht sind Sie aber auch geschockt. Wir werden Ihnen hier zeigen, wie Sie Ihre innere Landkarte in vielerlei Hinsicht verbessern können. Machen Sie sich zunächst einmal klar, wie ein inneres Bild, an das Sie wahrscheinlich normalerweise nie denken, Sie beeinflusst; nicht einfach zufällig, sondern im Hinblick darauf, wer Sie sind, mit Ihrer ganzen Persönlichkeit.

Ein ganzheitlicher Ansatz geht davon aus, dass Liebe oder ihre Abwesenheit sich in vielerlei Hinsicht auswirkt, und dem ist auch so. Biochemisch gesehen gibt es eine Reihe bedeutender Veränderungen, wenn sich jemand verliebt. Der Gehalt an Neurotransmittern im Gehirn, wie Dopamin und Serotonin, steigt ebenso an wie das Stresshormon Cortisol und das follikelstimulierende Hormon (FSH). Sie alle zählen zu den Vorboten der Liebe. Ironischerweise sind die letzten beiden ein Hinweis auf Stress, verursacht durch die Spannung zwischen den Geschlechtern. Mit anderen Worten, es gibt eine chemische Grundlage dafür, warum die Liebe Freude und Schmerz bringt. Was die Neurowissenschaft bestätigt, hat Shakespeare im *Sommernachtstraum* in dem berühmten Vers »Rann nie der Strom der treuen Liebe sanft« intuitiv erfasst. Interessant ist auch, dass der Testosteronspiegel sowohl bei Männern als auch bei Frauen mit zunehmendem Alter sinkt, was zu Temperamentsänderungen führt und die Angehörigen des jeweils anderen Geschlechts einander ähnlicher werden lässt.

Noch weitreichender sind die möglichen Auswirkungen der Liebe auf die Heilreaktion. Es ist von entscheidender Bedeutung, wie gut Ihr Immunsystem funktioniert, und es ist gut dokumentiert, dass Emotionen das Immunsystem verändern. Dr. Janice Kiecolt-Glaser und Ronald Glaser untersuchten Paare, die lange, im Schnitt 42 Jahre, verheiratet waren, und fanden heraus, dass diejenigen, die ständig miteinander stritten, eine verminderte Immunreaktion aufwiesen. Mag dieser Befund das Elend längerer Ehen belegen, zeigt sich doch auch, dass der Effekt schnell eintritt. Eine Studie mit Paaren in den Flitterwochen hat erbracht, dass frisch Vermählte, die Eheprobleme auf eine feindselige und negative Weise angingen, ebenfalls eine verminderte Immunreaktion aufwiesen.

Mittlerweile wird es Sie sicher nicht überraschen, dass der Körper sowohl auf positive wie negative Emotionen reagiert. Aber wie schnell das vonstatten geht, ist immer noch erstaunlich. In einer wegweisenden Studie des Psychologen David McClelland und seines Teams in

Harvard sollten Studenten einen Film über die Arbeit Mutter Teresas in den Slums von Kalkutta ansehen. Diese wurde als katholische Nonne durch ihre Arbeit mit den Ärmsten der Armen auf der ganzen Welt berühmt. (Als Kontrollgruppe fungierte eine Gruppe von Studenten, die sich einen Dokumentarfilm über ein anderes Thema ansahen.) Im Mittel zeigten die Studenten, die den Film über Mutter Teresa gesehen hatten, fast augenblicklich erhöhte Antikörperwerte sowie einen niedrigeren Blutdruck – ein Zeichen für verminderten Stress.

Dieser Befund ist beeindruckend, weil er zeigt, wie der Körper augenblicklich auf emotionale Erfahrungen reagiert, aber McClelland fragte sich weiter, warum einige Studenten in der Tat eine verminderte Immunantwort aufwiesen, nachdem sie die guten Werke Mutter Teresas gesehen hatten. Bei einem Folgeversuch wurde allen Mitgliedern der ursprünglichen Studiengruppe das Foto eines Paares gezeigt, das auf einer Bank am Fluss sitzt. Danach sollten die Studenten sich eine Geschichte über das Paar ausdenken. Manche Studenten beschrieben das Paar als liebevoll, unterstützend und respektvoll, andere dagegen gingen einen ganz anderen Weg und beschrieben das Paar als unglücklich, manipulativ und hinterhältig. Die Studenten, die in der ersten Studie beim Filmschauen den größten Abfall der Immunantwort gezeigt hatten, waren in der Tat dieselben, die sich nun die negativen Geschichten ausgedacht hatten. Die Schlussfolgerung hat es in sich: Vorstellungen, die wir tief in uns hegen, definieren unsere Beziehungen, auch wenn diese gar nicht der Wahrheit entsprechen. Dennoch gelingt es den Vorstellungen, ihre eigene Interpretation durchzusetzen.

Doch zurück zu Patrick. Er und Fran befanden sich mittlerweile im ersten Stadium der romantischen Liebe, der akuten Verliebtheit. In diesem Zustand ist die Liebe so überwältigend, dass sie die Wahrnehmung der Realität verändert. Die oder der Geliebte wird zum schönsten Menschen der Welt. In Gegenwart der Geliebten ist man wie im Paradies, im Bann der Liebe sieht die ganze Welt heller aus und wird von wunderbaren Menschen bewohnt. Für einen strengen Rationalisten sind das Illusionen. Und in der Tat ist die Verliebtheit vorübergehend; ihre berauschende Wirkung schwindet und weicht, wenn der Mensch Glück hat, stabileren Phasen der Liebe. In den späteren Phasen der Liebe werden dann andere Neurotransmitter gebildet, etwa Endorphine (natürliche Opiate), Oxytocin und Vasopressin. Sie folgen bestimmten Mustern als Reaktion auf das Hin und Her zwischen den Liebenden. Ist das Sich-Verlieben also nur Ausdruck bestimmter chemischer Faktoren?

Es gibt einen wichtigen Faktor, den Rationalisten nicht berücksichtigen. Durch das Sich-Verlieben erhalten wir einen *realistischeren Einblick in das Leben*, da es uns in Kontakt mit unserem wahren Selbst bringt. Zufällig und vorübergehend geraten wir in den Zustand eines erweiterten Bewusstseins, viel gepriesen von den großen Mystikern, die die intensive menschliche Liebe mit göttlicher Liebe in Verbindung setzen. Dazu der allseits verehrte persische Dichter Rumi:

> *»Oh Gott, ich habe die Liebe entdeckt!*
> *Wie wunderbar, wie gut, wie schön sie ist! …*
> *Sei gegrüßt*
> *Geist der Leidenschaft, der du das Universum durchdringst und*
> *in Aufruhr versetzt*
> *Und alles, was sich darin bewegt.«*

Zweifellos vermag sich die Liebe in diese höhere Dimension hin auszuweiten, in der der ganze Mensch umfänglich geheilt wird. Die Verbindung zwischen Körper und Geist lässt sich nicht verleugnen, aber das gilt auch für das ganz normale Sich-Verlieben. Die folgenden Erfahrungen beziehen sich auf die Liebe in all ihren Facetten:

- Sich erneuert fühlen
- Sich von Herzen miteinander verbinden
- Sich geschützt und sicher fühlen
- Ein Gefühl der Freude, Begeisterung und Geborgenheit
- Ein offeneres Herz voll Empathie und Sympathie für andere
- Sich körperlich leichter fühlen
- Ein Gefühl, als ob Energie oder Licht durch den Körper strömt

Zwischen dem, was ein Heiliger und was ein Patrick beschreiben würde, der die Liebe zum ersten Mal entdeckt, gibt es im Prinzip keinen Unterschied, auch wenn Patricks und Frans Paarbeziehung gerade einmal ein Jahr hielt. Wie alle stürmisch Verliebten hatten auch sie Bedürfnisse, die nicht zueinander passten. Sich auf die Liebe einzulassen und zugleich seine eigenen Bedürfnisse im Blick zu haben, ist eine Herausforderung der ganz eigenen Art. Patrick jedoch lernte hier die wertvollste Lektion seines Lebens, nämlich, dass er liebenswert war und dass auch er lieben konnte.

Menschen sind keine Bio-Roboter. Wir leben für den Sinn, für den persönlichen Wert einer jeden Erfahrung. Der Körper verarbeitet sie und sendet die Botschaft an alle Zellen. Der Geist tut dies auf seine eigene Weise mit Empfindungen, Bildern, Gedanken und Gefühlen. Die ganzen Auswirkungen von Liebe oder dem Fehlen von Liebe kommen im menschlichen Herzen zusammen. Deshalb ist es auch mehr als nur ein Organ.

EINE GANZHEITLICHE BETRACHTUNG DES HERZENS

Das Herz ist eines der besten Beispiele dafür, warum nur ein ganzheitlicher Ansatz wirklich sinnvoll ist. Herzkrankheiten sind in vielen Ländern die häufigste Todesursache bei Männern und Frauen, was das Herz in den Mittelpunkt eines gesunden Lebensstils rückt. Das Herz reagiert sehr empfindlich darauf, wie man sich emotional und körperlich fühlt. Das Herz weiß um fast alle unsere Entscheidungen.

Doch nur wenige Menschen sind sich dessen bewusst. Bis zu dem Tag, an dem sie einen Schmerz in ihrer Brust fühlen, denken sie bei dem Wort Herz nur ans Cardio Workout im Fitnessstudio. Andere Erkrankungen wie Brustkrebs sind bekannter und versetzen gerade Frauen in Angst und Schrecken, aber statistisch gesehen entspricht diese Wahrnehmung nicht der wirklichen Situation. Brustkrebs macht nur einen von 31 Todesfällen bei amerikanischen Frauen aus, wohingegen jeder dritte Todesfall auf das Konto von Herzerkrankungen geht. Depressionen und Angstzustände sind mit einem erhöhten Risiko für belastungsabhängige Herzinfarkte verbunden. Im Gegensatz dazu verringert man das Risiko durch das vermehrte Empfinden guter Gefühle. Ein gesundes Herz ist daher von größter Wichtigkeit. Aber bei unserem ganzheitlichen Ansatz ist der körperliche Aspekt nur ein Teil des Ganzen. Der andere Teil hat mit der persönlichen Einstellung und Perspektive zu tun.

Wer hier meint, dass ein rein physischer Ansatz schon ausreicht, hat die Sache nicht wirklich verstanden. In den frühen Fünfzigerjahren untersuchte man die Herzen junger Soldaten, die im Koreakrieg verwundet worden waren. In Amerika wurde man damals auf die vielen Herzinfarkte aufmerksam, die Männer im Alter zwischen vierzig und sechzig Jahren ereilten. Niemand wusste, was der Auslöser dieser vorzeitigen Herzinfarkte war. Cholesterin als Schuldigen auszumachen war noch nicht in Mode, auch gab es keine Medikamente wie Cholesterinsenker (Statine) zur Vorbeugung von Herzerkrankungen.

Zur allgemeinen Überraschung erzählten die Herzen der jungen Soldaten eine dunkle Geschichte. Sehr viele von ihnen wiesen eine erhebliche Plaque-Bildung auf, die die Koronararterien blockierte. Plaques bestehen aus fest gewordenem Fett, vermischt mit Mineralien und Blutklümpchen, wodurch die Sauerstoffversorgung des Herzens unterbrochen werden kann. Wird eine Arterie unterversorgt, verkrampft sich der Herzmuskel und erleidet einen ausgewachsenen Herzinfarkt. Damals nahm man an, dass sich Plaques über Jahrzehnte bilden und so langsam das Risiko einer Herzinsuffizienz erhöhen. Diese Männer jedoch waren Anfang 20 und ihre Arterien so verstopft wie sonst nur bei deutlich älteren Männern, die herzkrank waren. Wie konnte das sein? Genauso mysteriös war, warum das Herz so lange mit dem Herzinfarkt wartete, bis jemand vierzig war. Diese Fragen sind auch heute noch unbeantwortet. Das Verhältnis zwischen arteriellen Plaques und allen möglichen Risikofaktoren – Ernährung, Blutfette, Stress, Genetik und winzige Veränderungen in den Gefäßwänden der Herzkranzgefäße – ist äußerst kompliziert.

Offensichtlich war nur die Ahnungslosigkeit aller Beteiligten, der jungen Soldaten und der sie untersuchenden Ärzte, dass da etwas Ernstes vor sich ging. (Das Aufkommen anspruchsvoller Untersuchungen wie die Angiographie [Herzkatheteruntersuchung] lag noch in weiter Ferne.) Auch treten die so typischen Brustschmerzen im Zusammenhang einer Herzerkrankung, die sogenannte Angina pectoris, erst in einem späten Stadium auf, und es kann auch passieren, dass man blockierte Arterien hat, aber keine Schmerzen – in solchen Fällen tritt ein Herzinfarkt aus heiterem Himmel auf. Ein gesundheitsorientierter Lebensstil ist hier auf jeden Fall zu empfehlen, unabhängig davon, ob jemand Schmerzen hat oder nicht.

Auch wenn bislang noch viele Fragen offen sind, werden bei der Diagnose einer Herzerkrankung nach einem kurzen Besuch beim Kardiologen mit einer ganzen Latte an Untersuchungen zunächst einmal Medikamente gegen hohes Cholesterin oder erhöhten Blutdruck verschrieben. Pro forma wird dann auch auf eine Änderung des Lebensstils hingewiesen, manchmal aber auch nicht. Zunächst einmal sind die Patienten nicht groß motiviert, auf die Ernährung zu achten und sich mehr zu bewegen. Denn alte Gewohnheiten verändert man nicht so leicht. Wenn sich der Zustand des Patienten weiter verschlechtert, steht eine Art chirurgischer Eingriff bevor. Die beiden beliebtesten Interventionen sind die Herzkatheteruntersuchung und der koronare Bypass. Hier die Kurzzusammenfassung der »einfachsten« Intervention, der Herzkatheteruntersuchung. Diese wird in den Vereinigten Staaten mehr als eine Million Mal jährlich durchgeführt und in Deutschland 750 000 Mal.

Herzkatheteruntersuchung: Mehr Nachteile als Vorteile?

WAS WIRD GEMACHT? Bei der Herzkatheteruntersuchung wird ein winziger Ballon in eine verstopfte Herzarterie eingeführt, um diese zu weiten. Dadurch soll der Theorie nach eine bessere Durchblutung des Herzens erreicht werden, um das Risiko eines Herzinfarkts zu verringern. Routinemäßig wird ein Röhrchen aus Drahtgeflecht (Stent) eingesetzt, um die Arterie nach der Operation offen zu halten. Das relativ geringe Risiko der Herzkatheteruntersuchung hat (in den USA) zu einem starken Anstieg dieser Methode geführt, und zwar von 133 000 Eingriffen im Jahr 1986 auf mehr als eine Million pro Jahr (2000er-Jahre). Zusammen mit den Bypass-Operationen ist hier ein Industriezweig im Wert von 100 Milliarden Dollar entstanden. Wie bei allen chirurgischen Eingriffen gibt es auch bei der Herzkatheteruntersuchung Vor- und Nachteile.

VORTEILE: Der Eingriff ist körperlich nicht belastend. Mithilfe eines dünnen Drahts wird ein Ballon in die Arterie geschoben. Oftmals ist diese Operation alternativlos – zum Beispiel nach einem Herzinfarkt. Die Herzkatheteruntersuchung geht schnell und ist nicht besonders unangenehm. Man verbringt eine Nacht zur Beobachtung im Krankenhaus und erholt sich schnell. Danach nehmen die Patienten normalerweise ihren ganz normalen Lebensstil wieder auf. Der Hauptzweck der Herzkatheteruntersuchung – Herzpatienten ein besseres Gefühl zu geben, Brustschmerzen zu lindern und dadurch Ängste abzubauen –, wird überwiegend erreicht.

NACHTEILE: Die Herzkatheteruntersuchung heilt die zugrunde liegende Krankheit nicht. Diese besteht unvermindert fort, weshalb der Vorgang öfter wiederholt und Stents gegebenenfalls versetzt werden müssen.
Eine Verlängerung der Lebenserwartung ist insbesondere bei älteren Patienten nicht immer gegeben. (Eine Ausnahme sind Patienten, die kürzlich einen Herzinfarkt erlitten haben.) Die ersten klinischen Studien zur Herzkatheteruntersuchung Anfang der 90er-Jahre zeigten keinen Überlebensvorteil im Vergleich zu Medikamenten.
Das Risiko besteht hier vor allem darin, dass arterielle Plaques durch den Ballon gelöst werden, was theoretisch zu einem Herzinfarkt (oder einen Schlaganfall, wenn der Stent in eine blockierte Halsschlagader

eingesetzt wurde) führen kann, der bei ein bis zwei Prozent der Eingriffe auftritt. Auch können Arterien reißen, wenn der Ballon zu stark gedehnt wird. Daneben gibt es das Infektionsrisiko. Die Herzkatheteruntersuchung ist teuer, die Kosten sind sehr unterschiedlich und stehen oft nicht im Verhältnis zum Ergebnis. In einer Präsentation auf der Jahrestagung der American Heart Association (AHA) kam man 2008 zu dem Schluss, dass die Herzkatheteruntersuchung zwar bei einigen Herzpatienten Brustschmerzen lindere, aber »zu einem Preis, der für eine routinemäßige Erstbehandlungsstrategie allgemein als fantastisch angesehen wird«. Trotz dieser Einschätzung erhalten jedes Jahr mehr als eine Million Amerikaner einen Herzschrittmacher.

Bei der weitaus komplexeren Bypass-Operation wird der Patient oder die Patientin, um den Kreislauf stabil zu halten, an eine externe Pumpe angeschlossen, während das Herz operiert wird. Hier gibt es die eben beschriebenen Risiken in verschärfter Form. Auch ist die OP noch teurer. Hier die wichtigsten Risiken:

- Eine Herz-Bypass-Operation ist schmerzhafter, braucht länger für die Heilung und erhöht die Lebenserwartung dennoch nicht signifikant, außer in speziellen Fällen, in denen die Hauptkoronararterie blockiert ist.
- Auch besteht wieder das Risiko, dass Plaques nach ein paar Monaten das transplantierte Blutgefäß schädigen, insbesondere dann, wenn der Lebensstil nicht geändet wird. (Beim ersten Patienten, der 1960 erfolgreich ein Bypass-Transplantat erhielt, stellten sich die Angina-Pectoris-Symptome nach einem Jahr wieder ein.)
- Die Erfinder des Verfahrens sagten zwar, dass eine Bypass-Operation nur im seltenen Fall einer bevorstehenden Herzinsuffizienz sinnvoll wäre. Derzeit werden allerdings in den USA jährlich mehr als eine halbe Million Bypass-Operationen der Koronararterien durchgeführt.

Unter den vielen Nachteilen, die mit einer Herzkatheteruntersuchung und Bypass-Operationen einhergehen, wiegt der Umstand, dass die Grunderkrankung nicht geheilt wird, am schwersten. Schon in den Achtzigerjahren belegten die wegweisenden Studien von Dr. Dean Ornish an der Harvard Medical School eindeutig, dass positive Änderungen des Lebensstils mehr bewirken, als Herzkrankheiten zu verhindern, sie können sie heilen. Mithilfe von Ornishs Rundum-Programm aus Ernährung, Bewegung, Meditation und Stressabbau – damals war das revolutionär –, ließen sich verstopfte Koronararterien tatsächlich öffnen, der erste Durchbruch bei der Umkehr der Symptome einer Herzerkrankung überhaupt.

Die Aufnahme der Meditation in das Programm galt damals als gewagt und umstritten, war doch in der Ärzteschaft die Vorstellung verbreitet, bei Meditation handele es sich um eine esoterische östliche Praxis, die nichts mit »echter« Medizin zu tun habe. Mittlerweile ist sie eine anerkannte Therapie und wird bei Bluthochdruck, Angstzuständen, Schlaflosigkeit und anderen Erkrankungen empfohlen. Das ursprüngliche Ornish-Programm war absolut strikt und verlangte die Einhaltung strenger Ernährungsvorschriften. Zum Beispiel war die gesamte tägliche Fettaufnahme auf höchstens ein paar Esslöffel beschränkt. Dr. Ornish hat viele Bücher und Artikel zum Thema ganzheitliches Heilen – also die Verbindung von Körper und Geist – verfasst. Die Medizin wird Geist und Körper weiterhin voneinander trennen, aber wir tun das nicht. Die ursprüngliche Lebensstil-Forschung hat die Mauer, die Geist und Körper trennte, zum Einsturz gebracht. Ohne sie hätte es die ganzheitliche Revolution nicht gegeben.

Gefühle, die besonders mit dem Herzen verbunden sind, sind solche, die auch das Leben erst lebenswert machen:

Empathie lässt uns spüren, was jemand anderer fühlt.
Mitgefühl bewirkt, dass wir anderen mit Liebe und Anteilnahme begegnen.
Vergebung macht reinen Tisch mit altem Kummer und Verletzungen.

Verzicht erlaubt uns, das Wohl eines anderen über das eigene zu stellen.
Hingabe weckt in uns die Ehrfurcht vor höheren Werten.

Keiner dieser Zustände ist ein Begriff in der Kardiologie, doch sie alle haben medizinische Implikationen. Im nächsten Kapitel werden wir sehen, welche Auswirkungen die jüngsten medizinischen Durchbrüche auf die Sache des Herzens haben. Hier wollen wir einfach den heilenden Wert der Liebe betonen. Menschen gedeihen, wenn sie sich geliebt fühlen, und schmachten, wenn sie es nicht tun. Die Liebe erhöht das Selbstwertgefühl, was dazu führt, dass man sich besser um sich selbst kümmert. Liebe lindert Stress, Angst und Depressionen, was chronische Entzündungen und das Risiko für viele altersbedingte Erkrankungen wie Herzerkrankungen, Diabetes und die Alzheimer-Krankheit, Rudys Spezialgebiet, vermindert. Liebe ist ein Bewusstseinszustand, keine Entscheidung bezüglich des Lebensstils. Letztendlich zählen nicht die Entscheidungen, die wir treffen, sondern das heilsame Bewusstsein, das diese Entscheidungen prägt.

4

EIN RETTUNGSRING FÜR DAS HERZ

Dass Emotionen eine Rolle bei Herzerkrankungen spielen, ist nur ein Teil in einem recht komplexen Puzzle. Eine Erkältung kann eine einzige Ursache haben, das Rhinovirus, bei der koronaren Herzkrankheit (KHK) ist dem aber nicht so; hier geistern verschiedene Risikofaktoren herum, von denen keiner den entscheidenden Ausschlag gibt. Zwei Menschen mögen den gleichen Risiken ausgesetzt sein, davon wird einer krank, der andere nicht. Dies mag Sie überraschen, denn zunächst denkt man beim Thema Herzinfarkte ja sofort an Cholesterin. Für die Vorbeugung von Herzerkrankungen werden Milliarden für Cholesterinsenker ausgegeben. Angesichts eines nichtmedikamentösen Programms, das von Ornish entwickelt immer noch verfügbar ist und die KHK tatsächlich rückbildet, ist der Anteil derjenigen, die stattdessen Medikamente nehmen, überwältigend hoch. Wir wollen Sie deshalb an dieser Stelle motivieren, einen gesunden und heilsamen Lebensstil zu führen, und das obwohl sich die Menschen eigentlich viel lieber von Ärzten und Medikamenten abhängig machen. Im Falle der KHK war die alleinige Fixierung auf das Cholesterin ohnehin nie ganz zielführend, da es gar nicht die Hauptursache der Erkrankung ist.

Das Gemisch aus Risikofaktoren rund um die KHK veranschaulicht perfekt den großen Vorteil eines ganzheitlichen Ansatzes. Wenn das Herz darauf reagiert, wie Sie Ihr Leben führen, auf Ihre Beziehungen und Ihr Gefühlsleben, dann sollte seine gute Pflege eine Herzenssache sein. Lassen Sie uns zunächst darstellen, wie sich das Gewölk verschiedener Risikofaktoren entwickelt hat. Wie wir im letzten Kapitel gezeigt haben, stand die Medizin im Amerika der Fünfzigerjahre vor dem Rätsel der vielen vorzeitigen Herzinfarkte. Herzerkrankungen galten traditionell als eher selten. Um die vorletzte Jahrhundertwende erklärte einer der führenden Chirurgen des Landes, William Osler von der Johns Hopkins Medical School, dass ein Allgemeinmediziner vielleicht einmal im Jahr auf einen Angina-Pectoris-Fall stoßen würde. In den 1950er-Jahren dagegen hatten es Ärzte mehrmals in der Woche mit Brustenge vor allem bei Männern zu tun. Um 1900, einer Zeit, in der die durchschnittliche Lebenserwartung 47 Jahre betrug, war die Lungenentzündung die häufigste Todesursache in den Vereinigten Staaten. Um 1930 herum war nun die Herzerkrankung an die erste Stelle getreten – die Lebenserwartung betrug mittlerweile 60 –, wo sie seitdem geblieben ist.

Was war da passiert? Die Lebenserwartung war gestiegen, so die gängige Erklärung, und Herzerkrankungen nehmen mit zunehmendem Alter stark zu. Die Krankheit hatte es immer schon gegeben, nur jetzt wurde sie durch die längere Lebenszeit entlarvt. Auch trug die bessere Hygiene dazu bei, dass die Menschen länger lebten. Im Zuge der Keimtheorie bei Infektionskrankheiten hatte sich die Prävention verbessert. Selbst als Infektionskrankheiten durch die Einführung von Antibiotika, insbesondere Penizillin, stark reduziert wurden, konnte man nicht ahnen, dass vorzeitige Todesfälle durch Herzinfarkte bei Männern zwischen 40 und 60 nach dem Zweiten Weltkrieg in schwindelnde Höhen steigen würden. Die Herzinfarkte nahmen geradezu epidemische Ausmaße an und erreichten Mitte der 1960er-Jahre ihren Höhepunkt. Seitdem sind die Todesfälle durch Herzinfarkte und Schlaganfälle stetig zurückgegangen, obwohl unsere Lebenserwartung weiter angestiegen ist.

EIN BÜNDEL VON RISIKEN

Der stetige Rückgang der Todesfälle durch Herzinfarkte ist nicht nur auf die Kontrolle des Cholesterins zurückzuführen. Die wichtigsten Faktoren sind schnell zusammengefasst:

- Viele Herzinfarkte waren durch eine Infektion des Herzens (akute Endokarditis) verursacht worden. Diese ließ sich durch Bluttests oder Echokardiogramme nachweisen und mit Antibiotika behandeln. Manche Forscher argumentieren, dass dieser Faktor ursächlich für die Verringerung der Todesfälle durch Herzinfarkt gewesen ist.
- Durch eine bessere Behandlung im Krankenhaus (Hygiene) erhöhte sich ebenfalls die Überlebensrate nach einem Herzinfarkt.
- Aus der Kombination der beiden genannten Optionen ergibt sich, dass ein Patient mit einer Infektion des Herzens im Krankenhaus behandelt wird und dort im Falle eines Herzinfarkts auf ein deutlich besseres Überlebensumfeld trifft.

Was man hier nicht sieht, sind positive Entwicklungen im Zusammenhang der vielen verschiedenen Grundrisiken:

- Paul Dudley White, ein prominenter Harvard-Kardiologe, wurde Präsident Eisenhowers Leibarzt, nachdem dieser 1955 einen Herzinfarkt erlitten hatte. White war der Meinung, dass die Veränderung der amerikanischen Ernährung eine der Hauptursachen für die epidemische Zunahme der Herzinfarkte sei. Vor und während der Weltwirtschaftskrise war es das niedrige Einkommen, das die meisten Amerikaner zum Genuss von viel Gemüse und wenig Fleisch gezwungen hatte. Mit dem Nachkriegswohlstand wurde die Ernährung wesentlich fleisch- und fettreicher.
- White wies in seiner Rolle als Kopf der Herzinfarktprävention angesichts des vermehrten Sitzens der Amerikaner auch auf die gesundheitlichen Vorzüge der Bewegung hin.
- Ein dritter Faktor, den White betonte, war die Gewichtskontrolle.

- Als man allmählich anfing, Stress besser zu verstehen, wurde das Konzept der Typ-A-Persönlichkeit populär. Damit standen Herzinfarkte in Zusammenhang mit bestimmten Persönlichkeitsmerkmalen, etwa Engstirnigkeit, einem fordernden Wesen, Getriebenheit und Perfektionismus. Im Gegensatz dazu stand die Typ-B-Persönlichkeit. Diese war entspannter, eher in der Lage, die Dinge zu akzeptieren, und weniger fordernd.
- Schadstoffe kamen ins Spiel, nachdem man die negativen Auswirkungen des Tabaks ins Visier genommen hatte. Obwohl hier Lungenkrebs im Fokus stand, stellte man schon bald fest, dass Rauchen die Gefäßwände einschließlich der Herzkranzgefäße angriff.
- Den Geschlechtsunterschied bei den Herzinfarkten führte man größtenteils auf die Rolle des Östrogens zurück, welches Frauen bis zum Einsetzen der Wechseljahre vor Herzerkrankungen schützt.
- Schließlich fand man heraus, dass Bluthochdruck ebenfalls das Herzinfarktrisiko erhöht, weil er die Gefäßwände der Koronararterien belastet. Dabei bilden sich feine Risse, in die sich später das Cholesterin anlagert.

Wie man sieht, hat die Risikogemengelage einer Herzerkrankung nicht nur mit Cholesterin zu tun. Oberflächlich betrachtet ist es daher seltsam, dass ein Ernährungsbestandteil – der zudem noch absolut wichtig für den Zellaufbau ist – hier den Bösewicht spielen muss. Zyniker verweisen gerne auf die enormen Gewinne der Pharmaindustrie, auf die »Wunderpillen«-Mentalität der Amerikaner und die Bereitschaft der Ärzte, einen Cholesterinsenker zu verschreiben, obwohl sie wissen, dass die KHK komplex ist und vielfältige Möglichkeiten der Prävention bietet.

Doch Zynismus führt uns hier nicht weiter. Die Kontrolle der Risikofaktoren ist und bleibt wichtig. Auch wenn nicht alles perfekt ist, führen doch heute immer mehr Amerikaner einen Lebensstil, der für die Herzgesundheit förderlich ist: Sie bewegen sich regelmäßig; sie essen weniger Fett und weniger Zucker (letzterer, so wird vermutet, könnte ein größeres Risiko darstellen als gesättigte Fette); meditieren und machen Yoga; auch ist der Anteil an Rauchern rückgängig.

Wir werden diese Standard-Präventionsmaßnahmen in einem späteren Kapitel behandeln, einschließlich der heiklen Cholesterinfrage. Aber Cholesterin zu verteufeln und Cholesterinsenker zum Allheilmittel zu erklären, ist nicht die Lösung. So kam der Klinikverbund Nordamerikas 1994 nach einer Meta-Analyse von vier großen Präventionsstudien zu dem Schluss, dass es allein aufgrund der Cholesterinsenkung bei den nichttödlichen Herzinfarkten zu einer 24-prozentigen Risikominderung und bei den tödlichen Herzinfarkten zu einer 14-prozentigen Minderung kommt.

Unser Wunsch nach einer Wunderpille hatte zur Folge, dass ein mäßig erfolgreiches Medikament wie Statin – die am meisten verbreitete Wirkstoffklasse bei den Cholesterinsenkern, die von mehr als 25 Prozent der Menschen über 40 verwendet wird –, als Lösung propagiert wird. Natürlich muss man anerkennen, dass Statine das Risiko eines Herzinfarkts oder Schlaganfalls deutlich senken können. Im Jahr 2016 stellte ein Artikel in der renommierten britischen medizinischen Fachzeitschrift *The Lancet* die Behauptung auf, dass durch Statine 80 000 Herzinfarkte und Schlaganfälle pro Jahr in Großbritannien verhindert werden. Was aber nicht erwähnt wird, ist der Unterschied zwischen den relativen und den absoluten Risiken.

Nehmen wir an, dass man Ihnen in einer ärztlichen Risikobewertung bescheinigt, dass sich Ihr Herzinfarktrisiko durch die Einnahme einer Pille um 50 Prozent senken lässt. Das klingt beeindruckend. Wenn aber Ihr absolutes Risiko, einen Herzinfarkt zu erleiden, zunächst einmal nur bei 10 Prozent liegt, dann ist eine Senkung auf 5 Prozent nicht mehr so toll. »Um die Hälfte gesenkt« klingt dramatisch, verglichen mit »um 5 Prozent gesenkt«, weshalb Pharmaunternehmen zu der alleinigen Angabe der relativen Risikominimierung tendieren. Allerdings ist eine solche Risikominimierung für manche Menschen unerlässlich. So nimmt Rudy – in seiner Familie treten frühe Herzerkrankungen gehäuft auf –, etwa ein Statin als notwendige Prävention, um sein LDL (Low-Density-Lipoprotein, auf Deutsch Lipoprotein niederer Dichte oder gemeinhin als »schlechtes« Cholesterin bezeichnet) unter 60 zu halten. Ein vorhandenes genetisches Risiko lässt sich nur mit einem cholesterinsenkenden Medikament kompensieren.

Die Forschung interpretiert die gleichen Daten aber durchaus unterschiedlich. In einem Brief an das renommierte *New England Journal of Medicine* vom Januar 2009 gibt David H. Newman vom St. Luke's-Roosevelt Hospital in New York City ein eindrucksvolles Beispiel. Dem war vorausgegangen, dass die medizinische Öffentlichkeit wieder einmal durch eine Meta-Analyse ermutigt worden war, die Vorteile der Statineinnahme zur Kenntnis zu nehmen:

> *»Der [genannte] Bereich der relativen Risikominimierung bei der Gesamtmortalität von 20 bis 30 % ist ungenau. Die relative Risikominimierung betrug 12 % im Zeitfenster von fünf Jahren. Diese Zahl bedeutet nichts anderes, dass auf 417 Patienten, die Statine nehmen, ein Todesfall pro Jahr abgewendet wird beziehungsweise einer von 83 Patienten im Fünfjahresintervall. Die überwiegende Zahl der Probanden hatte bereits eine diagnostizierte koronare Herzerkrankung, auch war die Sterblichkeitsrate unter den Probanden der Kontrollgruppe recht hoch (9,7 %).*
> *Der Nutzen ist also in der Tat real, aber er ist klein und bei Patienten mit geringerem Risiko noch kleiner (das heißt bei der großen Mehrheit der Patienten, die derzeit eine Statintherapie erhalten). Dieser Nutzen sollte ausdrücklich mit den Patienten besprochen werden, damit sie auf der Grundlage ihres eigenen Mortalitätsrisikos im Fünfjahreszeitraum ihren Nutzen einer Statintherapie im Lichte der bekannten Risiken und Kosten dieser Medikamente einschätzen können.«*

Alle, Öffentlichkeit und Ärzteschaft gleichermaßen, sind immer für gute Nachrichten in Bezug auf die Verminderung des Herzinfarktrisikos zu haben. Da vergisst man schon mal leicht den Unterschied zwischen relativem und absolutem Risiko. Absolut gesehen ist die Risikoverminderung bei Patienten, die bereits eine KHK-Diagnose haben, nicht groß. Über einen Zeitraum von fünf Jahren:

- sahen 96 Prozent keinen Nutzen.
- verlängert sich bei 1,2 Prozent die Lebenszeit, weil sie vor einem Herzinfarkt mit Todesfolge bewahrt wurden.
- wurden 2,6 Prozent von einem weiteren Herzinfarkt verschont.
- wurde bei 0,8 Prozent ein Schlaganfall verhindert.
- bekamen 0,6 Prozent Diabetes und wurden damit geschädigt.
- wurden 10 Prozent durch Muskelschäden geschädigt.

Diese Befunde entsprechen den allgemeinen Ergebnissen bei Statinen, wonach das absolute Risiko bei Menschen mit bereits bestehender Herzerkrankung um durchschnittlich drei Prozent reduziert wird. Das aber ist etwas anderes als die propagierte relative Risikominimierung um 20 Prozent.

Die amerikanische Herzgesellschaft weist darauf hin, dass die Einnahme von Statinen unterm Strich sinnvoll ist. Zu diesem Zweck hat ein umfassender Bericht aus dem Jahr 2016 in *The Lancet* dargelegt, dass die Statintherapie das Risiko wichtiger vaskulärer Ereignisse wie Herzinfarkte und Schlaganfälle reduziert – und das schrittweise ansteigend, sofern das Medikament fünf Jahre lang eingenommen wird. Die Gesamtschätzung zeigt, dass, wenn 10 000 Menschen in besagtem Fünfjahresintervall ihren LDL-Cholesterinspiegel mit Statinen senken würden, 1000 vaskuläre Ereignisse verhindert würden, also ein absoluter Nutzen von 10 Prozent. Für Leute wie Rudy mit einem hohen erblichen Risiko und dem Bedarf nach einem niedrigen LDL-Wert ist dieser Vorteil ausreichend, um die Einnahme des Medikaments zu rechtfertigen. Aber trifft das auch für Menschen mit geringerem Risiko zu? Die aktuelle amtliche Empfehlung lautet, dass sie nach einer vom Arzt durchgeführten Risikobewertung Statine einnehmen sollen, sofern ihr Herzerkrankungsrisiko über zehn Prozent liegt und sie zwischen 40 und 75 Jahren sind.

Auch wenn Statine als Standardmittel bei der Cholesterinsenkung gelten, sind sie doch keineswegs harmlos. Zwei veröffentlichte Studien konnten zeigen, dass die Arterienverkalkung durch Plaques bei Statinkonsumenten tatsächlich zunahm und ihre Herzerkrankungen schneller voranschritten. In einer Studie mit 6600 Männern ohne vorherige Diagnose einer KHK, veröffentlicht im Fachjournal *Atherosclerosis*, waren die Prävalenz und der Umfang der verkalkten Plaques 52 Prozent höher als bei Nichtanwendern. Statine können auch mit gängigen Blutdrucksenkern und Blutverdünnern sowie Antibiotika reagieren. Frauen im gebärfähigen Alter, die Statine einnehmen, müssen gleichzeitig die Antibabypille nehmen, da die Gefahr einer Fruchtschädigung besteht.

Doch lassen wir mal die Frage außer Acht, ob es sich lohnt, Statine fünf Jahre lang einzunehmen und dabei die Kosten und die möglichen Nebenwirkungen in Kauf zu nehmen (Myalgien und Muskelschmerzen sind häufig und nehmen mit dem Alter oder der Einnahme anderer Herzmedikamente zu). Auch eine andere weit bedeutsamere Statistik ist der Öffentlichkeit nicht geläufig. Sie besagt: Die Statineinnahme ist keineswegs mit einer höheren Lebenserwartung verknüpft. Eine Meta-Analyse von Dr. Kausik Ray und Kollegen, 2010 in den *Archives of Internal Medicine* veröffentlicht, hat ergeben, dass Statine keinen Einfluss auf die allgemeine Sterblichkeitsrate haben [im Unterschied zu einer krankheitsspezifischen Sterblichkeit, A.d.Ü.]. Statine behandeln nur einen einzigen Risikofaktor: Sie senken den LDL-Cholesterinspiegel im Blut, das Lipid mit niedriger Dichte, auch als das »schlechte« Cholesterin bekannt. Es hat sich jedoch herausgestellt, dass die LDL-Werte gar keinen signifikanten Einfluss darauf haben, wie lange jemand lebt. Im Hinblick auf die Lebenserwartung bedarf es weiterer Faktoren, wie etwa von Entzündungsparametern und einer Verkalkungsneigung.

Zweifellos ist die Risikogemengelage bei der koronaren Herzerkrankung verwirrend. Es ist nicht klar, welcher Einzelfaktor hier der ausschlaggebende ist, gerade auch im Hinblick auf die Weichenstellungen beim Lebensstil. Ist es das Cholesterin oder der Stress bei der Arbeit? Ist es das Lange-vor-dem-Computer-Sitzen oder Übergewicht? Die Risikogemengelage hilft auch bei einem weiteren wichtigen Faktor nicht weiter, nämlich, dass Leute, wenn sie älter werden und ihr Herzrisiko zunimmt, sich typischerweise weniger gesund ernähren, weniger Sport treiben und ihr Idealgewicht nicht halten. (Laut einer Gallup-Umfrage von 2015 gaben von 335 000 amerikanischen Erwachsenen 51,6 Prozent an, dass sie mindestens dreimal pro Woche 30 Minuten lang Sport trieben. Das aber bleibt unter den amtlichen Empfehlungen von 150 Minuten mäßiger bis intensiver körperlicher Aktivität pro Woche, plus zwei oder mehr Einheiten Krafttraining aller wichtigen Muskelgruppen. Nur 20 Prozent der Erwachsenen halten sich an dieses Optimum, so die aktuellen Daten der amerikanischen Gesundheitsämter [Centers for Disease Control and Prevention]. Am meisten Sport treibt die Altersgruppe zwischen 18 und 26 Jahren, Menschen, die mehr als 90 000 Dollar pro Jahr verdienen, Bewohner der westlichen Bundesstaaten und Männer. Nur zwei von fünf fettleibigen Menschen trainieren mindestens dreimal pro Woche.)

Mithilfe unseres ganzheitlichen Ansatzes wollen wir die Risikogemengelage und die allgemeine Verwirrung auflösen. Zunächst einmal sollten wir dazu das Herz nicht isoliert betrachten, so als wäre es ein anfälliges Organ, um das man sich ständig Sorgen machen müsse. Das Gesamtbild ist sehr unterschiedlich. Laut Statistiken aus den Vereinigten Staaten und Europa lebt man im Durchschnitt noch weitere neunzehn bis zwanzig Jahre, hat man erst einmal die 65 überschritten. Das gilt für Männer und Frauen gleichermaßen, nicht jedoch, wenn man arm ist, raucht oder in anderer Hinsicht ungesund lebt. Wenn wir dann allerdings weiter fragen, wie viele dieser zusätzlichen Jahre in gesundem Zustand verbracht werden, ist die Antwort schockierend: gerade einmal die Hälfte. Ein 65 Jahre alter Mann kann sich also im Durchschnitt auf weitere elf gesunde Jahre freuen, eine 65 Jahre alte Frau auf etwas weniger. Nun mag man den Begriff gesund unterschiedlich auslegen, aber das Gesamtbild weist doch auf ein Jahrzehnt verminderter Lebensqualität hin. Letztendlich ist es genau das, was wir ändern und verbessern müssen. Ein Ansatz zur Unterstützung der Herzgesundheit muss deshalb das Wohlbefinden als solches im Blick haben.

HERZFREQUENZVARIABILITÄT (HRV)

Für einen nachhaltig ganzheitlichen Heilungsansatz braucht es eine solide Grundlage. Beginnen wir deshalb mit einer Messung, die als Herzfrequenzvariabilität (HRV) bekannt ist. Der typische Klang eines Herzschlags ist ein stetiges Trommeln im Rhythmus eines schwachen Schlages, gefolgt von einem starken. In Wirklichkeit ist ein gesundes Herz flexibel und ändert seinen Rhythmus je nach Situation. Das schlagende Herz eines Marathonläufers unterscheidet sich stark vom Beinaheherzstillstand eines indischen Yogi in der Tiefenmeditation. Auf einer subtileren Ebene reagiert das Herz auf die Stimulation durch Stress, auch wenn der noch so gering ist. Unter Anspannung klingt der Herzschlag eher wie ein stetes Trommeln, schnell und gleichmäßig verteilt. Medizinisch gesehen bedeutet dies, dass die HRV niedrig ist, was nicht gewünscht ist. Bei Diabetikern etwa ist eine niedrige Herzfrequenzvariabilität mit einer schlechten Herzfunktion verbunden und kann sogar das Risiko eines plötzlichen Herztodes erhöhen.

Eine hohe HRV liegt vor, wenn das Herz in einem flexiblen Bereich von schnelleren oder langsameren Schlägen reagiert, ganz nachdem, was im geistigen Körper vor sich geht. Allein auf sich gestellt schlägt ein menschliches Herz etwa 100 Mal pro Minute. Das vegetative Nervensystem, das unbewusste Prozesse im Körper reguliert, reduziert diese Schlagzahl auf etwa 70 Schläge pro Minute. Das ist eine gute durchschnittliche Ruhephase. Am Ende aber kommt es hier auf das Nervensystem an.

Wenn die HRV hoch ist, dann ist das vegetative Nervensystem im Gleichgewicht. Die Signale, die normalerweise eine Kampf-oder-Flucht-Reaktion verursachen, werden durch Signale der Ruhe und Entspannung in Schach gehalten. Ist die HRV niedrig, weist das nicht nur auf eventuelle Herzprobleme hin, sondern ist zugleich auch ein Hinweis auf mögliche andere Erkrankungen wie Krebs, Diabetes, Schlaganfall, ein Glaukom oder Ähnliches. Wie weit dieser Einfluss geht, fasziniert alle, die sich näher mit den vegetativen Reaktionen beschäftigen. Man kann den Herzschlag senken, indem man Druck auf die Augen ausübt oder die großen Halsschlagadern an beiden Seiten des Halses massiert. Mit dem Aufkommen von tragbaren Geräten zur Überwachung von Blutdruck, Herzfrequenz und anderen Vitalwerten stellte sich heraus, dass die HRV einer der besten Einzelindikatoren dafür ist, wie gestresst sich jemand fühlt. Durch so etwas Simples wie ein paar tiefe Atemzüge oder wenige Minuten Meditation lässt sich die HRV erhöhen und gleichzeitig die Stressreaktion vermindern. Mithilfe eines mobilen Messgeräts kann man diese Veränderung überwachen und überprüfen. So verschmelzen subjektive und objektive Realität, wie sie es auch in der Vereinigung von Körper und Geist tun.

Nehmen wir an, Sie sind auf dem Weg zur Arbeit spät dran und eilen aus dem Haus. Es ist ein kalter Morgen, und das Auto springt nicht an. In diesem Moment macht sich die Realität in zweierlei Weise bemerkbar. Zunächst einmal gibt es objektiv einen äußeren Stressfaktor – die leere Autobatterie –, und dieser bewirkt wiederum objektive Veränderungen in Ihrem Körper. Stresshormone wie Adrenalin und Cortisol werden nun sehr wahrscheinlich gebildet; das emotionale Zentrum des Gehirns, die Amygdala, zeigt eine erhöhte Aktivität; der Blutdruck steigt und genauso die Herzfrequenz. All dies ist typisch für eine Stressreaktion. Auf der subjektiven Seite ist die Bandbreite der Reaktionen so unterschiedlich, dass sie weit weniger vorhersehbar sind. Sie geraten vielleicht in Panik, weil dies Ihre zweite Arbeitswoche ist und die Kündigung eine Katastrophe wäre. Sind Sie die Firmeninhaberin, betrachten Sie die Sache vielleicht eher als kleine Unannehmlichkeit. Jenseits dieser eher kleinen täglichen Unannehmlichkeiten rufen die großen lebensverändernden Belastungen bei Menschen alles Mögliche hervor, von Kummer und Trauer über starke Ängste bis hin zu Depressionen und Selbstmordgedanken.

Das gesamte System ist auf fast schon wundersame Weise empfindlich und dynamisch in seiner Anpassungsleistung. Im Grunde genommen ist der entscheidende Faktor ein subjektiver. Wie man Stress wahrnimmt und interpretiert, bestimmt, wie sehr er einen beeinflusst. Eine leere Autobatterie kann eine Riesensache sein oder eine Kleinigkeit. Wie bewertet man nun also etwas, das so stark von unserem Innenleben abhängt? Das ist eine ganz wichtige Frage, denn im Hinblick auf Risikofaktoren ist eine niedrige HRV mit einer Reihe von psychischen und physischen Störungen verbunden. Als Marker für psychische Erkrankungen ist die niedrige HRV fast allgegenwärtig, angefangen von Depressionen über generalisierte Angststörungen bis hin zu posttraumatischen Belastungsstörungen (PTBS), bipolaren Störungen und Schizophrenie. Das Herz leidet unter der Not des Geistes. Körperlich gesehen schlägt sich eine niedrige HRV als chronische Entzündung nieder und steht damit für eine Reihe weitverbreiteter Erkrankungen, die vermeintlich gar nichts miteinander zu tun haben, etwa wie Krebs, Diabetes und Herzerkrankungen.

Eine höhere HRV ist also definitiv wünschenswert – das ist aus medizinischer Sicht sicher. Meditation und andere kontemplative Praktiken sind ein unmittelbarer Weg, um dies zu erreichen, wie wir bereits erwähnt haben. Wenn Sie sich noch einmal die Abbildung der verschiedenen Verbindungsbahnen des geistigen Körpers auf Seite 26 ansehen, dann werden Sie feststellen, dass das Herz auf halbem Weg zwischen den »aufwärtsgerichteten«-Botschaften aus der Darmregion und den »abwärtsgerichteten«-Botschaften des Gehirns liegt. Sucht man nun als Physiologe nach dem anatomischen Teil, der für die Weiterleitung der Botschaften zuständig ist, springt der Vagusnerv ins Auge. Ihn wollen wir nun genauer betrachten.

Stimulation des Vagusnervs

Der Begriff *Vagus* leitet sich vom Lateinischen »wandern« ab, was der Vagusnerv auch tut. Er ist einer der zehn Hirnnerven, die sich direkt vom Gehirn aus verzweigen und sich im ganzen Körper ausbreiten. Der Vagusnerv wandert vom Gehirn zum Darm, mit Zwischenstopps beim Herz und der Lunge. Er reguliert vor allem die Herz-, Lungen- und Verdauungsfunktionen. Als längster Nerv im Körper hat der Vagus zwei Hauptäste, die auf beiden Seiten des Halses nach unten verlaufen. Er ist eine Art Standleitung zwischen Darm und Hirn. Die Signale werden von den Darmbakterien (dem Mikrobiom) erzeugt.

Das Darmmikrobiom enthält 200-mal mehr Gene als das menschliche Genom (4 000 000 versus 20 000).
Zu den vielen interessanten Fakten gehört, dass bestimmte Nervenfasern Signale vom Gehirn weg senden (efferente Nervenfasern), während andere Signale an das Gehirn zurücksenden (afferente Nervenfasern). Aufgrund seiner zahllosen kleinen Äste, die fast alle Organe erreichen, ist der Vagusnerv für 80 bis 90 Prozent der afferenten Impulse verantwortlich. Das bedeutet vereinfacht gesagt, dass die sinnesbezogenen Informationen – insbesondere die Auswirkungen von Schmerzen und Stress – auf der Informationsautobahn entlang dieses einen Nervs wandern. Ist die Aktivität des Vagusnervs nun niedrig, kann vieles falsch laufen – verminderte Vagus-Aktivität ist mit einer erhöhten Sterblichkeit durch Infektionen, rheumatoider Arthritis, Lupus, Reizdarmsyndrom, Sarkoidose (eine Autoimmunerkrankung, bei der es zu Knötchenbildung in Lymphknoten und Organen kommt), Trauma, Depression und Stress verbunden. Die Stimulation des Vagusnervs hat eine sofortige Wirkung auf Herzschlag und HRV.
Inzwischen haben Sie sich wahrscheinlich schon an die vielen Krankheiten gewöhnt, die die Grenze zwischen Körper und Geist überschreiten. In diesem Zusammenhang ist es von Bedeutung, dass der Vagusnerv eine zweispurige Datenautobahn ist, auf der Signale zwischen Darmtrakt und Gehirn hin und her gesendet werden. Er reguliert die Darm-Hirn-Achse, die wiederum bei Entzündungen eine entscheidende Rolle spielt. Publizierte Studienergebnisse deuten darauf hin, dass Meditation und verschiedene kontemplative Praktiken die Immunantwort verbessern können, indem sie den Vagusnerv so stimulieren, dass Entzündungen reduziert werden.
Ein interessanter Beleg hierfür ist die physische Stimulation des Vagusnervs. Dies geschieht mittels eines kleinen implantierten batteriebetriebenen Generators in der Größe einer Uhr. Der Generator wird ambulant hinter das linke Schlüsselbein eingesetzt und ein Draht so in den Hals geführt, dass er um den linken Zweig des Vagusnervs

geschlungen wird. Wird der Generator eingeschaltet – es gibt verschiedene Einstellungen von schwach bis stark – sendet dieser schwache elektrische Impulse, welche den Vagusnerv stimulieren.
Aus Sicht der konventionellen Medizin faszinierend ist, wie breit die möglichen Anwendungen der Vagusnervstimulation (VNS) anscheinend sind. Derzeit werden nicht weniger als 32 Erkrankungen erforscht, bei denen man sich positive Ergebnisse erhofft, angefangen von Alkoholabhängigkeit, Vorhofflimmern und Autismus über das ganze Arsenal körperlicher und psychischer Befindlichkeiten: Herzerkrankungen, Depressionen und Angstzustände, eine Vielzahl von Darmerkrankungen, Suchterkrankungen und vielleicht sogar Gedächtnisverlust und Alzheimer. Der »wandernde« Nerv umfasst viele Bereiche des Gehirns und des Körpers, was ihn zum ganzheitlichen Heilen prädestiniert.
Eine bahnbrechende Entdeckung diesbezüglich stammt von Kevin J. Tracey, Neurochirurg und Molekularmediziner. Dr. Tracey hatte die Idee, dass sich das Immunsystem entwickelt haben muss, um die Homöostase, das Gleichgewicht des Körpers, zu erhalten. Wenn eine Entzündung als Teil einer normalen Immunantwort (der sogenannte Entzündungsreflex) auftritt, gerät der Körper aus dem Gleichgewicht und tritt in den Heilungsmodus ein. Reguliert wird dies durch bestimmte chemische Botenstoffe im Zellkern. Ein wichtiger Entzündungsmarker sind die Zytokine. Ist ihr Spiegel überdurchschnittlich hoch, liegt eine akute oder chronische Entzündung vor. Das ist so, als entzündete der Körper ein Feuer, das nicht erlischt und gefährlich aufflammen kann.
Lange Zeit hat man angenommen, dass allein das Immunsystem den Entzündungsreflex eindämmt, aber Tracey und Kollegen zeigten 2011, dass ein Neurotransmitter im Gehirn namens Acetylcholin an der Zytokinregulation mitbeteiligt ist. Ganz konkret hat man hier Acetylcholin mit Gedächtnis-T-Zellen in der Milz verbunden. Die Datenautobahn, auf der diese Nachrichten gesendet werden, ist der Vagusnerv. (Ein Porträt Traceys im Sonntagsmagazin der *New York Times* im

Mai 2014 trug deshalb auch den treffenden Titel »Lässt sich das Immunsystem hacken?«)
Tracey und sein Team beschrieben 2012 den therapeutischen Nutzen der Vagusnervstimulation in einer Abhandlung. Dabei zeigte sich bei der rheumatoiden Arthritis eine Symptomlinderung, wie sie durch eine medikamentöse Behandlung nicht gelang. Dieses Ergebnis hat die Schleusen der Forschung in vielen Bereichen geöffnet. Plötzlich wurde die Hirn-Darm-Achse zu einem der heißesten Themen in der inneren Medizin. Das Krankheitsparadigma wird im Moment einer radikalen Neubewertung unterzogen, und zwar in Richtung mehr Ganzheitlichkeit. Hier wird der geistige Körper, der beseelte Leib als ein System begriffen.
Millionen Menschen leiden am Reizdarmsyndrom, auch als nervöser Dickdarm oder Darmschleimhautentzündung bezeichnet. Diese Erkrankung ist wirklich leidvoll, denn sie geht nicht nur mit starken Bauchschmerzen und unregelmäßigem Stuhlgang einher, sondern auch mit der psychischen Belastung, nie genau zu wissen, wann die Symptome auftreten werden. Betrachtet man den Reizdarm für sich gesehen als reines Darmproblem, so zeigt sich hier eine fortwährende Entzündung, die den Darmbereich überempfindlich macht – ein kleiner Reiz kann zu einer schlimmen Entzündung führen.
Mit der Entdeckung, dass hier über den Vagusnerv verschiedene Hirnareale mitbeteiligt sind, wie etwa der somatosensorische Kortex, die Insula, die Amygdala, der vordere cinguläre Kortex und der Hippocampus, hat sich die Sichtweise auf diese Erkrankung verändert. Sowohl ausgehende als auch eingehende Nervenimpulse sind entlang der Hirn-Darm-Achse beteiligt, und sobald das Gehirn mit im Spiel ist, sind Emotionen und Stressreaktionen Tür und Tor geöffnet. Dies erklärt, warum so viele Patienten mit Reizdarmsyndrom auf eine Psychotherapie verwiesen werden. Die permanente körperliche Beeinträchtigung lässt sie ängstlich und depressiv werden.
Da wir wissen, dass es bei Patienten mit Reizdarmsyndrom abnormale Hirnsignale gibt, ist es sinnlos, körperliche und seelische

Aspekte einer Krankheit weiterhin zu trennen. Anlass zum Optimismus gibt hier vor allem das Vagusnervimplantat, mit dessen Hilfe sich die Aktivität der Hirn-Darm-Achse erhöhen lässt. Ebenfalls in Sichtweite sind tragbare Geräte, die den Vagusnerv nichtoperativ stimulieren, indem sie schwache elektrische Impulse an Stellen über die Haut senden, wo die Nerven eng mit dem Vagusnerv verbunden sind, so zum Beispiel um das Ohr herum.

Der Vagusnerv ist ein Paradebeispiel dafür, dass es nur einen geistigen Körper gibt, nur einen beseelten Leib. Er ist die Lebensader zum Herzen und überträgt Botschaften sowohl physischer als auch psychischer Ereignisse. Eine gänzlich nichtinvasive Alternative zum Implantat stellt die Meditation dar, von der seit Langem bekannt ist, dass sie die Stressreaktion vermindert. Meditierende mit Reizdarm wissen zu berichten, dass ihre Symptome besser wurden, nachdem sie mit der Meditation begonnen haben. Die Entdeckung, dass das Gehirn T-Zellen im Immunsystem unmittelbar beeinflusst, war ein Schock, selbst für Experten auf diesem Gebiet. Die medizinische Ausbildung hat ja immer darauf Wert gelegt, das zentrale Nervensystem und das Immunsystem fein säuberlich zu trennen. Nun vermutet man, dass es eine Fülle von Möglichkeiten gibt, den Vagusnerv über Lebensstil und Verhaltensweisen zu beeinflussen. Damit kommt ein ganz wichtiges Puzzlestück an seinen Platz: Das Immunsystem steht in Verbindung mit dem Gehirn und ist kein isoliertes System für sich. All diese körperlichen Aspekte dürfen uns jedoch nicht in die falsche Richtung locken. Heilung ist nicht allein eine Sache des Körpers, der Schlüssel liegt im Bewusstsein.

BEWUSSTSEIN UND ENTZÜNDUNGEN

Wir werden nicht müde zu wiederholen, dass man das, was man nicht weiß, auch nicht verändern kann. Ein wichtiges Bindeglied – vielleicht die ultimative Antwort auf viele chronische Erkrankungen, einschließlich der KHK – scheint etwas zu sein, dessen wir uns nur schwer oder gar nicht bewusst sind: Entzündungen. Ihre allerersten Effekte im Falle des Herzens sind zunächst minimal. Dazu müssen wir medizinisch etwas ausholen: Die schlüpfrige Innenfläche der Arterien bezeichnet man als Endothel. Diese Schlüpfrigkeit ist aber nicht allein auf die glatte Oberfläche zurückzuführen. Das Endothel ist dynamisch und aktiv. Es schüttet chemische Stoffe aus, die schädliche Toxine etwa durch das Rauchen ausscheiden. Im Gegensatz zu Wasserleitungen dehnen sich die Blutgefäße aus oder ziehen sich zusammen, je nachdem, wie viel Blut durch sie hindurchfließt. Die Festigkeit der Plaques, die sich bei Herzerkrankungen bilden, ist problematisch, aber das eigentliche Problem ist die Arteriosklerose, die Verhärtung der Arterien.

So wie sich Blätter im Herbst in der Regenrinne sammeln, lagern sich LDL-Cholesterin-Partikel in den feinsten Rissen der Arterien an, die allmählich mit Kalzium und kleinen Blutgerinnseln durchsetzt werden und verhärten. Auch die weißen Blutkörperchen, die hinzukommen, um das Cholesterin in der Arterienwand abzutragen, tun ein Übriges, um die Plaque-Bildung voranzutreiben. (Die Arteriosklerose ist im Übrigen nicht auf die Koronararterien beschränkt, sondern eine systemische Erkrankung. Das Risiko eines Schlaganfalls ist oft mit Plaques in der Halsschlagader verbunden. Bluthochdruck, Rauchen und hohe LDL-Werte sind die Ursache der Plaques-Bildung.)

Aber sie sind nicht der Anfang einer Herzerkrankung. Auf einer mikroskopischen Ebene treten zunächst die ersten Anzeichen einer Arteriosklerose in Gestalt von Fetttröpfchen in den Muskelzellen der Arterie auf. Diese Fetttröpfchen entzünden sich anscheinend, und von dort aus entwickeln sich die Risse in der Endothelschicht. Niemand weiß, woher die Fetteinschlüsse kommen, aber man nimmt an, dass dieses Stadium schon abgeschlossen ist, wenn man üblicherweise mit der klassischen Prävention beginnt. Doch zwischen den Fetteinschlüssen und den Rissen lässt sich ein Täter identifizieren und bekämpfen: die Entzündungen. Nach allem, was wir wissen, scheint dies der beste ganzheitliche Ansatz überhaupt zu sein.

Entzündungen sind das systemische Problem par excellence. Doch wenn sie so schwer auszumachen sind, woher sollen wir dann wissen, was zu tun ist? Im Gegensatz zu Rötungen, Schwellungen und Schmerzen bei *akuten Entzündungen* (z. B. an einer Verbrennungs- oder Wundstelle) verursacht eine *niedriggradige chronische Entzündung* nur selten Symptome, wenn überhaupt. Verräterische Hinweise liefern die Zytokine der entzündlich veränderten Arterienwände der Arteriosklerose. Das Bewusstsein kann im Bereich des Stresses wirksam ansetzen, der, wie mittlerweile gut dokumentiert ist, zu Entzündungen führt.

Die Meditation baut Stress ab, indem sie auf der Ebene unbewusster vegetativer Reaktionen im Gehirn wirkt. Wird man sich dessen bewusst, spürt man die vielen negativen Impulse und ihren Einfluss auf die ständige leichte Stressreaktion. Die biochemischen Abläufe dabei sind komplex, aber die Abfolge der schädlichen Ereignisse ist klar:

Stress → Entzündung → Arteriosklerose → KHK

Wäre das erste Glied in dieser Kette nun die *Selbsterkenntnis*, dann wären die folgenden Ereignisse entweder vermeidbar oder abgeschwächt und die Behandlung wäre leichter. Weiter vorne (im Abschnitt *Achtsam bei der Arbeit*) haben wir dargestellt, wie man bei der Arbeit selbstgewahrsam bleiben kann. Diese Selbstgewahrsamkeit kann durch alle möglichen Dinge blockiert werden. Hier einige Beispiele aus der Arbeitswelt:

- Ständiger Termindruck verursacht chronischen Stress, dem wir uns anpassen, indem wir ihn ausblenden und schließlich sogar als normal betrachten. Unsere Zellen jedoch haben diesen Ausblendmechanismus nicht und werden allmählich geschädigt.
- Die Herzfrequenzvariabilität leidet unter den ständigen Anforderungen eines typischen Arbeitstages.

- Das Dauersitzen vor dem Computer, bei modernen Jobs völlig normal, schwächt den Muskeltonus und trägt zur aktuellen Fettleibigkeitsepidemie bei.
- Routinearbeit trübt den Geist und drückt auf die Stimmung.
- Zwischenmenschliche Spannungen am Arbeitsplatz führen zu Ressentiments, Wut, Neid und Angst. Diese werden heruntergeschluckt, nicht aber gelöst.
- Unausgesprochene negative Emotionen und Spannungen werden zwischen Hirn, Herz und Darm entlang des Vagusnervs hin und her übertragen. Dadurch kommt es zu funktionellen Störungen, etwa Magendrücken, Darmproblemen, Verstopfung und anderen entzündlichen Vorgängen.

Stressoren am Arbeitsplatz sind ein Paradebeispiel dafür, wie das »normale« Leben einer Heilung abträglich ist. Vergleichbares gibt es auch im häuslichen Umfeld. Doch ganz gleich, wie langsam das Wasser hier den Stein höhlt, am Ende wird der Preis bezahlt. Wenn Sie zur Arbeit gehen, dann nehmen Sie 50 Trillionen Zellen mit, und *deren* Wohlbefinden bestimmt am Ende das *Ihre*.

Entzündungen sind ein komplexes Thema, das sich weitgehend auf der zellulären Ebene abspielt. Die Stressreaktion jedoch können wir sehr wohl beeinflussen. Ironischerweise ist dieser Aspekt derjenige, dem die meisten am allerwenigsten Aufmerksamkeit schenken. Sie wollen durch Ernährung und Bewegung etwas für sich tun und leben doch ein schnelllebiges, anspruchsvolles Leben. Das aber ist das Problem. Im nächsten Schritt auf unserem Weg zur Gesundung werden wir deshalb erkunden, wie Stress und die Heilreaktion auf einer tieferen Ebene zusammenhängen.

5

RUNTER VON DER ÜBERHOLSPUR

Obwohl Stress schon seit Jahrzehnten in aller Munde ist, wird er doch von den meisten Menschen nicht richtig verstanden – auch wenn das nicht an ihnen liegt. Fragen Sie sich einmal, welche der folgenden Ereignisse Sie als stressig empfinden:

- eine Scheidung durchleben
- einen Sechser im Lotto gewinnen
- in die Ferien fahren
- ein Kind bekommen

Die richtige Antwort lautet: »alle oben genannten«. Unter *Stress* fällt nämlich alles, was eine körperliche Stressreaktion auslöst. Psychologisch gesehen bedeutet Stress Angst vor der Zukunft oder das Bedauern von etwas Vergangenem. Eine schlimme Scheidung ist sicherlich negativ und ein Lottogewinn positiv zu bewerten. Die niederen Hirnfunktionen sehen das jedoch nicht so. Die niederen Hirnfunktionen, unser Reptiliengehirn, gehören zu unserem evolutionären Erbe. Mit ihm verbunden ist der Kampf-oder-Flucht-Reflex. Ein ganzes Ereignisspektrum fällt somit unter Stress: eine familiäre Depressionsneigung oder den Jackpot in Las Vegas zu knacken. Experten nennen positiven Stress »Eustress«, die griechische Vorsilbe bedeutet »gut« – aber stressig ist er allemal.

Ein gesundheitsorientierter heilsamer Lebensstil muss sich um den Stress kümmern, der sich mit der Zeit ansammelt. Und weil dies langsam und schleichend vor sich geht, bedeutet Stressmanagement im Grunde Lebensmanagement. So schön es beispielsweise auch ist, ein Kind zu bekommen, Mütter berichten doch auch, wie stressig es ist. Wir passen uns an, im Guten wie im Schlechten, weil wir müssen. Babys wollen gut versorgt sein, auch wenn das für die Eltern körperlichen und psychischen Stress bedeutet.

Ganzheitlich gesehen ist bloße Anpassung an den Stress aber nicht genug. Neuen Eltern wird allseits versichert, dass es irgendwann vorbei sei mit dem nächtlichen Erwachen, dem Zahnen, der Trotzphase von Zweijährigen. Wohl wahr, aber irgendwas stresst immer. Das Leben an sich ist stressig. Stressmanagement bedeutet also zweierlei: alten Stressmüll beseitigen und dafür sorgen, das Neustress nicht überhandnimmt. Beides ist wichtig.

AKUTEN STRESS HANDHABEN

Manche Dinge passieren völlig überraschend und verursachen entsprechend Stress bei uns. Das nennt man *akuten Stress.* Etwa, eine Kündigung zu bekommen. Wir alle wissen, wie übel das ist. Millionen Menschen haben davor einen regelrechten Horror. Wir wissen um die Schamgefühle, die damit einhergehen. Ein gewisser Prozentsatz von Menschen zieht sich einfach zurück und sucht Ablenkung, nach dem Motto, die Zeit heilt alle Wunden. Psychiatrische Studien haben herausgefunden, dass verstärkter Fernsehkonsum (oder heutzutage vermehrtes Videospielen) eine typische Kompensationsmethode vor allem älterer Arbeiter ist, die in den Vorruhestand geschickt werden. Da dies in den USA gerade bei älteren Weißen über 50 mit Opiatabhängigkeit einhergeht, ist Ablenkung kein wirklich geeigneter Umgang mit akutem Stress.

Wenn jemand in akuten Stress gerät, vielleicht durch die Diagnose einer schweren Erkrankung, dann ist ein gewisses Maß an Rückzug und Ablenkung sicherlich normal und gut. Die Zeit heilt zwar nicht alles, bewirkt aber doch, dass sich aufgewühlte Emotionen wieder beruhigen. Das Essen von Leibspeisen und ein bisschen Verdrängen sind emotional für eine Weile durchaus sinnvoll. Dann aber muss man wieder aktiv werden und vorausschauen, denn sonst kommt es zu unangenehmen Erinnerungen, einem niedrigen Selbstwertgefühl und anderen bleibenden Schäden.

Den Weg der Genesung kann man tatsächlich am Beispiel der Geburt eines Kindes veranschaulichen. Nachdem die Mutter entbunden hat, schüttet ihr Gehirn Dopamin und Oxytocin in rauen Mengen aus. Beide Stoffe stehen mit einer gehobenen Stimmung, ja Euphorie in Verbindung. Wie bei allen guten Dingen (oder Belohnungen) wollen wir mehr davon. In einer 2008 erschienenen Studie in der Fachzeitschrift *Pediatrics* hat Lane Strathern von der Universität Baylor gezeigt, dass die positive Erfahrung junger Mütter beim erstmaligen Sehen ihrer Babys die gleichen Hirnareale aktiviert wie Kokain – und das auf ganz natürliche Weise. Bezeichnenderweise ist der Anblick eines glücklichen wie eines unzufriedenen Babys gleichermaßen angenehm, das Belohnungszentrum im Gehirn wird aktiviert –, sofern die Mutter genug Selbstvertrauen hat und sich sicher fühlt. Bei Müttern, die sich durch ihr Neugeborenes stark gestresst fühlen, werden dagegen andere Hirnareale aktiviert, wenn das Baby schreit. Der Stresslevel der Mutter, so hat sich herausgestellt, hat einen überaus starken Einfluss auf ihre Interaktion mit dem Kind und auf dessen Hirnentwicklung.

Der Stress mit einem Neugeborenen verschwindet nicht einfach so. Mehr als ein Jahr ist das Leben der Eltern permanent gestört mit all den Konsequenzen, die akuter Stress mit sich bringt, etwa Erschöpfung, Reizbarkeit, schlechter Schlaf und Angst vor Kontrollverlust. Stressexperten wissen, dass die Zunahme der Nichtvorhersagbarkeit und das Gefühl von Kontrollverlust alles noch schlimmer machen. Nur allzu leicht wird dann aus einem Jobverlust, dem Gefühl des sicheren Einkommens und dem Stolz auf das Erreichte das Gegenteil: ein Gefühl der Wertlosigkeit und Angst vor der Zukunft. Ein Kind zu haben hat aber auch solche Dimensionen. Die Gesundheit eines Kleinkindes ist keine sichere Größe, Eltern wissen im Voraus nie, wann ihr Kind ihre Aufmerksamkeit ganz besonders nötig hat.

Manche Eltern tun sich mit alldem nicht so schwer. Sie kommen besser klar als andere. Was diese Eltern tun, erfahren Sie hier gleich.

Die »Baby-Strategie« bei akutem Stress

Entscheidend ist hier das Spektrum möglicher Bewältigungsmuster.

- Schlafen Sie ausreichend und ruhen Sie sich auch einmal aus.
- Nehmen Sie sich jeden Tag Zeit für sich, in der Stille und Frieden herrschen.
- Halten Sie sich immer auch im Freien auf, um die Natur zu erleben.
- Führen Sie weiterhin ein aktives Leben – lassen Sie sich nicht von einer Situation vereinnahmen.
- Teilen Sie Pflichten und Verantwortlichkeiten. Bitten Sie um Hilfe, bevor Sie heillos überfordert sind.
- Halten Sie sich an Ihre Pläne, so können Sie besser mit Unwägbarkeiten umgehen.
- Mindestens eine Aktivität sollte Ihnen das Gefühl vermitteln, alles im Griff zu haben.
- Suchen Sie sich jemanden, bei dem/der Sie sich aussprechen können, ohne bewertet zu werden.
- Machen Sie sich nicht zum Märtyrer, indem Sie sich mehr zumuten, als Sie handhaben können.
- Nehmen Sie nicht die Opferrolle ein.
- Isolieren Sie sich nicht. Seien Sie weiterhin sozial aktiv.
- Suchen Sie sich Leute in einer vergleichbaren Situation, die ermessen können, was Sie mitmachen, und Sie in positiver Weise unterstützen.
- Vermeiden Sie negative Selbstbewertungen. Seien Sie nicht zu streng mit sich und akzeptieren Sie das Auf und Ab der Gefühle als etwas Natürliches.
- Wenn Sie etwas Freudvolles erleben, nehmen Sie sich Zeit und würdigen Sie es.

Die Ankunft eines Babys ist dennoch so schön, dass die Freude den Stress überwiegt. Das kann man von einer Scheidung und einem Jobverlust nicht sagen. Dennoch sollten Sie sich klarmachen, dass Sie Ihr Reaktionsmuster im obigen Sinne selbst beeinflussen können. Hier ist Bewusstsein und Selbstbeobachtung gefragt. Mit einer unwillkürlichen Stressreaktion ist es nicht getan.

Im Falle von akutem Stress unternehmen Sie daher bitte folgende Schritte:

1. Führen Sie ein Stresstagebuch, in dem Sie notieren, welche Schritte Sie unternehmen, um den Stress zu vermindern.
2. Notieren Sie dort auch die oben genannten Bewältigungsstrategien, gern eine Strategie pro Seite mit einer eigenen Überschrift.
3. Schreiben Sie dann unter jeder Strategie die Dinge auf, die Sie unmittelbar tun können.
4. Bleiben Sie dran und schauen Sie immer wieder, wenn und ob eine Bewältigungsstrategie für Sie funktioniert.

Die Bewältigungsstrategien sind allesamt unkompliziert und selbsterklärend. Akuter Stress wirkt allerdings auch auf unser Gemüt. Wir tun dann Dinge, von denen wir tief im Innern wissen, dass sie uns nicht guttun. Dann sind wir zu viel allein, sehen uns als Opfer, geben uns Ängsten und Befürchtungen hin, statt uns zu öffnen und über unsere Gefühle zu sprechen.

Weiter oben haben wir gezeigt, dass Menschen, die sich unterstützt fühlen, seltener eine Angina pectoris erleiden als Menschen, die das nicht tun (vgl. dazu den Abschnitt *Unsichtbare Heilung*). An dem Zusammenhang zwischen guten Gefühlen und einem gesunden Herzen besteht kein Zweifel. Das Gleiche gilt aber auch für den Umgang mit akutem Stress, denn der ist auf ganzer Linie gesundheitsschädlich. Zumeist ist aber akuter Stress nur vorübergehend und hoffentlich auch selten anzutreffen. Wenden wir uns deshalb einer anderen Stressform zu, die unmerklich und tückisch unseren Alltag durchsetzt. Wir sprechen von chronischem Stress.

CHRONISCHER STRESS ODER WENN DIE NERVEN BLOSS LIEGEN

Wie gehen Sie mit Stress im Alltag um? Zu den Ärgernissen, unter denen fast alle heute leiden, gehören Schnelllebigkeit, Überstunden, die Staufalle und lange Pendelstrecken. Anfänglich reagieren wir darauf mit Anpassung. Wir versuchen, die allgemeine Beschleunigung (noch einmal forciert durch Internet und Smartphones) zu ignorieren, wir hören Musik, während wir im Stau stehen oder am Flughafen warten müssen. Auch akzeptieren wir den Arbeitsdruck, um karrieretechnisch weiterzukommen.

Die menschliche Anpassungsfähigkeit ist ein Wunder. Doch mit dem Stressmanagement lief von Anfang an etwas schief, als sich Experten und Medien vor allem auf zwei Stressfaktoren konzentrierten: körperlichen und äußerlichen Stress, die beide Hand in Hand gehen. Der Theorie nach verursacht der äußere Stress eine körperliche Reaktion. Man hört Gewehrfeuer und bekommt Herzrasen, die typische Stressreaktion. Das ist natürlich ein sehr gängiges Muster. Wir erwähnten die Rolle äußerer Ereignisse im Beispiel der Scheidung oder des Lottogewinns.

Aus ganzheitlicher Sicht ist das aber nur die halbe Wahrheit. Auch unser Innenleben verursacht Stress, ist aber auch Teil der Lösung. Nehmen wir an, Sie kommen für eine OP ins Krankenhaus. Da ist zum einen der Stress der OP, doch da sind noch andere Stressfaktoren:

- die Sorge über den Ausgang der Operation
- Ihr Erwartungshorizont
- Vertrauen oder Misstrauen Ärzten gegenüber
- die ungewohnte krankenhäusliche Umgebung
- das Herausreißen aus dem Alltag
- unangenehme Untersuchungsmethoden
- Kontrollverlust in Bezug auf das Geschehen
- Zukunftsängste
- Ängste im Hinblick auf die Familie

Von diesen Faktoren hängt viel ab, deshalb sollten sie Vorrang genießen. Für den Chirurgen kommt es nur darauf an, ob er das kranke Herz, die Leber oder das Gehirn richtig operiert oder nicht. Das Ergebnis steht in keinem Verhältnis zu den unsichtbaren Stressfaktoren und wie wir mit ihnen umgehen.

Auch wenn sich der innere Umgang mit Stress, einschließlich Meditation und achtsamkeitsbasiertem Training, als hilfreich bei der Stressbewältigung erwiesen hat, ist es doch auch sinnvoll, sich die Stressreaktionsmuster im Einzelnen anzuschauen. Meditation und achtsamkeitsbasiertes Training gehören nicht zur westlichen Leitkultur. Warum? Die Medien haben viel von den positiven Wirkungen der Meditation berichtet, von den alten Vorbehalten – Meditation als exotische fernöstliche Praxis – ist nicht mehr viel zu spüren. Dennoch sind die alten Gewohnheiten schwer auszumerzen. Der Widerstand gegen Meditation und Achtsamkeit sagt nicht nur etwas über alte Muster aus, sondern auch über den Widerstand gegenüber einem ganzheitlichen gesunden Lebensstil insgesamt.

Die meisten von uns haben sich einem Leben auf der Überholspur verschrieben und sehen den Schaden nicht, der damit einhergeht. Was bedeutet das? Auf der körperlichen Ebene hat das erst einmal viel mit den Nerven zu tun. Das Nervensystem ist ein gutes Beispiel, wie das System der dualen Kontrolle arbeitet, ein Punkt, auf den wir noch zurückkommen. Alle Vorgänge, bei denen wir nicht extra nachdenken müssen, werden vom vegetativen Nervensystem verarbeitet. Im Prinzip kontrolliert dieses die Organfunktionen. Unwillkürlichkeit bedeutet hier, dass niemand Herz, Magen und Verdauungsorgane willentlich kontrollieren kann.

Die Vorstellung, dass man das vegetative System nicht kontrollieren kann, ist aber insofern irreführend, da sich gezeigt hat, dass es sehr anpassungsfähig ist, was unsere Wünsche, Gefühle, Gedanken und andere geistige Aktivitäten betrifft. Das vegetative Nervensystem unterteilt sich in zwei Bereiche: das sympathische und das parasympathische Nervensystem, wobei sympathisch in diesem Zusammenhang nichts mit Wohlwollen zu tun hat. Das sympathische Nervensystem reguliert vor allem die Kampf-oder-Flucht-Reaktion. Obwohl Letztere im Hirnstamm angesiedelt ist, ist doch ein ganzes Nervennetzwerk ausgehend vom Rückenmark an ihr beteiligt.

Zur Kampf-oder-Flucht-Reaktion gehören zum Beispiel die Weitung der Pupillen, verstärktes Schwitzen, ein erhöhter Puls und höherer Blutdruck. Gleichzeitig wird die Verdauung zurückgefahren, der Stoffwechsel schaltet in einen anderen Gang und die Muskeln stellen auf anaerobe Energiegewinnung (eine ohne Sauerstoffbeteiligung) um. Das alles ist für den Notfall gedacht, also vorübergehend. Die Evolution hat uns nicht für Dauerstress ausgelegt. Hinzu kommt, dass eine ausgewiesene Stressreaktion sich nicht mehr so ohne Weiteres runterfahren lässt. Hormone, wie Cortisol und Adrenalin binden sich an bestimmte Zellrezeptoren auf der Zellmembran, wo sie eine ganze Botenstoffkaskade auslösen. Auf diese Weise kann zum Beispiel chronischer Stress dazu führen, dass sich im Knochenmark vermehrt entzündungsbereite Immunzellen bilden, eine Reaktion, die genetisch gesteuert wird. Sind Sie Tag für Tag einem Stressor ausgesetzt, etwa einem sehr lauten Nachbarn, kann dies zu einer chronischen Entzündung, ja sogar zu einer Herzerkrankung, Krebs und anderem führen. Glücklicherweise hört die zelluläre Entzündungsreaktion aber zumeist wieder auf. Deshalb sollten wir auch nicht davon sprechen, dass sich die meisten Menschen auf der Überholspur befinden, sondern eher davon, dass ihr sympathisches Nervensystem auf Hochtouren fährt, ein »sympathisches Durchdrehen« sozusagen. Das Kampf-oder-Fluchtverhalten fühlt sich wie ein Schalter an, der entweder ein- oder ausgeschaltet ist – man spürt es unmittelbar.

Wenn Sie jemals einen Zauberer gesehen haben, auf der Straße oder im Fernsehen, dann konnten Sie auch beobachten, wie die Zuschauer in der Nähe das Weite suchten, damit ihnen nicht das Ass hinter dem Ohr hervorgezogen oder eine imaginäre Zahl vorgesagt wird. Zwar lachen die meisten, aber das sympathische Nervensystem kann den Scherz nicht verstehen und nötigt sie zur Flucht, zumindest vorübergehend.

In Wirklichkeit arbeitet die Stressreaktion auf einer Skala. So kann es kommen, dass das sympathische Nervensystem immer leise im Hintergrund aktiv ist, was mit der Zeit zu einer ganzen Reihe möglicher Schäden führt.

Wie sich das äußern kann, erfahren wir nun am Beispiel einer Frau, die wir Mara nennen wollen. Ihr Leben weist keine Katastrophen oder tieferen Nöte und Sorgen auf, dennoch steht sie dafür, wie ungesund viele Menschen leben, ohne dass es ihnen bewusst ist.

MARA: MIT DER ZEIT ENTSTAND UNMERKLICHER SCHADEN

Mara ist 40, erfolgreich und kann sich nicht beklagen. Ihr war früh klar, dass sie intelligent ist, und entsprechend verläuft ihre Schullaufbahn bis hin zu einem Abschluss mit Auszeichnung an einer der amerikanischen Top-Universitäten. Das war Mitte der Neunzigerjahre, und wie viele junge Leute nimmt sie, die Wirtschaft boomt, einen guten Einsteigerjob bei einer Großbank an. Alles lief nach Plan.

»Ich habe super gut verdient und karrieretechnisch kam ich schnell voran«, erinnert sie sich. »Der Preis lag in der völligen Hingabe an den Job. 60 Stunden waren Minimum, alle, die ich kannte, machten es so. Ich nahm Arbeit mit nach Hause und ging auch samstags ins Büro. Ehrlich gesagt, hab' ich's genossen. Man sagt ja, dass manche Leute Stress regelrecht brauchen, und da kann ich nur sagen, so geht's mir auch.«

Mara hat sich zu dieser Haltung bequemt, weil sie schnell gemerkt hatte, wie konkurrenzorientiert ihr Wunschberuf eigentlich war. Bald schon beschränkten sich ihre Freundschaften auf die Kollegen bei der Bank – junge, ambitionierte Leute. Alle sehr anregend, alles Winnertypen. Unter ihnen war auch Frank, mit dem sie schon bald ausging. Frank war auch Banker, belegte aber nebenberuflich noch Jurakurse.

»Frank war getrieben«, sagt Mara, »aber er war auch smart und witzig. Er konnte Leute gut einschätzen und hat so manche vom hohen Ross geholt. Zusammen würden wir ein richtiges Team sein.«

Der Lebensstil passte, die Ambitionen auch, sie zogen zusammen. Weil die Arbeit für beide wichtig war, beschlossen sie mit einem Kind noch zu warten, bis sie 30 waren.

Fünf Jahre später: Mara hat eine neue Beziehung. Rückblickend ähnelten sich Mara und ihr alter Freund Frank doch sehr. Beide waren Egotypen, stritten viel, wobei keiner zum Nachgeben bereit war. Als Mara dann irgendwann mehr verdiente als Frank, war der beleidigt und versuchte seine Scharte auszuwetzen, indem er dominanter und aggressiver agierte, nach Gelegenheiten suchte, sie niederzumachen.

»Als er ausziehen wollte, hat mich das nicht wirklich überrascht. Im Gegenteil, ich hatte das schon früher erwartet«, sagt Mara. »Ich habe mich recht schnell von diesem Schlag erholt und lernte ein paar Monate später Jason kennen, der nicht so ehrgeizig ist und außerhalb der Finanzwelt arbeitet. Im Gegensatz zu Frank mit seinem Egoismus, seiner Anspannung und Wut ist Jason zärtlich, liebevoll und nicht konkurrenzorientiert. Dieser Unterschied hat mich überzeugt.«

Maras Karriere zog immer noch an, doch bald bekam sie mit, dass Männer auf ihrer Karrierestufe eher befördert wurden als sie. Dies und andere Sexismusprobleme machten die Arbeit nicht mehr so leicht, aber sie war immer noch gut. Mittlerweile achtete sie auch auf Bewegung – regelmäßiges Joggen – und auf ihr Gewicht, beides Dinge, die in ihren Zwanzigern keine Rolle gespielt hatten.

Machen wir wieder einen Zeitsprung. Mara ist nun 40 und mit Jason verheiratet, sie haben eine vierjährige Tochter. Nach drei Monaten Mutterschutz war Mara wieder zurück im Büro. Ihre Beziehung zu Jason ist gut, aber es gibt auch Konflikte. Wie sich zeigt, ist er eher ein passiver Typ und ihrer Einschätzung nach auch passiv-aggressiv, etwa dann, wenn er am Tag nach einem Streit »vergisst«, das Kind vom Kindergarten abzuholen. In ihrer Beziehungsdynamik hat Mara nun die Rolle des Aggressors übernommen, auch wenn ihr das gar nicht recht ist. Jason zieht sich zurück und sieht fern, wenn etwas im Busch ist. Da nützt es auch nichts, dass sie ihn schon tausendmal gebeten hat, seine Gefühle zum Ausdruck zu bringen.

»Ich schaue mich um und sehe, dass nicht alles perfekt ist«, sagt Mara. »Allmählich habe ich ein richtiges Supermom-Syndrom bekommen: bei der Arbeit 100 Prozent, eine liebende Ehefrau und Mutter zu Hause. Es ist okay. Viele Leute haben es nicht so gut wie ich.«

Doch es gibt eine Reihe positiver Aspekte in ihrem Leben, an die sie nicht einmal denkt. Mara ist gesund, fast so wie als ganz junge Frau. Nie gab es die Angst vor Krebs, die Wechseljahre haben noch nicht eingesetzt, ihr Östrogen schützt sie vor einer Herzerkrankung. Mit dem Joggen hat sie aufgehört, als sie schwanger war, das stimmt schon. Und auch die fünf Kilo mehr ist sie nicht mehr losgeworden. Doch je reifer sie emotional wird, desto besser kann sie mit den Höhen und Tiefen einer Beziehung umgehen und ein Kind liebevoll großziehen.

Wo ist also das Problem? Millionen Menschen leben so und haben nicht das Gefühl, dass sie sich Sorgen machen müssten. Wenn man jedoch in Betracht zieht, was wir bislang über einen gesunden Lebensstil gelernt haben, dann lebt Mara nicht wirklich gesund. Im Folgenden zeigen wir Ihnen, wo sich die Setzrisse eines ganz normalen Lebens zeigen, eines, das Sie womöglich auch gerade leben.

Wie ein ganz »normaler« Lebensstil der Gesundheit abträglich ist

Der Tag wird von Arbeit, Leistung und Erfolg und von der Angst vor dem Absturz bestimmt.

- Die eigene Wertschätzung ist von äußeren Faktoren abhängig, etwa der Aussicht auf Beförderung, oder der Konkurrenzorientierung.
- Damit verbunden ist ein Leben an der Oberfläche. Angesichts der äußeren Faktoren und ihrer gesellschaftlichen Konsequenzen kann das Innenleben nicht mehr mithalten.
- Emotionale Bedürfnisse werden hintangestellt oder erst gar nicht richtig wahrgenommen.
- Ständigem leichtem Stress wird kaum noch Beachtung geschenkt.
- Beziehungen sind von Routine und Gewohnheit bestimmt.
- Mit der Zeit werden körperliche Aktivität und Aufenthalte in der Natur immer weniger. Das Leben wird zunehmend sitzend verbracht.
- Man steckt sich keine höheren Ziele mehr, weil die Belastung durch Familie und Arbeit zu groß ist.

- Der Gesundheit wird allenfalls gelegentlich und nur nebenbei Beachtung geschenkt. Zumeist wird erst dann etwas getan, wenn sich Symptome zeigen.

So sieht die Horrorliste dessen aus, was wir inzwischen als normal ansehen oder mit dem wir klarzukommen versuchen, auch wenn dabei das sympathische Nervensystem ständig am Limit ist. Jeder einzelne Punkt auf der Liste ist ein Stressauslöser, was bedeutet, dass Stress uns eigentlich viel mehr zusetzt, als wir wahrhaben wollen. Um es mit einfachen Worten zu sagen: Für Millionen Menschen sind Dinge positiv besetzt, die ihnen eigentlich aus ganzheitlicher Perspektive nicht guttun.

Wo stehen wir also? Das festzustellen ist gar nicht so einfach, weil der geistige Körper so überaus anpassungsfähig ist. Die Jahre vergehen, und man bekommt die Auswirkungen gar nicht so richtig mit. Stressexperten unterteilen drei Stressstadien: In der ersten Phase gibt es vor allem psychische Auswirkungen, in der zweiten verhaltensmäßige Auffälligkeiten und in der dritten zeigen sich die körperlichen. Im Folgenden stellen wir die drei Phasen jeweils exemplarisch dar. Lesen Sie sich alle drei durch, um festzustellen, welche Spuren der Stress bei Ihnen hinterlassen hat.

STRESS UND SEINE FOLGEN: DIE DREI STADIEN

Psychisch und nervlich

Schäden psychischer und nervlicher Art sind oftmals eher unauffällig, da ist die Müdigkeit oder der Druck durch Fristen bei der Arbeit. Wenn Leute sagen, dass sie gestresst seien, dann meinen sie meistens damit, dass sie keine Energie mehr haben. Dies kann aber auch eine Depression, Ängste oder sogar Panik verdecken. Weil das Gehirn mitbetroffen ist, kommt es zu Schlafunterbrechungen oder dem nagenden Gefühl, dass einem die Zeit davonläuft, ein Zustand, den Dr. Larry Dossey als »Zeitkrankheit« bezeichnet. Mit der geistigen Erschöpfung gehen eventuell auch Entscheidungsschwierigkeiten oder Gedächtnisausfälle einher, zumeist aber geht es um Konzentrationsmangel und die Schwierigkeit, bei der Sache zu bleiben. Emotional werden wir bei Stress wieder zu Kindern und neigen zu Wutanfällen und Reizbarkeit. Je stärker der Stress, desto kürzer die Lunte, die zu den negativen Emotionen führt.

Verhaltensbezogen

Negative Verhaltensweisen entwickeln sich vor allem in zwei Bereichen, bei der Arbeit und in Beziehungen. Arbeitsstress führt zu allen möglichen Verhaltensweisen, etwa Lästern oder Trinken nach Büroschluss. Je stärker der Stress, desto größer der Wunsch nach Trinken und Ablenkung. Wir nehmen die negativen Gefühle mit nach Hause, wo es natürlich zu Spannungen kommt. Ehepartner oder Ehepartnerin fühlen sich vernachlässigt, schlecht behandelt oder ignoriert. Der Schlaf leidet und mündet manchmal in permanente Schlaflosigkeit oder, schlimmer noch, führt zur Abhängigkeit von Schlaftabletten oder anderen Medikamenten in der Hoffnung, den Arbeitsstress abzuschütteln und sich endlich wieder normal zu fühlen.

Körperliche Folgen

In dem Versuch, Stress zu verarbeiten, kommt es zu sehr verschiedenen Symptomen. Die meisten Menschen leiden unter körperlicher Erschöpfung. Bauchschmerzen, schlechte Verdauung und Kopfschmerzen können auftreten. Daneben gibt es eine verschlechterte Immunabwehr, die zu mehr Erkältungen und sich verschlimmernden Allergien führt. Entzündungen machen sich breit, die überall auftreten können. Manche Menschen bekommen Hautsymptome, andere einen Reizdarm, wieder andere erliegen einem Herzinfarkt und einem Schlaganfall. In diesem Stadium ist der Stress so groß geworden, dass er zu einem Kollaps des ganzen Systems führt.

Im Gehirn aktiviert der Stress ein ganz spezifisches Netzwerk, die Hypothalamus-Hypophysen-Nebennierenrinden-Achse (engl. HPA-

Achse). Die ständige Aktivierung der HPA-Achse führt zur Ausschüttung bestimmter Hormone, bekannt als Glukokortikoide der Nebennieren. Glukokortikoide werden für die normale Gehirnentwicklung benötigt und werden auch bei akutem Stress ausgelöst. Ein dauerhaft erhöhter Glukokortikoide-Spiegel wirkt jedoch neurotoxisch, wie sich in Studien zu Stress in der Schwangerschaft gezeigt hat. Eigentlich gibt es eine natürliche Barriere, die verhindert, dass die Stresshormone der Mutter in die Plazenta zum Fötus gelangen. In einer stressreichen Schwangerschaft jedoch, so hat es den Anschein, gelangen die Stresshormone doch hindurch, was zu Störungen bei der normalen Gehirnentwicklung führt. Wenn man trächtigen Ratten Glukokortikoide verabreicht, entwickelt sich das Gehirn beim Nachwuchs nicht so gut.

Anders als früher angenommen, führt eine Schwangerschaft unter vielen Schwierigkeiten, die die Mutter ständigem Stress aussetzt, zu weitreichenden Folgen auf der Zellebene und der Genexpression. Beim Fötus etwa führen zu viel Glukokortikoide zu einem veränderten Dopaminspiegel, der, wie wir früher schon sahen, mit Belohnung und angenehmen Empfindungen in Zusammenhang steht. Stress im Mutterleib kann sich auch im späteren Leben noch auswirken, etwa durch Lernschwierigkeiten, ein erhöhtes Risiko einer Drogenabhängigkeit sowie eine stärkere Anfälligkeit für Ängste und Depressionen. Mütterlicher Stress steht auch mit einer chronischen Aktivierung der HPA-Achse im Zusammenhang. Diese wurde in verschiedenen Entwicklungsstadien des Kindes gemessen: im Alter von sechs Monaten, fünf Jahren, zehn Jahren, bis hin zum Erwachsenenalter. In Tierstudien hat sich gezeigt – und das ist bedenklich –, dass erhöhte Stresshormonwerte sich sogar noch in die nächste und übernächste Generation weitervererben.

Wir wollen Sie mit diesen Informationen nicht ängstigen, sondern Ihnen nur zeigen, dass man (niedrigschwelligen) Stress als Geißel der Menschheit bezeichnen kann. Man kann sich ihm nicht entziehen, denn er ist überall. Das Dilemma ist, dass chronischer Stress für alles Mögliche verantwortlich sein kann, dagegen ist bislang kein medizinisches Kraut gewachsen. Deshalb wollen wir uns anschauen, was ein gesundheitsorientierter heilsamer Lebensstil hier bewirken kann.

EIN GANZHEITLICHER LÖSUNGSANSATZ

Es wird Sie nicht überraschen, dass wir es bei einem ganzheitlichen Ansatz mit dem Bewusstsein zu tun bekommen. Da die ersten Stresssymptome vor allem psychischer und nervlicher Art sind, fängt auch hier unser Heilungsansatz an. Wir haben ja bereits festgestellt, dass reine Anpassungsstrategien kein guter Ansatz sind. Ihre Zellen passen sich nämlich *nicht* an, auch wenn *Sie* das meinen. Ein gutes Beispiel sind hier Schichtarbeiter. Lange Phasen von Nachtarbeit führen zu Störungen des Tag-und-Nacht-Rhythmus. Hier treten vor allem Schlafprobleme auf. Doch nähere Untersuchungen haben festgestellt, dass Schichtarbeiter noch andere Risiken aufweisen:

- ein höheres Diabetesrisiko
- eine höhere Wahrscheinlichkeit, fettleibig zu werden, da Hormonschwankungen das Sättigungsgefühl beeinflussen
- ein höheres Brustkrebsrisiko
- negative Stoffwechseländerungen, die das Herzerkrankungsrisiko begünstigen
- erhöhtes Herzinfarktrisiko
- mehr Unfallneigung am Arbeitsplatz
- ein erhöhtes Depressionsrisiko

Hier sieht man, wie allein durch die Störung des Tag-und-Nacht-Rhythmus weitreichende Folgen entstehen. Und selbst wenn jemand seine Schichtarbeit kündigt, ist das nach Jahren des gestörten Rhythmus womöglich nicht ausreichend, weil der Schaden bereits entstanden ist.

Daraus lernen wir, dass man Stressoren nicht isoliert betrachten kann. Nehmen wir einmal an, Sie sind am Flughafen und stellen fest, dass Ihr Flug gestrichen wurde. Einen Ersatzflug wird es erst in fünf Stunden geben. Da ist nichts zu machen. Während nun alle oberflächlich betrachtet ganz ruhig warten, spielen sich innerlich (vielleicht auch bei Ihnen) durchaus Dramen ab, die dazu führen, dass man sich Sorgen macht, sich beschwert oder frustriert ist.

Sorge ist selbsterzeugte Angst: Sie führt nicht zur Lösung und blockiert die Möglichkeit, die Dinge positiver zu sehen.

Sich beschweren erhöht Spannung und Wut: Sie ist Ausdruck von Feindseligkeit und führt beim Gegenüber ebenfalls zu feindseligen Reaktionen.

Pessimismus führt zu der Vorstellung, eine Situation sei aussichtslos: Die Erwartung des Schlimmsten lässt dieses realistischer erscheinen, als es ist.

Erkennen Sie sich in diesen Verhaltensmustern wieder? Dann meinen Sie wahrscheinlich auch, dass Sie sich gut an Stress anpassen können. Aus der Sicht Ihres Körpers sind aber auch Sie nun zu einem Aggressor geworden. Das liegt daran, dass ein äußeres Ereignis (der gestrichene Flug) nun durch die innere Bewertung geht, bevor es zu einer Stressreaktion kommt. Anders als ein Jobverlust, gehört eine Flugverzögerung in die Kategorie des alltäglichen chronischen Stresses. Das aber bedeutet, dass Sie die Wahl haben, wie Sie darauf eingehen. Sich sorgen, beschweren und frustiert sein sind unbewusste Reaktionen. Menschen, die immer wieder darin stecken bleiben, sind zum Opfer alter Reaktionsmuster geworden. Diese sind deshalb so beharrlich, weil die Betroffenen sie niemals kritisch unter die Lupe genommen haben.

Manche Leute gehen mit einer Situation wie der des gestrichenen Fluges besser um als andere. So wie wir Ihnen oben die »Baby-Strategie« vorgestellt haben, zeigen wir Ihnen nun die »Flughafen-Strategie«, anzuwenden bei vergleichsweise leichtem Alltagsstress.

DIE »FLUGHAFEN-STRATEGIE« BEI ALLTÄGLICHEM DAUERSTRESS

Grenzen Sie sich ab: Am Flughafen macht man das, indem man ein Buch liest oder ein ruhiges Plätzchen ausfindig macht.

Bleiben Sie bei sich: Am Flughafen macht man das, indem man die Augen schließt und meditiert.

Bleiben Sie aktiv: Gehen Sie herum, statt passiv im Sessel sitzend zu warten.

Suchen Sie nach positiven Alternativen: Am Flughafen bedeutet das vielleicht Shoppen, sich eine Massage gönnen oder essen gehen.

Holen Sie sich emotionale Unterstützung: Am Flughafen geht das am besten, wenn man die Familie oder eine/n Freund/Freundin anruft. (Ein kurzer Anruf mit dem Hinweis, dass man sich verspätet, erfüllt hier nicht den Zweck. Worauf es ankommt, ist ein Gespräch mit jemandem, der Ihnen nahesteht. Das Gespräch sollte mindestens eine halbe Stunde dauern.)

Treten Sie den Rückzug an, wenn es sein muss: Wenn es am Flughafen einfach nicht weitergeht und die Fluglinie nicht kooperiert, ist es unter Umständen besser für Ihr Innenleben, einen neuen Zeitplan zu fassen und nach Hause zu fahren. (Sicherlich geht das nicht immer, weil nicht praktikabel oder zu teuer.)

All diese Optionen sind positive Anpassungsstrategien. Damit unterscheiden sie sich von sorgenvollem Grübeln, Sich-Beschweren und Pessimismus. Es sind bewusste Strategien und kein passives Akzeptieren. Hinter der Einstellung »das ist nun mal so« liegt ebenfalls Stress. Ein gestrichener Flug liegt außerhalb des eigenen Einflussbereichs und kann jederzeit ohne Vorwarnung eintreten. Damit erfüllt er die beiden Bedingungen, die dazu führen, dass Stress als unangenehm erlebt wird: Unvorhersagbarkeit und Kontrollverlust.

Sie haben nun die Möglichkeit, die Situation umzudrehen, sie nicht als dummes Pech, sondern als Nichtstress zu interpretieren und dann Dinge zu tun, die Sie gern tun, etwa meditieren, Freunde kontaktieren, shoppen. Wenn Sie in der Umdeutung einer Stresssituation erst einmal geübter sind, können Sie chronischen Stress im Keim ersticken.

Die »Flughafen-Strategie« können Sie auch jetzt anwenden, weil es ein Vorgehen ist, das Sie aus dem »sympathischen Durchdrehen« befreit. Und so lässt sich das alles noch physiologisch erklären: Das sympathische Nervensystem wird von seinem Gegenspieler, dem parasympathischen Nervensystem, in Schach gehalten. Statt Anspannung kommt es zur Entspannung. Beide ergänzen sich nun. Wo das sympathische Nervensystem sofort mit vollem Einsatz anspringt, ist das parasympathische konstant und ausgleichend.

Kommt es nun aber zu Dauerstress, verlangen wir vom sympathischen Nervensystem die ganze Zeit über volle Aufmerksamkeit. Irgendwann gerät es aus seinem Rhythmus und stört das normale Gleichgewicht. Das aber hat auch Auswirkungen auf das parasympathische Nervensystem, was nun seinerseits blockiert wird. Um dem nervösen Durchdrehen zu entgehen, muss deshalb das parasympathische Nervensystem wieder stärker zum Zuge kommen. Am besten geschieht dies durch bewusste Interventionen, denn allein auf sich gestellt, machen die beiden Antagonisten immer weiter und weiter. Nimmt man aber den Stress weg, können sich beide wieder in ihrem natürlichen Rhythmus einpendeln und selbst regulieren.

Und so sieht die »Flughafen-Strategie« im Alltag aus:

Grenzen Sie sich ab vom Stress: Sorgen Sie für Auszeiten und Zeiten, in denen Sie allein sind.

Bleiben Sie bei sich: Meditieren Sie nach Möglichkeit oder schließen Sie wenigstens an einem ruhigen Ort ein paar Minuten die Augen, bis Sie sich entspannt haben und in Ihrer Mitte angekommen sind. Die beste Atemtechnik (wir erwähnten sie bereits im Abschnitt *Achtsam bei der Arbeit*) besteht darin, einzuatmen und dabei bis vier zu zählen, und auszuatmen und dabei bis sechs zu zählen.

Bleiben Sie aktiv: Aufstehen und sich den Tag über bewegen stimuliert den Vagus-Nerv, einen der Hauptäste des vegetativen Nervensystems. Yoga ist hier sogar noch besser, denn dabei kann man von der »sympathischen« Überholspur herunterfahren und das parasympathische Nervensystem ins Spiel bringen.

Suchen Sie nach positiven Alternativen: Positiv steht hier für alles, was Sie glücklich macht. Die Zeit glücklich gestalten ist zwar ganzheitlich gedacht, klingt aber eher trocken und abstrakt. Glück ist der Stein der Weisen, wenn es darum geht, eine potenziell stressige in eine heilsame

Situation zu verwandeln. Psychologisch gesprochen besteht deshalb ein glückliches Leben aus glücklichen Tagen.

Holen Sie sich emotionale Unterstützung: Die moderne Gesellschaft ist immer stärker von Isolationstendenzen geprägt, was durch Internet und Videospiele nicht besser wird. Für emotionale Nähe gibt es keinen Ersatz, und das eine, was fast alle Glücksstudien gezeigt haben, ist, dass die glücklichsten Menschen mindestens eine Stunde am Tag mit Freunden und Familie in Kontakt sind, entweder direkt oder wenigstens am Telefon.

Fliehen Sie, wenn es sein muss: Mit dieser Strategie haben wir die meisten Schwierigkeiten. Wir neigen dazu auszuharren, auch wenn klar wird, dass wir am besten gleich hätten gehen müssen. Häuslicher Missbrauch etwa gehört in die Kategorie verstärkten akuten Stresses. Scheidungen oder Jobwechsel wollen gründlich bedacht sein. Dennoch sollten Sie sich im Alltag die Freiheit nehmen, verschärften Situationen aus dem Weg zu gehen, etwa Streitigkeiten, übler Nachrede, unhöflichen E-Mails, dauernden Sich-Beschweren, grüblerischen Menschen und allen, die Sie ständig kritisieren.

Am Ende ist der Ausstieg aus dem Hamsterrad der nervlichen Überreizung das Beste, was Sie tun können – auch wenn es leider nur wenige so machen –, da die positiven Effekte auf das ganze Konzept des geistigen Körpers ein Leben lang Früchte tragen.

6

WAS ZUALLERERST DER HEILUNG BEDARF

Wir haben Ihnen schon so viel Belege für den ganzheitlichen Ansatz geboten, dass wir nun eine mutige Aussage treffen können: Körper und Geist sind eins. Wenn es nur eine Sache gäbe, die der Heilung bedarf, dann sicherlich diese Trennung. Im Moment jedoch nimmt das Selbst, das wir »Ich« nennen, die Rolle des heilenden Selbst gar nicht wirklich ein. Das hat vor allem mit dem Verlust der ganzheitlichen Warhnehmung zu tun. Man hat uns beigebracht, den Körper als vom Geist getrennt zu betrachten, was auch nur eine mögliche Sicht der Dinge ist. Wenn Sie in den Spiegel schauen, was sehen Sie dann? Ohne Zögern wird jeder sagen: »mein Gesicht«. Aber eigentlich ist Ihr Spiegelbild nicht bloß etwas, das Sie sehen, sondern auch etwas, in dem Sie lesen.

Etwa, in welcher Stimmung Sie sind, ob Sie sich frisch oder müde fühlen, Ihr Alter und welche Spuren die Jahre darin hinterlassen haben. Wir haben schon einmal über die unsichtbare Karte gesprochen, die wir alle in unserem Kopf haben, und die uns sagt, wie das Leben und Beziehungen funktionieren. Aber als sichtbare Karte symbolisieren Gesicht und Körper das Gleiche. In dem Maße, wie sich Ihre Lebensgeschichte ändert, ändert sich auch die Karte. Ein kluger medizinischer Sinnspruch lautet: Wenn Sie wissen wollen, was Sie gestern dachten, schauen Sie sich selbst an. Wenn Sie wissen wollen, wie Sie morgen aussehen werden, passen Sie auf, was Sie heute denken.

Ganzheitlich ist zu einem Modewort in der Wellness-Bewegung geworden, aber ab einem gewissen Grad ist es einfacher, die trennende Sichtweise zu übernehmen. Sie können sich von dem lösen, was Ihr Körper tut. Ein trauriges Beispiel in dieser Richtung ist der Ausruf »Sie meinen, ich habe mir das selbst angetan?«, wenn man nahelegt, dass eine Erkrankung auch eine psychische Komponente haben könnte. Die Selbstheilung wird hier mit einer Schuldzuweisung gleichgesetzt. Es gibt aber auch Menschen, die es mit dem ganzheitlichen Körperbewusstsein weit gebracht und ganz neue Möglichkeiten aufgetan haben. Hier ein Beispiel:

Außergewöhnliche Möglichkeiten

Wie wäre es, wenn Sie jahrelang jeden Morgen um genau die gleiche Uhrzeit aufwachen könnten? Beim amerikanischen Psychologen William James war genau dies der Fall, auch wenn es sich wohl um eine unbewusste Fähigkeit gehandelt haben muss.

Was wäre, wenn Sie eine Allergie sofort beseitigen könnten? Eine solche Gabe hat man bei Patienten mit multipler Persönlichkeitsstörung festgestellt, bei der eine Persönlichkeit eine Allergie hat, die in dem Moment verschwindet, wo die andere Persönlichkeit auf den Plan tritt. In einem Fall bekam ein Kind Nesselsucht, nachdem es Orangensaft getrunken hatte. War die andere Persönlichkeit zugegen, war das nicht der Fall.

Was wäre, wenn Sie über Nacht lediglich mit einem dünnen Seidenmantel bekleidet in einer Eishöhle sitzen könnten? Eine solche Leistung wurde unter buddhistischen Mönchen in Tibet beobachtet, die eine Meditation namens Tumo meistern, bei der die normalerweise nicht willentlich steuerbare Körpertemperatur unter bewusste Kontrolle kommt. In einem anderen extremen Fall kontrollierte der Niederländer Wim Hof ebenfalls seine Körpertemperatur. Zum Beispiel erklimmte er nur mit einem Paar Sommershorts bekleidet einen Berg oder saß mehrere Stunden bis zum Hals in Eiswasser.

Hof hat seine eigene Erklärung, wie er das schafft: »Ich habe beschlossen, dass das vegetative Nervensystem nicht mehr autonom ist.« Das Problem dabei ist, dass dies gemäß der medizinischen Lehrmeinung eigentlich gar nicht möglich ist. Eine bedeutende Studie aus Holland stellt dieses Verständnis jedoch stark infrage und bestätigt Hof.

Die Studie, 2014 in den renommierten *Proceedings of the National Academy of Sciences* veröffentlicht, liefert den Nachweis für die willentliche Aktivierung eines Teilbereichs des vegetativen Nervensystems, der Immunantwort. Gesunde Freiwillige »wurden [dabei] 10 Tage lang in Meditation (Meditation des dritten Auges), Atemtechnik (Hyperventilation im Wechsel mit Atemanhalten) und Kälteexposition (Eintauchen in eiskaltes Wasser) geschult«. Die Kontrollgruppe wurde nicht trainiert. Dann wurden beide Gruppen mit Toxinen aus dem Bakterium *Escherichia coli*, auch Kolibakterien genannt, geimpft. *E. coli* befindet sich normalerweise im Darm und ist harmlos, aber es gibt pathogene Stämme, die zum Beispiel Lebensmittelvergiftungen verursachen.

Nachdem sie das Gift bekommen hatten, ging die trainierte Gruppe ihren erlernten Techniken nach, während die Kontrollgruppe gar nichts tat. Blutproben zeigten, dass die trainierte Gruppe eine geringere Freisetzung von entzündungsfördernden Botenstoffen aufwies, die die Forscher mit einem starken Anstieg des Hormons Adrenalin verbanden, von dem bekannt ist, dass es Entzündungen verringert. Wenn man davon absieht, dass Wim Hof den Zusammenhang zwischen seiner außergewöhnlichen Körperkontrolle und dem vegetativen Nervensystem verstanden hatte, könnten sich von chronischer Entzündung, insbesondere von Autoimmunerkrankungen Betroffene, die niederländischen Ergebnisse zunutze machen.

So exotisch diese Beispiele auch anmuten mögen, sind wir doch fast alle in der Lage, durch Biofeedback einen roten Fleck auf dem Handrücken erscheinen oder die Handflächen warm werden zu lassen. In unserer heutigen Zeit suchen medizinische Erfinder nach Wegen, wie wir Anzeichen einer möglichen Krankheit oder eines Stressors durch ein am Handgelenk getragenes Gerät überwachen können, mit dem wir dann, wiederum durch einfaches Biofeedback, zum normalen Gleichgewicht zurückkehren können.

Die große Frage ist, wie ein Leben im Zeichen des geistigen Körpers, des beseelten Leibs, aussehen würde, ob es einen Quantensprung bei der Lebensqualität bewirken würde. Wir glauben, dass dies die logische Folge wäre, so wie im Fall der bemerkenswerten Frau, die wir Ihnen nun vorstellen werden.

TAO: FRIEDEN UND LEIDENSCHAFT

Man kann sich kein besseres Beispiel für jemanden mit einem heilsamen Lebensstil wünschen als Tao. Mit ihrer Mandelhaut und ihren dunklen Haaren, sie ist das Kind eines französischen Vaters und einer indischen Mutter, hat sie eine starke körperliche Präsenz. Aber noch auffälliger ist ihre persönliche Ausstrahlung, eine Art lächelnde Gelassenheit, die wir uns, wenn wir Taos Alter von 98 (Anfang 2017) erst einmal erreicht haben, nur wünschen können. Tao ist die älteste professionelle Yogalehrerin der Welt, sie steht im Guinness Buch der Rekorde. Noch immer unterrichtet sie sechs bis acht Yogastunden pro Woche im Raum New York.

Auf die Frage nach ihrer Definition von Yoga antwortet Tao sofort: »Vereinigung, Einheit«. Auf die Frage, ob sie jemals in Rente gehen will, antwortet sie lachend: »Ich werde Yoga unterrichten, solange ich atmen kann.«

Wenn man sich ihr Leben anschaut, dann scheint dieses einzigartig und außergewöhnlich zu sein wie kaum ein anderes. 1918 als Tao Porchon geboren, entstammt sie einer wohlhabenden Familie in Pondicherry, dem französischen Teil Indiens an der Südwestküste. Ihre Mutter starb bei der Geburt und so wurde sie von ihrer Tante und ihrem Onkel aufgezogen. Mit acht Jahren bekam sie mit, wie in einem Zimmer des Hauses Familie und Besucher einem auf dem Boden sitzenden Mann die Füße berührten, das traditionelle Zeichen der Verehrung in Indien.

Tao spricht über ihre Erfahrungen mit klarer und deutlicher Stimme: »Ich wurde aus dem Zimmer gescheucht, doch eines Nachts weckte mich mein Onkel in aller Frühe auf. ›Wir machen eine Reise‹, flüsterte er. ›Sag deiner Tante nichts davon, denn sonst macht sie sich Sorgen.‹ Ich hatte keine Ahnung, wohin mich mein Onkel mitnahm, aber wie sich herausstellte, war es der erste von zwei Märschen, die ich mit Mahatma Gandhi machen sollte. Er war der Mann, dessen Füße alle berührt hatten.«

Dieses einzigartige Ereignis brachte Tao auf den Weg des Friedens, den sie ihr ganzes Leben lang verfolgen sollte. Die Lockerheit der jungen Yogaschüler am Strand hat sie dazu bewegt, selbst Yoga zu machen, obwohl das damals – es sind die Zwanzigerjahre – so gut wie ausschließlich Männersache war. Tao wuchs in einer spirituellen Atmosphäre auf. Unter der Leitung von Koryphäen wie Sri Aurobindo, damals der berühmteste Guru in diesem Teil Indiens, der später Weltruf erlangen sollte, entwickelte sie ihre eigene bewusste Lebensphilosophie. Diese ist im Wesentlichen herzzentriert und sieht die Liebe als die universelle Kraft, die alle Formen der Trennung zu heilen vermag.

Tao glaubt fest an den inneren Weg und daran, auf das eigene Herz zu hören. Aber es gibt noch einen anderen Weg, den sie beschritten hat und der im Gegensatz zu einem Leben der Kontemplation und des Yoga zu stehen scheint. Der Grundsatz »Es gibt nichts, was du nicht machen kannst« hat Tao zu sagenhaften äußeren Errungenschaften geführt. Sie alle aufzulisten ist unmöglich. Tao war Friedensaktivistin und marschierte mit Dr. Martin Luther King Jr. Dann machte sie in den Fünfzigerjahren Karriere in Hollywood – während des Zweiten Weltkriegs war sie in London Kabarettsängerin gewesen. Aber es gab auch die Rolle als Ehefrau Tao Porchon-Lynch (1982 wurde sie Witwe, Kinder hat sie nicht), als Turniertänzerin im Tango, wo sie Hunderte Siegestrophäen gewonnen hat, und – vielleicht am ungewöhnlichsten – als Weinkennerin und Schriftstellerin. Das Einzige, was sie nicht interessiert, ist ihre Langlebigkeit: »Konzentrieren Sie sich nicht so auf das Alter«, sagt sie mit einem Hauch von Ungeduld, »es existiert nicht.«

Hier könnte man noch viel mehr anführen, doch wir wollen Tao nicht als Superwoman oder als Beispiel für jemanden vorstellen, die es geschafft hat, ein Leben in Frieden und Leidenschaft zu führen. Das was sie erreicht hat, lässt sich nicht so einfach nachahmen, auch kommen die alten Zeiten Seite an Seite mit Filmstars, Schriftstellern, Aktivisten und politischen Führern so nicht zurück. Nicht das Einzigartige an Tao hat uns fasziniert, sondern das, was an ihr beispielhaft und nachahmenswert ist. Wenn wir einmal von ihrer Einzigartigkeit absehen, dann hat Tao fast 100 Jahre lang *ganz bewusst ihr eigenes Leben* gelebt und gestaltet. Wenn man ganz genau hinschaut, dann sieht man, dass sie zeitlebens

- ihr Innenleben in den Vordergrund gestellt hat.
- ihren Gefühlen und ihrer Intuition vertraut hat.
- die Gegenwart als Quelle einer ständigen Erneuerung begriffen hat.
- eine emotionale Widerstandskraft entwickelt hat und alte Verletzungen und Rückschläge weggesteckt und hinter sich gelassen hat.
- ihre wahren Überzeugungen dazu genutzt hat, um Veränderungen zu erreichen.
- jeden Tag aufs Neue der Liebe und dem spirituellen Wachstum vertraut hat.

Das nennen wir einen beispielhaften heilsamen Lebensstil. Und es ist nicht so, dass Tao nicht auch schmerzliche Erfahrungen gehabt hätte. Angefangen mit dem Tod der Mutter, dem Verlust Ihres Ehemannes bis hin zu drei Hüftoperationen. Aber anstatt darunter zu leiden, hat sie bewusst das Gegenteil getan – sie ist noch dynamischer und widerstandsfähiger geworden. Man könnte sagen, dass es für Tao nur zwei Arten von Erfahrungen gibt, weder gute noch schlechte, weder freudvolle noch schmerzliche, sondern solche, die sie annimmt und solche, die sie heilsam lösen muss. Auch Sie können so leben.

DENKANSTÖSSE

Hier ein Beispiel dafür, welche praktischen Schwierigkeiten sich durch die Trennung von Geist und Körper bei dem ganz bekannten Problem der Gewichtskontrolle auftun. Millionen Menschen machen alle möglichen Modediäten, wollen abnehmen und ihr Gewicht halten, doch vergebens. Wie oft haben Sie nicht auch schon Folgendes gehört, ja vielleicht sogar selbst geäußert?

- »Ich schaue in den Spiegel und hasse, was ich da sehe.«
- »Schokolade ist mein Untergang – sie geht gleich an die Hüften.«
- »Nach meiner Scheidung habe ich fünf Kilo zugenommen, das ging so schnell, ich kann es kaum glauben.«
- »Ich habe schon alles versucht, aber ich nehme einfach nicht ab.«
- »Ich nehme ein paar Kilo ab, aber dabei bleibt es dann.«

So klingt eine Gesellschaft, in der Fettleibigkeit epidemische Ausmaße angenommen hat und in der Diäten nicht funktionieren – weniger als zwei Prozent aller Abnehmwilligen verlieren erfolgreich mindestens zweieinhalb Kilogramm und halten das neue Gewicht wenigsten zwei Jahre lang. Zeitschriftenredakteure wissen sehr wohl, dass sie den Umsatz steigern können, indem sie mit dem Versprechen, dass es diesmal ganz einfach geht, eine neue Modediät auf das Cover setzen. Bei all dem Diätfrust, was könnte die Einheit von Körper und Geist hier groß bewirken?

Weil das Gewicht hier eben nicht das Problem ist. Der gemeinsame Nenner aller obigen Aussagen ist doch, dass ein »ich« mit »ihm«, dem Körper, unzufrieden ist. Das Essen gerät dann zum Kampf zwischen dem, was der Geist zu erreichen versucht, und dem, was der Körper umsetzt. Im Kopf der ganz normalen Abnehmwilligen spielt sich Folgendes ab:

- Man stellt sich vor, wie viel man abnehmen wird.
- Man glaubt, bei der nächsten Diät wird alles anders.
- Man hasst sein Aussehen.

- Man wünscht sich mehr Willenskraft.
- Menschen mit »perfektem« Körper werden beneidet.
- Schuld und Schamgefühle machen sich breit.
- Man gelobt, dass man morgen durchhält.
- Man hat das Gefühl, mit seinen Essgewohnheiten in der Falle zu sitzen.

Das ist ganz schön viel mentale Energie für ein Projekt – zweieinhalb Kilogramm abnehmen und das Gewicht halten –, und dann klappt es höchstwahrscheinlich nicht einmal. Das Projekt ist von vornherein zum Scheitern verurteilt, weil es die Verbindung von Körper und Geist missachtet beziehungsweise unterminiert:

- Es werden mehr Kalorien zugeführt als benötigt.
- Zu viel Fett und Zucker müssen verarbeitet werden.
- Giftstoffe aus Nahrung, Luft und Wasser müssen ebenfalls verarbeitet werden.
- Das gilt auch für niedriggradige Entzündungen, die durch Fast Food und Junk Food noch verstärkt werden.
- Man muss mit den Hochs und Tiefs durch unregelmäßiges Essen umgehen.

Die Trennung von Geist und Körper ist weder selten noch harmlos. Und sie ist auch der Grund dafür, warum Diäten nicht anschlagen, die eigentlich ohnehin völlig unnötig sind. Als geistiger Körper sollten wir eigentlich nur tun, was Körper und Geist eigentlich wollen: normal essen und auf die Signale von Hunger und Sättigung hören.

Normalerweise werden im natürlichen Biorhythmus zwei Hormone ausgeschüttet, Leptin und Ghrelin. Wenn der Magen leer ist, wird dort Ghrelin gebildet und dem Gehirn damit signalisiert, dass es Hunger hat. Wenn Sie genug haben, hat das mit Leptin zu tun, einem Hormon, das von Fettzellen gebildet wird und den Hunger-Sättigungs-Rhythmus moduliert.

Tatsächlich stehen Adipositas und Leptin beide mit dem Risiko der Alzheimer-Krankheit in Verbindung. Epidemiologische Studien zeigen, dass ein höherer Leptinspiegel mit einem geringeren Alzheimer-Risiko verbunden ist, ein niedrigerer Spiegel dagegen bei Patienten auftaucht, die bereits an der Krankheit leiden. Leptin-Rezeptoren sind im Hippocampus stark vertreten. Hier ist das Kurzzeitgedächtnis verankert, was bei Alzheimer besonders in Mitleidenschaft gerät. Eine Leptingabe führte in Alzheimerstudien an Mäusen tatsächlich zu einer geringeren Erkrankungsrate. Dies ist ein weiterer Beleg für die Verbindung von Darm und Gehirn.

GEWICHTSZUNAHME: IHR KÖRPER IST NICHT SCHULD

Der Grund, warum die ersten operativen Therapien bei Fettleibigen erfolglos waren, war der, dass bei einer Magenbypass- oder Beckenbandoperation der Magen intakt gelassen wurde, allerdings deutlich verkleinert. Anstatt Cheeseburger mit Pommes frites zu vertilgen, sollte von nun an ein Drittel davon bereits zur Sättigung führen – oder hätte es zumindest sollen. Die Betroffenen berichteten allerdings, dass sie immer noch sehr hungrig waren, auch wenn ihre nun kleineren Mägen voll waren. Der Grund war, dass der verkleinerte Magen immer noch die volle Menge Leptin und Ghrelin ausschüttete.

Wir lernen, dass man nicht dann genug hat, wenn der Magen voll ist, sondern dann, wenn das Gehirn, insbesondere der Hypothalamus es sagt. Trennt man nun Geist und Körper, wird das Gehirn außer Gefecht gesetzt oder besser gesagt, verzerrt sich die Beziehung zum eigenen Gehirn. Anstatt auf den natürlichen Biorhythmus zu hören – er steuert Hunger und Sättigung –, zwingen wir ihm unser eigenes Verhalten auf. Und weil wir einen freien Willen haben, kann das praktisch alles sein. Da unser soziales Gefüge heutzutage ohnehin gestört ist, kann das bedeuten, dass schon Kinder Gewohnheiten entwickeln, an die sich das Gehirn im Laufe des Lebens anpasst:

- Weiteressen, nachdem man voll ist
- Verzehr von zu viel Zucker und Fett
- Alkoholkonsum
- Snacks und Naschen zu jeder Zeit
- »Gefühle herunterschlucken«
- Unregelmäßig essen
- Sich unausgewogen und einseitig ernähren (gemüse- und ballaststoffarm)
- Zu viel essen, weil man den Kampf ums Abnehmen aufgegeben hat und es einem nun egal ist

Je mehr nun der Körper an Gewicht zulegt und die Form verliert, desto eher ist die betroffene Person geneigt, ihn dafür zu verurteilen, dass er nicht mitmacht. Aber die mangelnde Kooperationsbereitschaft hat ihren Grund ganz woanders, nämlich in der schwachen Verbindung zwischen Körper und Geist. Schauen wir uns das genauer an: Wie bereits erwähnt, kontrollieren zwei Hormone, Leptin und Ghrelin, Hunger und Sättigung. Als Leptin 1994 vom Molekulargenetiker Jeffrey Friedman und Kollegen bei Tieren entdeckt wurde, schrieb die *New York Times* enthusiastisch: »Zu gut, um wahr zu sein – ein Hormon, das Tiere und vielleicht auch Menschen weniger essen und sich mehr bewegen lässt. Forscher sagen, dass sie genau so etwas gefunden haben.« Pharmaunternehmen waren immer schon bestrebt, ein Medikament zur Erhöhung des Leptinspiegels zu entwickeln. Dieses würde dem Gehirn signalisieren, den Appetit zu unterdrücken und die körperliche Aktivität zu erhöhen.

Aber die Geschichte wurde schon bald komplizierter. Zunächst einmal produzieren fettleibige Menschen größere Leptinmengen, weil sie mehr Fettzellen haben als Normalgewichtige. Warum aber hemmt das Leptin ihren Appetit nicht? Das weiß niemand so genau. Zu den relevanten Faktoren gehört eine Leptinresistenz, bei der die Rezeptoren für dieses Hormon überlastet sind – ähnlich der Art und Weise, wie die Überproduktion von Insulin zu einer Insulinresistenz führt. Leptin und Ghrelin sind Signalmoleküle, die als Neuropeptide bekannt sind. Womöglich sind ihre Rezeptoren im Gehirn durch ständiges

Überessen überlastet, aber das Ganze wird kompliziert, weil in der gleichen Hirnregion, dem Hypothalamus, auch der Gesamtstoffwechsel kontrolliert und reguliert wird, also wie viel Energie gerade benötigt wird und im Umlauf ist.

Andere Hinweise deuten darauf hin, dass es Probleme mit den Signalwegen gibt, die vom Hypothalamus abgehen, nachdem dieser Leptin erhalten hat. Dann gibt es noch die Möglichkeit, dass nicht genug Leptin die Blut-Hirn-Schranke passiert. Und schließlich der genetische Faktor: Mausstudien aus dem Jahr 2004 an der Columbia University haben gezeigt, dass früh im Leben der Leptinspiegel Schaltkreise im Gehirn verändern kann und damit beeinflusst, wie viel Nahrung jemand als Erwachsener aufnimmt. Dies scheint mit den Erkenntnissen übereinzustimmen, wonach Säuglinge, die zu viel gefüttert werden, später ein höheres Risiko haben, fettleibig zu werden. Anscheinend ist Leptin in der Lage, das Gehirn so zu verändern, dass es zu einem veränderten Hungergefühl kommt. Ein Mensch kann also beides, Hunger haben, weil es zu viel oder weil es zu wenig Essen gibt.

Es ist schon faszinierend, dass Leptin so etwas bewerkstelligt, aber Sie selbst können, was das Training Ihres Hirns angeht, noch viel mehr – weil Sie es bewusst tun können. Wollen Sie die Lücke zwischen Geist und Körper in puncto Ernährung schließen, dann machen Sie doch einmal das folgende einfache Achtsamkeitsexperiment.

Achtsam essen

Wenn man etwas bewusst macht, und Essen gehört dazu, dann überschreibt man die Standardeinstellung und kommuniziert direkt mit den höheren Hirnfunktionen, die für bewusste Gedanken und Handlungen zuständig sind. Oftmals essen wir einfach unbewusst, ohne die Folgen unseres Tuns zu bedenken.
Das lässt sich mit einer einfachen Achtsamkeitsübung ändern.
Gehen Sie bei Ihrer nächsten Haupt- oder Zwischenmahlzeit einfach wie folgt vor:

Schritt 1: Halten Sie inne, bevor Sie den ersten Bissen nehmen, und atmen Sie tief durch.
Schritt 2: Fragen Sie sich: »Warum esse ich das?«
Schritt 3: Schreiben Sie die Antwort auf, ganz gleich, wie sie ausfällt. Vielleicht fangen Sie sogar ein Essenstagebuch an.
Schritt 4: Treffen Sie eine bewusste Entscheidung, ob Sie etwas essen wollen oder nicht.

Das war schon alles. Mehr ist nicht zu tun. Dennoch haben diese wenigen Schritte eine große Wirkung. Das Ziel sollte sein, zu einem normalen Biorhythmus von Hunger und Sättigung zurückzukehren. Wenn Sie also innehalten, um eine bewusste Entscheidung zu treffen, dann sollte die Antwort auf die Frage »Warum esse ich?« lauten: »Weil ich Hunger habe«. Natürlich gibt es noch eine Reihe anderer Gründe, warum wir essen, etwa diese:

- »Mir ist langweilig.«
- »Ich kann nicht widerstehen.«
- »Ich brauche Trost.«
- »Man kann doch das gute Essen nicht einfach so stehen lassen.«
- »Ich bin gestresst.«
- »Ich habe Appetit.«
- »Ich bin deprimiert.«
- »Ich mache mir Sorgen.«
- »Ich weiß auch nicht, warum.«
- »Ich bin einsam.«
- »Mir hängen Diäten zum Halse raus.«
- »Die Menschen in meiner Umgebung essen auch.«
- »Es ist nicht mehr viel übrig. Da kann ich die Packung genauso gut alle machen.«
- »Mir ist nach Feiern zumute.«

Auf Ihre Frage nach dem Grund, warum Sie essen, kommen bestimmt auch manche der hier genannten Gründe ins Spiel. Bewerten Sie diese Gründe nicht und verzichten Sie nicht aufgrund von Schuldgefühlen aufs Essen. Achtsamkeit hat mit Bewusstsein zu tun, nicht mehr und nicht weniger. In diesem Zustand sind Sie sich Ihrer selbst bewusst, und das ist das Entscheidende. Denn dann lassen sich Veränderungen viel einfacher erreichen als in anderen Zuständen. Mit dem unbewussten Essen aufzuhören ist bei Menschen mit leichtem bis mittlerem Übergewicht oft der entscheidende Schritt in Richtung Gewichtsoptimierung.

Wie Sie sehen, gibt es also auch ein Leben jenseits der Diät, einen Ausweg für all jene, die von sich sagen, »ich habe alles versucht, aber nichts hat funktioniert«. Ein ganzheitlicher Ansatz beim Abnehmen macht Schluss mit dem sinnlosen Kämpfen. Ihr Körper ist nicht mehr der Feind und Sie nicht sein Opfer.

DER BEWUSSTE ESSER

Wir wollen hier bestimmt nicht den Wert der Forschung über die Verdauung schmälern. Schon dem Studium eines einzelnen Hormons wie Leptin ließe sich eine ganze Forscherkarriere widmen – und das wurde es auch – und doch wurde das Versprechen auf eine Gewichtsreduktion nicht eingelöst. (Die Pharmaindustrie bietet eine ganze Reihe von rezeptfreien oder verschreibungspflichtigen Diätpillen, von sogenannten Fettverbrennern bis hin zu Appetitzüglern, aber deren Wirkung ist im besten Falle unbewiesen, unwirksam, mit Nebenwirkungen behaftet oder klinisch unbedeutend.)

Dank des ganzheitlichen Ansatzes beim Abnehmen wird eine ganze Schar selbstzerstörerischer Glaubenssätze keine Macht mehr über Sie haben. Betrachtet man die psychologische Seite der Esssucht, dann haben wir es mit einem regelrechten Teufelskreis zu tun. Aus schmerzlichen Überzeugungen werden Ausreden. Als Beispiel nehmen wir hier die Vorstellung »Ich hatte immer Gewichtsprobleme, das muss angeboren sein«. Nichts könnte kontraproduktiver sein, und es gibt wissenschaftliche Belege, die dies auch noch bekräftigen. In der Tat gibt es genetische Anzeichen, die darauf hindeuten, dass manche Menschen eher zunehmen.

Das Gen zu kennen, welches die Leptinausschüttung beeinflusst, ist sicherlich sinnvoll. Bei manchen übergewichtigen Menschen kommt es durch eine Mutation in diesem Gen zu einem Leptinmangel, was zu einer überstarken Gewichtszunahme führt. In der öffentlichen Wahrnehmung ist Leptin mit Fettleibigkeit verbunden, und allein deshalb muss man der Sache schon nachgehen. Wir haben jedoch auch darüber gesprochen, dass sich die frühen Heilserwartungen bezüglich Leptin nicht bewahrheitet haben, und genauso verhält es sich mit der Suche nach dem einen »Fett-Gen«. Im besten Fall machen die Gene nur einen gewissen Prozentsatz beim Übergewicht aus – alle anderen Faktoren unterliegen unserer Einflussnahme, darunter unsere Einstellung, unsere Ernährungsgewohnheiten und das, was wir von unserer Familie mitbekommen haben. Diese Faktoren unterliegen dem freien Willen, man muss nur lernen, sie zu verändern. Die gute Nachricht ist, dass sich im Falle einer Veränderung auch die Gene anpassen und im Sinne einer Heilung mitarbeiten.

Aber es gibt noch andere innere Einstellungen, die den Teufelskreis in Gang halten und aus Schuldgefühlen handfeste Ausreden werden lassen. Welche der folgenden Ausreden haben Sie schon einmal vorgebracht?

- Die Vorstellung, dass Essen glücklich macht, wenn man traurig ist
- Die Vorstellung, dass Sattsein zufrieden macht
- Die Vorstellung, dass bekannte Risikofaktoren (wie hoher Fett-, Zucker- und Salzgehalt) bei einem selbst nicht zutreffen – man denkt auf magische Weise, davor geschützt zu sein
- Die Vorstellung, dass nebenbei eingenommene Snacks irgendwie nicht zählen
- Die Vorstellung, dass es egal ist, wie viel man wiegt
- Die Vorstellung, dass es einem nichts ausmacht, was andere Leute denken

Alle diese Überlegungen gehen gleich zweimal nach hinten los. Zum einen liefern sie eine bequeme Ausrede, zum anderen machen sie die Sache nicht besser. Je besser die Ausrede, desto schlimmer der Fehler. Realistisch zu sein bedeutet bei unserem Ansatz, den Teufelskreis durch eine realistische Sichtweise statt Wunschfantasien zu durchbrechen. Wir bauen auf die positiven Effekte, der Wahrheit ins Auge zu blicken, auch wenn viele Menschen mit Gewichtsproblemen glauben, dass sie das niemals schaffen – der Blick in den Spiegel ist ja schon schlimm genug.

Natürlich braucht das alles seine Zeit, aber sich darüber bewusst zu werden, ist der Mühe wert. Wir haben gesehen, wie Menschen durch Meditation ganz leicht wieder zu ihrem Normalgewicht gelangten. Lebensfreude trat an die Stelle des zwanghaften Essens, und wenn das passiert, dann normalisiert sich auch der ganze Rest. Man erkennt die Sinnlosigkeit des Kampfes gegen den eigenen Körper nur, wenn man sich aus der Dualität befreit. Sie sind hier, um sich Ihrer Gedanken, Gefühle, Wünsche und Hoffnungen zu erfreuen. Gewichtsprobleme haben wir nur deshalb herausgegriffen, weil sie Millionen Menschen betreffen, und weil sich die meisten Abnehmwilligen nicht vorstellen können, dass Gewichtsverlust auch ein Teil des persönlichen Wachstums sein kann. Im Großen und Ganzen geht es uns um ein bewusstes Leben, das ist unser Ziel. Da es, wie wir wissen, so wichtig ist, die Trennung von Geist und Körper zu überwinden, wollen wir nun die Erfüllung, die mit einem bewussten Leben im Alltag einhergeht, näher betrachten.

7

ACHTSAM ODER ACHTLOS?

Als wir die Harvard-Professorin Ellen Langer das letzte Mal trafen, war sie gerade dabei, die Welt der Psychologie in Erstaunen zu versetzen. Sie schickte siebzigjährige Männer in eine Zeitkapsel und diese kamen scheinbar verjüngt daraus hervor. Zeitreisen sind im Alltag jedoch nicht anwendbar. Nachdem sie ihre These auf spektakuläre Weise unter Beweis gestellt hatte, nahm sich Langer einer noch größeren Sache an: der Achtsamkeit. Auch wir haben ja diesen Begriff verwendet und gezeigt, dass er längst nicht mehr nur mit östlichen spirituellen Praktiken verbunden wird. Langer hat die Achtsamkeit mit der folgenden Definition nun ganz verwestlicht: Achtsamkeit, so sagte sie vor dem Publikum einer medizinischen Fakultät, findet dann statt, wenn man Neues wahrnimmt, alte Vorstellungen infrage stellt und dann gemäß der neuen Erkenntnisse handelt. Unser Ziel eines heilsamen Lebensstils hat genau damit zu tun.

Langer machte deutlich, dass das Alltagsverhalten eine ziemlich geistlose Angelegenheit sei. Eines ihrer Lieblingsbeispiele stammt aus ihrer eigenen Erfahrung: »Ich war einkaufen und habe der Kassiererin meine Kreditkarte gegeben. Diese sah, dass sie nicht unterschrieben war.« Langer unterschrieb pflichtschuldig die Karte, und die Kassiererin führte sie durch das Lesegerät. Dann bat sie Langer, die Quittung zu unterschreiben. »Die Kassiererin verglich die beiden Unterschriften, um sicherzustellen, dass es sich um die gleiche Person handelte«, erinnert sich Langer. Dabei hält sie kurz inne, und es dauert einen Moment, bis das Publikum zu lachen anfängt. Warum müssen zwei Unterschriften verglichen werden, wenn man gerade gesehen hat, dass beide von ein und derselben Person stammen? Kleine Fälle von sinnlosem Verhalten binden uns an die Vergangenheit und blockieren die Möglichkeit, im Augenblick lebendig zu sein, aufmerksam für ungeahnte Möglichkeiten. In der Tat nennt Langer ihr Streben nach Achtsamkeit die »Psychologie des Möglichen«.

In diesem Buch machen wir nun den großen Sprung hin zur ultimativen Möglichkeit: Wir wollen die ganze Zeit über bewusst sein. Aber ist das überhaupt machbar angesichts so vieler Fristen, Rechnungen, schulpflichtiger Kinder? Bei so viel Stress und Anspannung, die von allen Seiten auf uns einstürmen, muss doch die Aufmerksamkeit leiden. Am Ende reagieren wir nur noch, statt aufmerksam zu sein, aller guten Absichten zum Trotz. Halten Sie einen Moment inne und überlegen Sie kurz, wie der Tag bisher verlaufen ist. Wenn es Ihnen so geht wie den meisten Menschen, werden Sie die meiste Zeit reagieren, anstatt aufmerksam zu sein und darauf zu achten, was vor sich geht. Sie leben unbewusst und finden das auch ganz normal. Welche der folgenden Dinge treffen auf Sie zu?

So sieht ein unbewusster Tag aus:

- Sie essen unregelmäßig oder nebenbei.
- Sie essen Fertiggerichte oder Fast Food.
- Sie fühlen sich schlecht wegen Ihres Körpers oder Ihres Gewichts, genau wie am Tag zuvor und am Tag danach.
- Sie handeln eilig und unter Druck.
- Sie hören, dass Ihr Ehepartner oder Ihre Kinder was sagen, hören aber nicht wirklich zu.
- Sie reagieren negativ auf andere, ohne zu prüfen, ob das gerechtfertigt oder richtig ist.
- Sie finden nichts Schönes an diesem Tag.
- Ein Problem bedrängt Sie, Sie machen sich Sorgen, suchen aber nicht nach einer Lösung.

- Sie haben Angst vor der Zukunft.
- Etwas aus der Vergangenheit belastet Sie.
- Sie haben das Gefühl in der Falle zu sitzen.
- Sie fühlen sich nicht sicher oder sind verunsichert.
- Sie sind einsam.
- Sie teilen einem Freund/einer Freundin gegenüber aus, ohne nachzudenken.
- Sie spielen das Opfer.
- Sie stehen nicht für sich ein.
- Sie gehen den Weg des geringsten Widerstandes, um niemandem wehzutun.

Es ist erstaunlich, wie viele unbewusste Reaktionen und Verhaltensweisen wir als ganz normal betrachten. Gedankenlosigkeit wird zum Normalfall. Nur wenn man das erkennt, kann es eine Veränderung geben. Nur wenn die unbewussten negativen Ereignisse keine Macht mehr über Sie haben, kann es zu einer wahren Heilung kommen. Hier gibt es ein ganzes Spektrum von Möglichkeiten, die zwischen den beiden Polaritäten angeordnet sind:

unbewusst ←——→ bewusst

Auf diese Weise lassen sich ganz wertfrei Katastrophe und Erfüllung darstellen. Ganz links wäre ein völlig unbewusster Lebensstil, in dem alles Heilende unbeachtet bleibt, was schließlich zu einer Katastrophe führt. Am anderen Ende steht ein völlig bewusster Lebensstil, bei dem auf jedes mögliche Problem eingegangen wird und so Raum für die volle Erfüllung geschaffen wird. Nur wenige von uns leben in einem dieser beiden Extreme, ganz im Himmel oder ganz in der Hölle. Wir befinden uns irgendwo in der Mitte: Manchmal handeln wir unbewusst, manchmal handeln wir im vollen Bewusstsein. Wir akzeptieren diese Grauzone irgendwann als ganz normal, ohne dass wir den Schaden, der mit der Zeit entsteht, bemerken.

BRENDA: EINE GESCHICHTE AUS DER GRAUZONE

Vor ein paar Jahren zog sich eine Frau, die wir Brenda nennen wollen, im Winter eine Erkältung zu. Diese verschwand nicht sofort, sondern kam immer wieder. Sie nahm das hin, ärgerte sich allerdings über den hartnäckigen Husten, den sie bekam. Dann setzte ein Fieber mit großer Heftigkeit ein. Auch das nahm sie hin, bis eines Nachts alles zusammenbrach.

»Ich saß im Bett, schwitzte und war ganz schwach. Mein Mann ist sehr fürsorglich. Er hielt mich und versicherte mir, dass alles wieder in Ordnung käme. Aber ich wusste, dass ich sehr krank war. Eine Freundin kam mit einer Hühnersuppe vorbei. Zufällig ist sie Krankenschwester und sagte mir, nachdem sie mich gesehen hatte, dass ich sofort in die Notaufnahme gehen soll«, erinnert sich Brenda.

Das hat ihr wahrscheinlich das Leben gerettet, denn in der Notaufnahme stellte man eine Lungenentzündung fest, die bereits ihre Atmung beeinträchtigt hatte. Tatsächlich stand sie kurz vor einem Atemstillstand und musste an ein Beatmungsgerät angeschlossen werden. Normalerweise würde eine Antibiotikagabe die Infektion beseitigen, aber ein Bluttest ergab, dass Brenda Diabetikerin war. Seit ihrer Jugend hatte sie immer mit ihrem Gewicht zu kämpfen gehabt, und Typ-2-Diabetes ist bei Fettleibigkeit sehr verbreitet. Damit sie sich das Beatmungsgerät nicht wegriss, mussten die Ärzte sie in eine Art künstliches Koma mit hohen Valiumdosen versetzen. Das war eine drastische Maßnahme, aber es musste sein.

»Ich war fassungslos. Zwei Tage zuvor hatte ich nur eine Erkältung, und jetzt sagte man mir, ich könne sterben«, erzählt sie. »Über Nacht hatte sich mein Leben in einen Albtraum verwandelt.«

In den nächsten 19 Tagen ging es immer wieder auf und ab. Phasen der Bewusstlosigkeit wechselten sich mit diffusen Wachzuständen ab. Die Ärzte führten diese herbei, weil sie wissen wollten, wie es um Brenda stand. Doch die fand diese Episoden eher erschreckend.

»Ich wachte auf und fragte mich, ob ich im Begriff war zu sterben. Ich hatte keine Kontrolle mehr über meinen Körper, und lag mit all den Nadeln, Infusionsschläuchen und piepsenden Monitoren da im Bett. Es war das Schlimmste, was mir je passiert ist.«

Brenda war nicht darauf vorbereitet gewesen, dass es so schlimm kommen würde, und als die Ärzte ihr sagten, dass sie außer Lebensgefahr, dass die Lungenentzündung weg sei, ging sie nach Hause, immer noch in Sorge. Freunden berichtete sie immer wieder, wie nah sie dem Tod gewesen war und machte damit ihr Gefühl der Angst und des Kontrollverlusts noch schlimmer. In gewisser Weise war sie im Krisenmodus geblieben, was überhaupt nicht zu ihr passte.

Mit 53 Jahren sah Brenda sich als eine starke Frau, die ihr ganzes Leben danach gestrebt hatte, voranzukommen. Sie war weit mehr als bloß die Überlebende einer Krankheit. In eine arme Arbeiterfamilie hineingeboren, kam sie nicht über die Highschool hinaus, wobei ihr klar war, dass sie anders war als die anderen in der Familie. Sie wusste, was das Leben zu bieten hat, und deshalb beschloss sie mit 18, ihr eigenes Leben zu leben.

»Ich sah Mädchen in meinem Alter, die viel zu früh schwanger wurden, sich dann auf Ehen einließen, die sie nicht wollten, oder sich irgendwie hineinfanden. Die Männer hatten tendenziell miese Jobs und verbrachten viel Zeit mit einem Bier vor dem Fernseher. Das hinter mir zu lassen, fiel mir nicht schwer«, sagt sie.

Sie war in die Welt hinausgegangen und hatte etwas aus sich gemacht. Brenda hatte, wie sie fand, eine große Selbstbeherrschung. Sie half Menschen in Not, gründete eine Einrichtung, die Obdachlose mit Essen versorgte, und leitete Selbsthilfegruppen. Von dem Zeitpunkt, als sie ihr Elternhaus verließ, bis in ihre mittleren Jahre führte sie ein bewusstes, selbstbestimmtes Leben. Aber nach dem Kampf mit der Lungenentzündung schien sich das alles aufzulösen. Brenda war depressiv und traf ihre Freunde nicht mehr so oft. Die gemeinsamen Abendessen, bei denen sie immer so gerne gekocht hatte, wurden seltener. Medizinisch gesehen bekam sie den Blutzucker durch das tägliche Insulinspritzen unter Kontrolle, aber die Ärzte sagten ihr auch, dass der bereits durch den Diabetes entstandene Schaden nicht vollständig behoben werden könne.

»Ich ging zu drei Spezialisten in der Woche. Mein Sehvermögen wurde durch Schäden an der Netzhaut beeinträchtigt. Ich bekam schreckliche Darmschmerzen, und man sagte mir, es sei eine Divertikulose. Meine kalten Füße waren auf einen verminderten Blutfluss zu meinen Extremitäten zurückzuführen.« Brenda lacht schroff: »Ich war ein Wrack. Ich konnte das nicht glauben.«

Dieser anscheinend so plötzliche Verlust der Lebensqualität vollzog sich jedoch nicht von heute auf morgen – alles hatte eine Vorgeschichte. Ihre Adipositas spielte eine entscheidende Rolle dabei. Sie führte zu erhöhten Blutzuckerwerten sowie Kreislauf-, Verdauungs- und Sehproblemen. Brenda verdiente alle Sympathie und Fürsorge – die sie gesucht und auch bekommen hat –, denn die unbewusste Seite ihres Lebens forderte ihren Tribut. So schlimm ihre Krise auch war, sie führte doch auch ein normales Leben mit typischen Höhen und Tiefen. Wenn man es realistisch betrachtet, war sie mitten in der Grauzone unterwegs.

Es gibt einen alten Spruch, der lautet: »Es hat an einem Nagel gefehlt«. Der Spruch kommt ursprünglich aus einem alten Kinderreim aus der Zeit, als es noch Pferde und keine Autos gab:

»Mangels eines Nagels ging das Hufeisen verloren
mangels eines Hufeisens ging das Pferd verloren
mangels eines Pferdes ging der Reiter verloren
mangels eines Reiters ging die Nachricht verloren
mangels einer Nachricht ging die Schlacht verloren
mangels einer Schlacht ging das Königreich verloren
Und alles nur, weil es keinen Hufnagel gab.«

Also, was ist der Nagel, den Brenda und viele, viele andere Menschen verloren haben? Es ist die Verbindung zu ihrem Körper, zur Natur und zu sich selbst. Sie alle können nicht isoliert voneinander betrachtet werden. Ihr Körper entspricht Ihrem Verhältnis zur Natur, und wenn diese Verbindung abbricht, hören Sie auf, Sie selbst zu sein. Sobald Sie erkennen, dass die Gedanken, die Sie heute denken, und die Handlungen, die aus diesen Ideen und Gefühlen erfolgen, Ihren Körper direkt beeinflussen, wird sich Ihr Leben auf allen Ebenen verändern. Wobei der Begriff *Ebene* hier irreführend ist, denn der geistige Körper fügt alles zu einem einzigen Bewusstsein dessen, wer wir sind und was mit uns geschieht, zusammen. Die meisten von uns kennen den Ausdruck, dass man die Vergangenheit ruhen lassen soll. Doch unser gegenwärtiger Zustand ist das Ergebnis unserer Vergangenheit. In vielerlei Hinsicht sind die beiden untrennbar miteinander verbunden. Wir können die Vergangenheit nicht ändern, aber die Gegenwart sehr wohl.

Natürlich würde ein Skeptiker hier Einspruch erheben. Brendas Geschichte hatte mit medizinischen Problemen zu tun, die sie selbstverständlich nicht selbst hatte heilen können. Das heilende Bewusstsein ist gut und schön, ein hehres Ziel. Wir werden alle einmal krank und müssen behandelt werden. Wie hätte sich Brenda als Patientin in Not selbst helfen sollen?

Dies ist noch die harmlose Variante eines Einwands, den wir oft zu hören bekommen. Der Mythos, dass nur Medikamente und Operationen »echte« Medizin sind, hält sich hartnäckig. Wir müssen irgendwann zum Arzt. Dem heilenden Selbst tut das keinen Abbruch, sondern eröffnet ihm nur ein weiteres Aktionsfeld.

SORGEN UND DAS IMMUNSYSTEM

Wie wir bereits erwähnt haben, orientiert sich die klassische Medizin an der Biologie. Sie geht davon aus, dass der Geist nur eine Sache des Gehirns sei. In der Tat würden nicht nur Ärzte, sondern auch die meisten Wissenschaftler, die sich mit dem Thema befassen, behaupten: Gehirn = Geist. Wir haben die Gültigkeit dieser Annahme immer schon hinterfragt – und ja, es handelt sich um eine Annahme, nicht um eine Tatsache –, indem wir auf die Intelligenz des geistigen Körpers hingewiesen haben. Auf seiner Datenautobahn laufen Botschaften aller Zellen hin und her, dabei es werden die gleichen Signalmoleküle verwendet wie bei Nervenzellen.

Das aber bedeutet, dass Zellen achtsamer sind als wir. Nehmen wir das Immunsystem als Beispiel. Wenn es nicht gerade völlig zusammenbricht, dann ist das Immunsystem nie geistlos. Aber wenn Sie unachtsam sind, dann hat das weitreichende Folgen, sogar für die Intelligenz der Immunzellen. Lassen Sie uns hier einmal tiefer einsteigen und den aufstrebenden Forschungszweig der Psychoneuroimmunologie (PNI) vorstellen. Diese untersucht die Wechselwirkung zwischen mentaler Aktivität und Immunsystem. Die PNI ist eine der wenigen Bereiche, in denen die traditionelle Trennung zwischen körperlichen Erkrankungen und psychischen Störungen aufgehoben wird. Wir haben in der Geschichte von Marge bereits erwähnt, wie der Verlust einer geliebten Person der Gesundheit abträglich ist, einschließlich der Immunabwehr. Auch Rudy kann sich an sein erstes trauriges Schuljahr erinnern, als sein Vater gerade an einem Herzinfarkt früh gestorben war. Damals war er ständig erkältet. Zu dem Zeitpunkt wusste er noch nichts von der Verbindung zwischen Geist und Körper und davon, dass heftige Trauer zu einer verminderten Immunität mit potenziell schlimmen Folgen führt. Das kann ganz schnell gehen: Eine Studie mit 100 000 kürzlich verwitweten Ehegatten hat gezeigt, dass sich die Sterblichkeitsrate in der ersten Trauerwoche verdoppelt.

Da der Geist überall ist und alle Zellen durchdringt, könnte die Psychoneuroimmunologie im Grunde alle seelisch-geistigen Zustände betreffen, da sie das Immunsystem beeinflusst. Wir beschränken uns hier auf eine geistige Aktivität, die wir alle kennen: die Sorgen. Sorgen sind in vielerlei Hinsicht unachtsam. Sie tragen obsessive Züge und halten uns in einem Zustand der stressigen Angst. Darüber hinaus stehen sie einer vernünftigen Lösung im Wege und tragen von sich aus nichts zu einer Lösung des Problems bei. Obwohl im Grunde völlig überflüssig, sind sie quasi allgegenwärtig. Nach den Präsidentschaftswahlen 2016 zum Beispiel zeigten Gallup-Umfragen eine sofortige starke Zunahme der Sorgen. Wobei politische Turbulenzen und Präsidentschaftswahlkämpfe ohnehin zu einer verstärkten Sorgenbereitschaft führen. Dann entsteht die Angst vor der Zukunft, die Mutter aller Sorgen.

Doch Sorgen können auch sinnvoll sein. Wir sind auf das Schlimmste gefasst und im Zweifelsfall vorbereitet. Vermutlich gibt es sie nur deshalb. Dauerhafte und ausufernde Sorgen schaden langfristig jedoch der Gesundheit. Die PNI-Forschung zeigt, dass übermäßige Sorgen das Immunsystem beeinträchtigen und zu einer Vielzahl von Erkrankungen führen können, von Herzerkrankungen bis hin zu Alzheimer.

Allen, die nun behaupten, man müsse die Sorgen einfach durch Hoffnung ersetzen, sei gesagt, dass die Sorge, dass etwas Schlimmes passiert, nicht das Gegenteil der Hoffnung auf einen guten Ausgang darstellt. In beiden Fällen gibt es nämlich eine unterschwellige Angst vor der Zukunft. Da die Hoffnung eine positive Emotion ist, die mit anderen positiven Emotionen wie Optimismus und Akzeptanz verbunden ist, neigt sich das Pendel aber stark zu ihren Gunsten. Während beständige negative Gefühle buchstäblich tödlich sind, kann eine positive Einstellung bei so unterschiedlichen Erkrankungen wie Krebs oder HIV/AIDS den Verlauf begünstigen. Auch Asthma und Psoriasis/Ekzeme lassen sich durch positive Gefühle lindern und werden durch Stress, Depressionen und Angstzustände schlimmer.

Doch wie funktionieren diese positiven und negativen Effekte überhaupt? Das zu beantworten ist Aufgabe der PNI und ihres Begründers, des Psychologen Robert Ader, ehemaliger Direktor des Zentrums für Psycho-Neuroimmunologieforschung der Universität Rochester. 1974 gaben Ader und seine Kollegen Laborratten mit Saccharin gesüßtes Wasser, gefolgt von der Chemikalie Cytoxan, die ihr Immunsystem unterdrückte und Übelkeit verursachte. Als die Versuchsleiter die Ratten später mit winzigen Saccharindosen zwangsernährten, starben die Tiere. Je mehr Saccharin sie bekamen, desto schneller starben sie. Ader kam zu dem Schluss, dass nach ausreichender Konditionierung der Geschmack von Saccharin allein ausreichte, um das Immunsystem zu unterdrücken. Durch die verminderte Immunantwort kam es zu tödlichen bakteriellen und viralen Infektionen, die die Ratten normalerweise hätten abwehren können. Damit wurde erstmals die enge Verbindung zwischen Gehirn und Immunsystem aufgedeckt, der Bereich der Psychoneuroimmunologie – ein von Ader geprägter Begriff – war geboren. Die Vorstellung, dass das Immunsystem völlig autonom sei, wurde damit radikal infrage gestellt, weitere Erkenntnisse in dieser Richtung folgten.

1981 machte der Neurowissenschaftler David Felten, damals an der Indiana University School of Medicine, später an der University of Rochester tätig, eine weitere große Entdeckung: Er verband Nerven in der Thymusdrüse und Milz direkt mit Immunzellen. 1985 gelang der später gefeierten Neurowissenschaftlerin und Pharmakologin Candace Pert ein entscheidender Durchbruch: Sie entdeckte spezielle Miniproteine im Nervensystem, sogenannte Neuropeptide, die sowohl mit Neuronen im Gehirn als auch mit Immunzellen interagieren. Die Wirkung kann lang anhaltend sein: Neuropeptide stärken sowohl in Nerven- wie in Immunzellen Synapsen und verändern sogar die Genexpression. Perts wegweisende Studien zeigten, dass es körpereigene Kommunikationsnetzwerke gibt und dass Neuropeptide als Signalgeber an einer Vielzahl von Aktivitäten beteiligt sind, vom Sozialverhalten über die Fortpflanzung bis hin zur Immunantwort.

In der PNI wurde kaum etwas so ausgiebig untersucht wie die Auswirkungen von Stress. Dieser vermittelt, wie und ob Menschen genesen. Was die Immunität betrifft, ist chronischer Stress schwächend, und zwar sowohl was die unmittelbare Abwehr von Infektionen betrifft (angeborene Immunität) als auch, was die verzögerte Bildung von Antikörpern zur Abwehr von Krankheitserregern angeht (erworbene Immunität). Chronischer Stress geht mit häufigen schweren Infektionen und auch mit schlechteren Prognosen für Krebs, Herzerkrankungen und HIV/AIDS einher. Sorgen sind eine Form von selbsterzeugtem Stress, der mit Furcht einhergeht. Im zweiten Teil werden wir uns deshalb in einem langen Abschnitt dem Stressabbau widmen (Teil 2, Abschnitt »Dienstag: Stressabbau«).

So faszinierend die Ergebnisse der PNI für die Biologie der Verbindung zwischen Geist und Körper auch sind, unterschätzt wird diese Verbindung immer noch. Von besonderer Bedeutung ist hier der Fall von Norman Cousins, langjähriger Herausgeber der *Saturday Review*, Friedensaktivist und einflussreicher Autor in Sachen ganzheitlicher Heilung. Seine spontane Entdeckung, dass Lachen eine heilende Wirkung hat, wurde damals breit diskutiert. Dennoch wollen wir hier noch einmal die Umstände wiedergeben, wie sie auf der Webseite Laughter Online University beschrieben werden:

> *»1964 wurde bei [Cousins] nach einem sehr anstrengenden Russlandaufenthalt Morbus Bechterew (eine degenerative Erkrankung, die zur Gelenkversteifung führt) diagnostiziert. Seine*

Schmerzen waren so schlimm, dass sein Arzt meinte, er müsse innerhalb weniger Monate sterben. Cousins widersprach und begründete das damit, dass, wenn Stress irgendwie zu seiner Krankheit beigetragen habe (vor der Reise nach Russland war er nicht krank gewesen), es durch positive Emotionen auch wieder zu einer Besserung kommen müsse.
Mit Zustimmung seiner Ärzte verließ er das Krankenhaus und zog in ein Hotel auf der anderen Straßenseite. Dort nahm er extrem hohe Dosen Vitamin C ein und schaute sich in einem fort Komödien und andere lustige Dinge an. Später sagte er, dass zehn Minuten herzhaftes Lachen ihm zwei Stunden schmerzfreien Schlaf bescherten, obwohl ihm sonst eigentlich nichts mehr außer Morphium half. Sein Zustand besserte sich beständig und bald schon konnte er seine Glieder bewegen. Innerhalb von sechs Monaten war er wieder auf den Beinen, und binnen zweier Jahre konnte er beim Saturday Review seine volle Stelle wieder einnehmen. Seine Geschichte verblüffte die wissenschaftliche Gemeinde und inspirierte eine ganze Reihe von Forschungsprojekten.«

Cousins startete indessen seinen persönlichen Kreuzzug und veröffentlichte seine bemerkenswerte Genesung samt Implikationen für die Medizin. In der breiten Öffentlichkeit hatte er großen Erfolg, in der Welt der Medizin jedoch traf er auf heftigen Widerstand. Immerhin befand man sich noch zehn Jahre vor Aders Rattenexperimenten und dem Tod durch Saccharingeschmack. Cousins Geschichte hat eindeutig mit dem Placebo/Nocebo-Effekt zu tun. Doch auch nach fünfzig Jahren ist nicht ganz klar (und nicht wissenschaftlich belegt), wie man die Verbindung zwischen Geist und Körper für die Heilung nutzbar macht. Vielleicht aber ist die Lektion einfach die, welche Cousins gleich am Anfang lernte: Angesichts von Sorgen und Ängsten herzlich zu lachen, hat eine große Wirkung.

BEIM ARZT: SEIEN SIE IHR EIGENER FÜRSPRECHER

Doch es gibt noch mehr, was man hinsichtlich der Heilung von Cousins lernen kann, nämlich dass man eine medizinische Behandlung nicht einfach passiv akzeptieren sollte. Hierzu erinnert sich Cousins noch einmal in einem Radiointerview:

> *»Ich fragte [meinen Arzt], ob ich überhaupt noch einmal gesund werden würde. Der hielt sich bedeckt, meinte, dass einer der Spezialisten ihm gesagt habe, dass es bei mir 500 : 1 stünde und dass man bei dieser so komplexen Erkrankung noch keine Genesung erlebt habe. All das gab mir zu denken. Bis zu diesem Zeitpunkt war ich mehr oder weniger bereit gewesen, den Ärzten die Behandlung zu überlassen. Aber jetzt verspürte ich den Drang, mitzumischen. Irgendwie wusste ich, dass ich, wenn ich der eine unter den 500 sein wollte, nicht passiv bleiben konnte.«*

Wenn ein ganz normaler Mensch zum Arzt, in die Notaufnahme oder ins Krankenhaus geht, sind seine Möglichkeiten, das weitere Vorgehen zu kontrollieren, minimal. Wir begeben uns in die Hand der Medizin, das bedeutet in die Hand einzelner Menschen: Ärzte, Krankenschwester, Arzthelfer und andere. Menschliches Verhalten ist immer fehleranfällig. Doch in der Medizin kann ein falsch gelesenes Diagramm eines Patienten oder das Nichterkennen eines Symptoms über Leben und Tod entscheiden. Bei der Hightech-Medizin, etwa Gentherapie oder Chemotherapie bei Krebs, wächst das Risiko im Zuge der steigenden Komplexität der Behandlung. Allerdings muss man fairerweise sagen, dass die Ärzte ihr Bestes geben, um Patienten zu retten, die man noch vor einer Generation dem Tod überlassen hätte. Doch nicht in allen Fällen ist man auch erfolgreich.

Wo gehobelt wird, fallen Späne, doch über die folgenden besorgniserregenden Fakten weiß die Öffentlichkeit kaum etwas:

- Man schätzt, dass durch ärztliche Kunstfehler 440 000 Todesfälle pro Jahr allein in US-Krankenhäusern vorkommen, die Dunkelziffer könnte deutlich höher liegen. Viele Fehler werden nicht gemeldet, Sterbeurkunden enthalten nicht die wahre Todesursache, Kollegen halten zusammen, um ihren Ruf zu schützen.
- Die gesamten direkten Kosten für »unerwünschte Ereignisse«, wie medizinische Fehler auch genannt werden, werden auf Hunderte Milliarden Dollar pro Jahr geschätzt.
- Indirekte Kosten durch einen Produktivitätsausfall durch vorzeitige Todesfälle und unnötige Krankheiten übersteigen in den USA eine Billion Dollar pro Jahr.

Statistiken zeigen kaum je die Angst, die ein Patient aussteht, wenn er darüber nachdenkt, ob es vielleicht auch ihn treffen könnte. Was dem Patienten allerdings ins Auge fällt, ist die Arztvisite, die ist im Handumdrehen vorbei. Eine Analyse der Arzt-Patienten-Kontakte aus dem Jahr 2007 ergab, dass sie durchschnittlich 16 Minuten dauerte. Dabei werden die Einzelprobleme durchschnittlich ein bis fünf Minuten besprochen, wobei diese Zahl noch am oberen Ende rangiert, wenn man bedenkt, dass andere Studien den durchschnittlichen Arzt-Patienten-Kontakt mit nur sieben Minuten veranschlagen. Dies habe, so die Ärzte, vor allem mit den gestiegenen Dokumentationspflichten zu tun, der Notwendigkeit, medizinische Gutachten zu erstellen. Die Patienten glauben, dass es daran liegt, dass Ärzte möglichst viele zahlende Kunden durchschleusen wollen oder dass ein Patient als Person einfach keine große Rolle spielt.

In diesem Sinne veröffentlichten die renommierten Kardiologen John Levinson und Caleb Gardner 2016 im *Wall Street Journal* einen Leitarktikel mit dem Titel »Schalten Sie den Computer ab und hören Sie dem Patienten zu«. Darin behaupteten sie, dass die Einführung elektronischer Krankenakten, mittlerweile Pflicht, »zu einer Verschlechterung der Beziehung zwischen klinisch tätigen Ärzten und unseren Patienten geführt hat« und zur »Verkörperschaftung und Entprofessionalisierung der US-Gesundheitsversorgung« beigetragen hat. Die beiden Ärzte unterstützen deshalb das Lown Institute in Boston, einen gemeinnützigen Verein, der sich für mehr Professionalität und für ein neues Leitbild in der Gesundheitsversorgung einsetzt. Computergestützte Medizin sei sicherlich sinnvoll, doch es könne nicht sein, dass Ärzte oft mehr Zeit mit Formularen verbringen als im Gespräch mit Patienten.

Mittlerweile gibt es eine Bewegung, die einen persönlichen Fürsprecher bereitstellt, der mit dem Patienten in die Arztpraxis geht und die Interessen des Patienten in jeder medizinischen Situation vertritt. Das könnte zum Beispiel ein Verwandter sein, der einem älteren Patienten hilft, etwa Rezepte abholt oder Zuzahlungen und Rechnungen erledigt. Allerdings wird zunehmend deutlich, dass es eigentlich einer professionell geschulten Interessenvertretung bedarf, die die zunehmenden Risiken in einem Gesundheitssystem abfedert, das die Zeit für Gespräche zwischen Arzt und Patient beschneidet. Wenn wir noch einmal auf Brendas Fall zurückkommen, hat sich das Fehlen einer Interessenvertretung in mehrfacher Hinsicht als kritisch erwiesen. Zunächst einmal wurde sie nicht über den Zusammenhang zwischen Fettleibigkeit und Typ-2-Diabetes aufgeklärt. Wäre dies schon vor Jahren passiert, hätte sich ihre gesundheitliche Abwärtsspirale sicherlich verhindern lassen. Brenda ging die ganze Zeit über in Arztpraxen ein und aus. Dort aber behandelte man immer nur das jeweils akute Symptom. Es gab niemanden, der oder die all die Einzelsymptome zu einem Bild zusammengefügt hätte. Und doch war ihre Krankheit nicht einmal kompliziert. Was war da passiert?

Dies zu klären, wäre eigentlich Aufgabe des Fürsprechers; eine Idee – dies muss man auch sagen –, die einige Ärzte nicht gerade begeistert. Daran gewöhnt, Herr im eigenen Haus zu sein, wollen Ärzte keinen Aufpasser im Behandlungszimmer, niemanden, der Fragen stellt und womöglich Fehler findet. Im schlimmsten Fall droht [in den USA] ein Prozess wegen eines Kunstfehlers. Die noch junge Bewegung der professionellen Patientenvertreter findet, dass die Wahrnehmung der Patienteninteressen etwas Sinnvolles ist. Die Ärzteschaft hat ihre Zweifel.

Nun mögen Sie sicherlich Ihren Arzt oder Ihre Ärztin, haben das Gefühl, dass Sie gut behandelt werden. Das aber schließt nicht aus, dass Sie selbst für Ihre Sache einstehen. Ganz im Gegenteil – Sie wollen einfach dem typischen Stress in der medizinischen Behandlung entgegenwirken. Zuerst machen wir uns Sorgen und sind ganz nervös, das sogenannte Weißkittel-Syndrom. Wir alle können uns erinnern, wie uns allein bei dem Gedanken an die Spritze der Schulkrankenschwester oder beim Zahnarzt angst und bange wurde, noch bevor der Bohrer überhaupt lief. Studien haben gezeigt, dass die Erwartung einer Stresssituation genauso stressig sein kann wie die tatsächliche Belastung. In einer Studie teilte man Probanden in zwei Gruppen, von denen die eine öffentlich sprechen musste, während man der anderen das Sprechen nur in Aussicht stellte. Beide Gruppen wurden also unter Stress gesetzt, wobei die Forscher messen wollten, wie gut sich beide Gruppen wieder vom Stress erholen würden.

Die Erholung wurde anhand von drei Faktoren gemessen: Die Herzfrequenz beruhigt sich wieder, die Atmung ebenso und emotionale Reaktionen wie Angstgefühle gehen zurück. Die Erholung verlief in beiden Gruppen ähnlich, was darauf hindeutet, dass Stress, den man zwar erwartet, aber nicht erlebt, möglicherweise genauso schädlich ist wie der tatsächliche Stress. Was die Teilnehmer während der Erholungsphase über ihren emotionalen Zustand aussagten, spiegelte gut die Entwicklung des Herzschlags und der Atmung wider. Mit anderen Worten, wenn Sie sich emotional gestresst fühlen, tut es auch Ihr Körper – was keine Überraschung ist.

Wie verhält es sich nun beim Arztbesuch? Wie wir schon sagten, gibt es erstens den Stress davor sowie den Stress vor Ort. Zweitens sind Menschen, wenn sie unter Stress stehen, eher abgelenkt und verwirrt. Drittens ist der Stress wahrscheinlich dann am größten, sobald der Arzt oder die Krankenschwester den Raum betritt, genau in dem Moment also, in dem Sie eigentlich einen klaren Kopf haben sollten. Als Vertreter in eigener Sache sollten Sie zu keinem Zeitpunkt dem Stress erliegen. Sie wollen die richtigen Fragen stellen, sinnvolle Antworten erhalten und verstehen, was künftig auf Sie zukommt. (Jeder kennt die Frustration, wenn man sich beim Verlassen der Praxis plötzlich an all die Dinge erinnert, die man fragen wollte, dies aber entweder vergessen hat oder zu gestresst war, um sie zu erwähnen.)

Ein Geheimnis des Stressabbaus beim Arzt liegt darin, sich den Stress zunächst einmal einzugestehen. Machen Sie sich die Hauptstressfaktoren bewusst. Diese sind: Wiederholung, Unvorhersehbarkeit und Kontrollverlust. Wiederholung bedeutet in unserem Zusammenhang, dass ein stressiges Ereignis auf ein anderes folgt, etwa mehrere Untersuchungen hintereinander oder die wiederholte Beantwortung derselben Frage, weil sie immer noch einmal von jemand anders gestellt wird. Unvorhersehbarkeit bedeutet, dass Sie nicht wissen, was der Arzt macht und warum bestimmte Untersuchungen nötig sind. Kontrollverlust bedeutet, dass alles, was mit einem geschieht, von äußeren Kräften bestimmt wird.

Wiederholungen: Beim Arzt oder im Krankenhaus hat man manchmal das Gefühl, man sei auf einem Laufband. Bei jedem Stopp kommt Stress auf. Dabei lässt es sich nicht vermeiden, dass mehrere Untersuchungen nötig sind und man immer wieder neu befragt wird. Das gilt insbesondere bei Nachuntersuchungen und chronischen Erkrankungen mit sich wiederholenden Abläufen. Am besten kommt man erst einmal mental vom Laufband herunter. Dabei versucht man, möglichst viel Normalität einkehren zu lassen. Das kann man erreichen, indem man mit Mitpatienten ein Schwätzchen hält, meditiert, einem Hörbuch lauscht, ein bisschen was wegarbeitet oder mit Freunden Nachrichten austauscht, mit anderen Worten Dinge macht, die sich normal und angenehm anfühlen.

Unvorhersehbarkeit: Im Zeitalter des Internets muss eine medizinische Behandlung nichts Geheimnisvolles mehr haben. Die Zeiten sind vorbei. Es gibt einen ganzen Berg von Informationen. Wir empfehlen eine zielgerichtete Suche nach erfolgter Diagnose und kein blindes Herumgoogeln nach Symptomen (ganz schlecht!). Wenn Sie sich bei Ihrem Arzt oder im Krankenhaus befinden, erkundigen Sie sich bei jemanden, was Sie bei den nächsten Schritten genau erwartet. Passiv auf das Unbekannte zu warten, macht richtig Stress. (Zahnärzte wissen mittlerweile um die Ängste ihrer Patienten. Deshalb erklären Sie jeden Schritt im Voraus und kündigen auch an, wenn es einmal wehtun könnte. Mögliche Schmerzen zu verharmlosen untergräbt das Vertrauen, und ist selbst wieder eine Quelle von Stress.)

Kontrollverlust: Sich einem Fremden zu überantworten ist Stress pur, aber bei einer Behandlung unabdingbar. Damit Sie wenigstens teilweise die Kontrolle behalten, gibt es folgende Möglichkeiten:

- Informieren Sie sich über Ihre Erkrankung, nutzen Sie alle Gelegenheiten, um zu erfahren, was mit Ihnen los ist. Das bedeutet nicht, dass Sie Ihren Arzt anzweifeln sollten. Wenn Sie meinen, Ihrem Arzt etwas zeigen zu müssen, das Sie im Internet gesehen haben, heißt das nicht, dass Sie ihn infrage stellen. Die meisten Ärzte sind es mittlerweile gewohnt, dass sie gut informierte Patienten haben.
- Wenn Ihre Krankheit chronischer Natur ist, suchen Sie Kontakt zu Menschen in der gleichen Situation. Das könnte eine Selbsthilfegruppe oder ein Online-Forum sein. Vielleicht sprechen Sie auch einfach mit anderen Patienten im Wartezimmer oder im Krankenhaus.
- Führen Sie Tagebuch über Ihre gesundheitlichen Probleme und die Fortschritte, die Sie in Sachen Heilung machen.
- Suchen Sie emotionale Unterstützung bei einem Freund, der empathisch ist und helfen will (mit anderen Worten, wenden Sie sich nicht an jemanden, der Ihnen nur aus Pflichtgefühl zuhört).
- Stellen Sie eine persönliche Beziehung zu jemandem aus dem medizinischen Umfeld her. Krankenschwestern und Arzthelferinnen sind in der Regel besser zugänglich und haben mehr Zeit als Ärzte. Im Idealfall sollte diese Bindung auf einer Gemeinsamkeit basieren – Familie, Kinder, Hobbys, gemeinsame Interessen – und nicht nur krankheitsbezogen sein.
- Widerstehen Sie der Versuchung, still zu leiden und alles allein schaffen zu wollen. Isolation vermittelt ein falsches Gefühl der Kontrolle. Was tatsächlich funktioniert, ist, ein normales Leben und soziale Kontakte so weit wie möglich aufrechtzuerhalten.

Durch diese Schritte kommen Sie dem Ziel, ein mündiger Patient zu werden, sehr viel näher. Was bleibt, ist die Möglichkeit eines medizinischen Fehlers. Studien haben gezeigt, dass solche Fehler mit Faktoren zusammenhängen, die Sie als Patient nicht kontrollieren können.

Dazu zählen die Übermüdung durch Überstunden und eine hohe Arbeitsbelastung, unter der Krankenschwestern, Klinikärzte und Ärzte im Praktikum gleichermaßen leiden. In der Hektik des Krankenhausalltags ist es unvermeidlich, dass Patienten zu kurz kommen, übersehen oder falsch behandelt werden.

In einem Artikel von 2009 schreibt Dr. Tait Shanafelt im renommierten *Journal of the American Medical Association:* »Zahlreiche globale Studien in fast allen medizinischen und chirurgischen Fachbereichen deuten darauf hin, dass etwa einer von drei Ärzten einen Burnout hat.« Dr. Dike Drummond postete dazu auf *The Happy MD*, einer Webseite, die sich speziell des Themas Burnout bei Ärzten annimmt: Man müsse sich die Situation so vorstellen, dass fortwährend von einem energetischen Bankkonto abgehoben wird: körperliche Energie (die benötigt wird, um weiterzumachen), emotionale Energie (um engagiert und mitfühlend zu bleiben) und spirituelle Energie (um sich immer wieder daran zu erinnern, warum man eigentlich Arzt werden wollte). Mit jedem Patienten erfolgt eine Abbuchung von diesem Energiekonto. Der Trick ist, dass das Konto um des nächsten Patienten willen gedeckt bleibt.

Für Patienten gilt daher: Je besser informiert und je wissbegieriger Sie sind, desto besser. Je besser Sie sich auskennen, desto eher merken Sie, wenn etwas schiefläuft. Das bedeutet allerdings nicht, dass Sie sich Ihrem Arzt gegenüber misstrauisch und feindselig verhalten sollten, der im Allgemeinen nur Ihr Bestes will. Deshalb haben wir hier in Kürze für Sie notiert, was zu tun ist und was Sie besser lassen:

Tun

- Beteiligen Sie sich aktiv an Ihrer Behandlung.
- Informieren Sie den Arzt und die Krankenschwestern, dass Sie einbezogen werden möchten.
- Holen Sie sich zusätzliche Hintergrundinformationen ein, wenn Sie diese benötigen.
- Bitten Sie, wenn Sie sich unsicher sind, um ärztliche Rücksprache, zum Beispiel, wenn Sie nicht wissen, ob es sich um die richtigen Tabletten handelt.

- Sagen Sie, wenn Ihnen etwas sehr unangenehm ist.
- Bleiben Sie bei den zuvor genannten Punkten immer höflich.
- Loben Sie den Arzt oder die Krankenschwestern, wenn es angebracht ist. Ein Zeichen der Dankbarkeit ist immer gut.

Lassen

- Seien Sie nicht feindselig, misstrauisch oder fordernd.
- Stellen Sie die Kompetenz von Ärzten und Krankenschwestern nicht infrage.
- Nörgeln und jammern Sie nicht, ganz egal, wie viel Angst Sie haben. Heben Sie sich diese Gefühle für jemanden aus Ihrer Familie, Freundeskreis oder Selbsthilfegruppe auf.
- Tun Sie nicht so, als wüssten Sie genauso viel (oder mehr) als die Menschen, die Sie behandeln.
- Drücken Sie im Krankenhaus nicht ständig die Ruftaste oder gehen Sie nicht ständig zur Krankenschwester. Vertrauen Sie auf ihre Abläufe. Sie müssen wissen, dass Patienten eine Krankenschwester meist aus Angst und weniger wegen einer wirklichen Notwendigkeit rufen.
- Nehmen Sie nicht die Opferrolle ein. Zeigen Sie dem Pflegepersonal, dass Sie auch unter schwierigen Umständen ein Gefühl der Sicherheit und Kontrolle sowie gute Laune bewahren können.

Die wohl wichtigste Erkenntnis in Sachen ärztliche Fehler ist, dass sie oft der mangelnden Kommunikation geschuldet sind. Die Probleme treten meist an einer Schnittstelle auf, wo Informationen zwischen Ärzten und anderen medizinischen Instanzen weitergegeben werden, und diese missverständlich, oberflächlich oder schlecht formuliert sind oder anderweitig verloren gehen. Auch hier gilt: Je besser sie informiert sind, desto eher können sie Fehler in der Kommunikation aufdecken. Aber realistischerweise muss man sagen, dass hier Patienten nicht viel machen können. Bislang hat sich die Ärzteschaft in Sachen Problemlösung sehr bedeckt gehalten und nicht erkannt, wie ernst die Lage mittlerweile ist.

Soziale Faktoren spielen hier ebenfalls eine Rolle. Medizinische Fehler treten am ehesten auf, wenn die Patienten ohnehin benachteiligt sind. Wenn man älter, arm oder weniger gebildet ist, befindet man sich nicht in der gleichen Position wie jemand, der jünger, gebildet und vermögend ist. Wer hat, dem wird gegeben. Das ist nicht wirklich überraschend. Aber dennoch sollten wir alle als Patienten versuchen, die Kommunikation zu optimieren. Das kann bedeuten:

- Beschreiben Sie Ihre Symptome so genau wie möglich.
- Formulieren Sie Ihre eigenen Erwartungen klar. Erwarten Sie sich Schmerzlinderung, eine vollständige Genesung, eine gewisse Besserung oder die Vergewisserung, dass es nicht zum Schlimmsten kommen wird? Patienten haben verschiedene Erwartungen und Sie müssen den Ärzten und Pflegern klar machen, wie die Ihren aussehen.
- Haken Sie nach, wenn Sie etwas in Bezug auf Ihre Erkrankung nicht verstehen.
- Fragen Sie nach den Nebenwirkungen der Medikamente, die Ihnen verschrieben worden sind.
- Scheuen Sie sich nicht, jemand anderen zu fragen, wenn Sie keine Antworten auf Ihre Fragen erhalten haben.

Wir sind deshalb so eingehend auf dieses Thema eingegangen, weil es um viel mehr geht als den bloßen Besuch beim Arzt. Wann immer Sie Ihre eigenen Interessen vertreten, agieren Sie bewusst statt unbewusst; Sie schätzen die Selbstfürsorge genauso wie das Versorgtwerden durch andere. Wenn Sie diese Haltung einnehmen, übernehmen Sie selbst die Rolle des Heilers.

Die Bewegung der mündigen Patienten macht Ärzte misstrauisch, weil sie die Patientenversorgung, bei der allein der Arzt das Sagen hat, durcheinanderbringt. Widerstand macht sich breit. Zudem sind Ärzte nicht gerade begeistert, wenn Sie verlauten lassen, dass Sie ein Heiler sind. Da macht ihnen wohl wer ihre Rolle streitig. Wir hoffen nur, dass das nicht Ihre Absicht ist. Unser Körper selbst verleiht uns die Fähigkeit, uns selbst zu heilen. Unsere bewussten und unbewussten Entscheidungen bestimmen, ob wir genesen oder nicht.

Vor allem kommt es darauf an, achtsam zu sein und nicht achtlos. Das hat nichts mit einem Angriff auf die Ärzteschaft zu tun. Wenn Sie Ihre Gesundheit selbst in die Hand nehmen und ein Arzt oder Pfleger daraufhin beleidigt ist, dann ist das medizinisch unprofessionell. Gute Ärzte wollen Patienten, die nicht bloß passiv alles erdulden, sondern selbstbewusst und vertrauensvoll zugleich sind. Beides muss sich nicht gegenseitig ausschließen, denn am Ende haben Ärzte und Patienten das gleiche Ziel: die Heilung so gut es geht zu fördern.

8

DIE HEIMLICHE KRAFT UNSERES GLAUBENS

Auch wenn im Bereich der künstlichen Intelligenz immer mehr Fortschritte gemacht werden, werden Computer niemals das können, was uns unter anderem zu Menschen macht: der Glaube. Die Wirklichkeit eines Computers basiert auf Fakten, übersetzt in die digitale Sprache von Nullen und Einsen. Wenn kalte Berechnung besser sein soll als unsere verrückte Mischung aus Vernunft und Emotion, dann ist das auch nur eine Annahme. Verfechter der KI (künstliche Intelligenz) schenken ihr Glauben, die Skeptiker nicht. Der Glaube macht uns menschlicher – kein anderes Geschöpf weist dieses geistige Merkmal auf –, aber wie der Glaube tatsächlich funktioniert, ist immer noch ein Geheimnis.

Welcher der folgenden Sprüche ist wahr: »Ich glaube das erst, wenn ich es sehe« oder »Man sieht nur, was man weiß«? Keiner von beiden, denn auch wenn sie gegensätzlich sind, sind sie doch nur zur Hälfte wahr. Jeder praktizierende Arzt kennt das Phänomen, dass ein Patient allein an einer Diagnose sterben kann. Eine schlechte Nachricht kann so traumatisch sein, dass jemand dahinsiecht, obwohl die Erkrankung behandelbar ist oder man doch wenigstens ein paar Monate, wenn nicht Jahre mit ihr weiterleben kann. Hier zählt also nicht, was man sieht. Man kann zwei Menschen mit Lungenkrebs quasi identische Röntgenbilder vorlegen, und doch lässt sich weder ihr Überleben vorhersagen noch davon ausgehen, dass beide exakt gleich lang leben.

Es gibt den alten Medizinerwitz von der Frau, die einmal im Jahr zur Krebsvorsorge zum Arzt geht und sagt, dass sie Angst habe, Krebs zu haben. Er macht eine Reihe Untersuchungen und verkündet dann, dass alles bestens sei. Sie sei völlig gesund, keinerlei Anzeichen von Krebs. Ein Jahr später das Gleiche, wieder alles bestens. Und so geht es Jahr um Jahr. Eines Tages jedoch ist die Zeit gekommen, die Frau ist mittlerweile 75, da muss ihr der Arzt sagen, dass sie Krebs hat. »Ich habe es Ihnen ja gesagt!«, erwidert die Frau triumphierend.

Wie wird nun aus unseren Vorstellungen ein körperlicher Zustand? Das ist das größte Rätsel überhaupt. Viele Ärzte würden das am liebsten rein körperlich begründen, auf Basis von Veränderungen im Immunsystem oder im Gehirn. Die körperlichen Veränderungen jedoch sind der Beleg dafür, dass der geistige Körper agiert. Doch sobald man sich mit Überzeugungen und Glaubensvorstellungen befasst, kommt man um das schwer fassbare *Warum* nicht herum. Zum Beispiel ist gut dokumentiert, dass traumatische psychologische Ereignisse wie eine Entlassung oder der Verlust eines geliebten Menschen die Immunabwehr senken. Auch hat sich gezeigt, dass das Gehirn selbst trotzig an etwas Unwahres »glauben« kann. Dies ist beim sogenannten Phantomschmerz der Fall, bei dem ein Arm oder ein Bein amputiert wurde, der Patient aber weiterhin die Umrisse des fehlenden Gliedes spürt. Auch wenn der Verstand die Wahrheit kennt, hält das Gehirn an seiner Vorstellung fest.

Das »Warum« wird noch wichtiger, wenn unser Körper etwas tut, was uns widerstrebt: »Warum passiert mir das?« Hier ist wieder ein ganzheitlicher Ansatz gefragt. Im Winter zum Beispiel erkältet man sich nicht nur, weil man dem Erkältungsvirus (Rhinovirus) ausgesetzt war. Manche Menschen haben eine »emotionale Immunität«, die sie schützt, selbst wenn man ihnen eine ganze Dosis Rhinovirus direkt in die Nase gibt.

Genau das tat ein Team von der Carnegie Mellon University und der Uni Pittsburgh mit 276 erwachsenen Probanden. Das Virus gelangte in die Blutbahn und infizierte fast alle. Aber nur ein bestimmter Prozentsatz hat tatsächlich Erkältungssymptome bekommen. Warum? Die Forscher vermuteten, dass der Unterschied etwas mit Beziehungen zu tun haben muss. Das erwies sich als richtig, und nicht nur das, der Effekt konnte sogar gemessen werden. Die Probanden wurden gefragt, wie viele soziale Beziehungen sie hatten, angefangen von Familie und Freunden über Vereine, Schulkameraden, Kirchen und Freiwilligenarbeit – insgesamt zwölf Kategorien. Für jede Beziehung, in der der Betreffende mindestens einmal innerhalb von 14 Tagen persönlich oder telefonisch in Kontakt stand, wurde ein Punkt vergeben, sodass die Höchstpunktzahl zwölf betrug.

Das wichtigste Ergebnis war, dass Menschen, die nur eine bis drei verschiedene Beziehungen angaben, viermal häufiger Erkältungssymptome aufwiesen als diejenigen, die mindestens sechs verschiedene Beziehungen angegeben hatten. Es überrascht also nicht, wenn jemand mit einer liebenden Mutter, die Anteilnahme und Hühnersuppe bereitstellt, immunitär besser gestellt ist als ein einsamer Witwer. Die Studie war aber auch deshalb interessant, weil die Anzahl und Vielfalt der Beziehungen ausgewertet wurden – und nicht etwa der Grad ihrer Intimität. Die Einbindung in ein breites soziales Netzwerk schuf eine emotionale Immunität, und das auch, wenn physische Risikofaktoren wie Rauchen, Antikörpermenge, Bewegung und Schlaf berücksichtigt wurden.

Es bleibt also dabei: Es lassen sich jede Menge Belege für eine Verbindung zwischen Körper und Geist finden. Das »Warum« mit seinem geistigen Ursprung muss enträtselt werden. Dafür eignet sich als Ausgangspunkt am besten der Placeboeffekt, ein Begriff, den wir wohl alle kennen, der aber trotz jahrelanger Versuche noch immer nicht ganz geklärt ist.

SEIN EIGENES PLACEBO SEIN

Medizinischer Fortschritt heißt auch genau zu wissen, was funktioniert und was nicht. Niemand will ein unwirksames Medikament oder Präparat einnehmen. Vielleicht ziehen Sie ein rezeptfreies homöopathisches Mittel in Betracht. Wird es bei Ihnen wirken? Ist es in Ordnung, wenn es nur bei ganz wenigen Menschen funktioniert? Dies sind grundlegende Fragen, aber es gibt den Faktor X zu berücksichtigen. Wenn Sie etwas Homöopathisches nehmen und sich dadurch besser fühlen, liegt das vielleicht nicht an dem stofflichen Produkt, sondern nur an dem Glauben daran, dass es wirken wird.

Tatsache ist, dass Ihre Überzeugungen, Ihre Konditionierung und sogar die Gene, die Sie von Ihren Eltern geerbt haben, dem Faktor X zugerechnet werden. Das homöopathische Mittel – und jedes andere Medikament oder Nahrungsergänzungsmittel – bestimmt nur teilweise, wie Sie auf die Behandlung ansprechen werden. Der Placeboeffekt, also eine Heilung ganz ohne medizinischen Wirkstoff, ist sehr verlockend. Wenn Sie Ihr eigenes Placebo sein könnten, stünde Ihnen damit die sicherste Form der Heilung überhaupt zur Verfügung. Alle Ihre Körperzellen wissen genau, was nötig ist. Keine Frage. Gilt das auch für den gesamten geistigen Körper? Wenn ja, müssten wir uns nur mit der Ebene unseres Selbst verbinden, die unsere Zellen unterstützt, um den Zellen ganz bewusst alles zu geben, was sie benötigen.

Bevor wir entscheiden, ob das realistisch ist, lassen Sie uns das ganze Phänomen genauer betrachten. Ärzte waren vom Placeboeffekt gleichermaßen fasziniert, verwirrt und frustriert. In der Praxis würden es, wenn überhaupt, nur wenige wagen, Patienten mit einer Pseudopille anstelle der echten zu behandeln. In klinischen Studien jedoch muss der Placeboeffekt ausgeschlossen werden, sonst kann die Wirksamkeit eines Medikaments nicht ermittelt werden.

Der Begriff Placebo bedeutet »Ich werde gefallen« und wurde einst im Gebet verwendet – *Placebo Domino* bedeutet »Ich werde dem Herrn gefallen«. Der religiöse Bezug hat sich bis heute erhalten, denn ein Teil des Placeboeffekts hat mit dem Ritual zu tun, bei dem ein Medikament durch einen weiß bekittelten Arzt in einer Praxis oder Klinik ausgegeben wird. Erst im achtzehnten Jahrhundert wurde der Begriff *Placebo* für ein Scheinmedikament verwendet. In der modernen Medizin führte der amerikanische Anästhesist Henry Knowles Beecher in den Fünfzigerjahren die ersten Studien zum Placeboeffekt durch.

Beecher hatte im Zweiten Weltkrieg als Arzt an der Front gedient und dort beobachtet, dass einige schwer verletzte Soldaten anscheinend so wenig Schmerz empfanden, dass sie nicht um Schmerzmittel baten. Beecher, später im Harvard and Massachusetts General Hospital tätig, brachte 1955 in einem bahnbrechenden Fachartikel vor, dass die Wahrnehmung von Schmerzen nicht immer von der Schwere einer Verletzung oder Krankheit abhängt. Heute wird dieses Prinzip weithin akzeptiert – wir wissen, dass die einzig zuverlässige Weise, den Grad der Schmerzen zu messen, darin besteht, den Patienten seine eigenen Schmerzen bewerten zu lassen. Ein Schmerz, der von der einen Person auf einer Skala von 1 bis 10 (wobei die 10 für unerträgliche Schmerzen steht) mit einer 10 eingestuft wird, kann von einer anderen Person mit einer 7 oder sogar noch niedriger bewertet werden.

Beecher fragte sich, ob sich die Wahrnehmung von Schmerzen durch bestimmte Vorstellungen und Erwartungen im Zusammenhang eines Placebo-Medikaments beeinflussen ließe. Um seine These zu testen, führte er eine Reihe von klinischen Studien durch und kam schließlich zu dem Schluss, dass bei etwa 35 Prozent der erfolgreichen Behandlungen der Placeboeffekt am Werk war. Diese Erkenntnis schlug damals ein wie eine Bombe und sorgte noch lange für Nachbeben. Später stellte man fest, dass der Placeboeffekt mit bis zu 60 Prozent bei der therapeutischen Wirksamkeit noch verbreiteter war als gedacht. So waren laut einer Studie zu den führenden Antidepressiva (Fluoxetin, Sertralin und Paroxetin) 50 Prozent der positiven Ergebnisse auf den Placeboeffekt und nur 27 Prozent auf die Wirkstoffe selbst zurückzuführen.

Beechers Ergebnisse hatten auch indirekte Auswirkungen auf die Ärzteschaft. So änderte sich beispielsweise im Laufe der folgenden 50 Jahre die Einstellung der Ärzte radikal, was den Umgang mit der Wahrheit gegenüber den Patienten betraf. Bis dato war es gängige Praxis, den Patienten nicht zu sagen, dass er oder sie tödlich erkrankt war, aus Angst, dass diese Nachricht mehr schaden als nützen würde. Als im September 1987 beim japanischen Kaiser Hirohito Darmkrebs festgestellt wurde, wurde dieser von seinem Leibarzt nicht informiert und wusste bis zu seinem Tod im Januar 1989 nichts von seinem Zustand. Heutzutage leben wir in einer anderen Zeit und jeder Patient erwartet selbstverständlich, die Diagnose zu erfahren. Aber die andere Seite des

Placeboeffekts, der Noceboeffekt, ist ebenfalls real; der Glaube, dass sich die Dinge schlecht entwickeln werden, übt seinen eigenen starken Einfluss aus.

Ein Noceboeffekt kann selbst verursacht werden. So hat sich in einer Studie aus dem Jahr 2017 mit über 1300 Glutensensitiven herausgestellt, dass nur 40 Prozent dieser Gruppe tatsächlich eine Glutenunverträglichkeit hatten, sofern sie in einer verblindeten klinischen Studie getestet worden waren – und daher nicht wussten, ob sie tatsächlich Gluten erhielten oder nicht. In nur 16 Prozent der Fälle wurden trotz früherer diagnostischer Tests Symptome einer Glutenunverträglichkeit gefunden. Daraus wurde der Schluss gezogen, dass die 40 Prozent symptomlosen Probanden einen Noceboeffekt im Alltag erlebt haben mussten, wenn sie trotzdem Symptome hatten.

Eine seltsame und tödliche Form des Noceboeffekts trug sich in den 1980er-Jahren zu, als plötzlich Dutzende von südostasiatischen Einwanderern, Männer in den frühen Dreißigern, meilenweit von ihrer alten Heimat entfernt, im Schlaf verstarben. Immer waren nur Männer der Hmong (auch bekannt als Mong) betroffen, eines Bergvolks, das im Grenzgebiet von Laos, Vietnam und China beheimatet ist. Die Opfer kamen ursprünglich alle aus Laos. Das ungewöhnliche Phänomen hat man abgekürzt als SUNDS bezeichnet, englisch für plötzliches nächtliches Todessyndrom.

In Interviews kam später heraus, dass die Hmong Opfer ihres Geisterglaubens geworden waren. Sie starben im Schlaf an Herzinfarkten – buchstäblich »zu Tode erschrocken«, wie Überlebende berichteten. Gemeinsames Merkmal aller Vorfälle war medizinisch gesehen eine »Schlaflähmung«, ein an sich harmloses Phänomen der Bewegungsunfähigkeit in der Tiefschlafphase. Hier aber passierte die Lähmung während eines Wachtraums, in dem der Träumer glaubt, dass er nicht mehr schläft und zu seinem Entsetzen feststellt, dass er gelähmt ist.

Schlaflähmung ist in vielen Kulturen seit alters her mit dem nächtlichen Bösen verbunden. In Indonesien heißt es *digeunton* (»runterdrücken«), in China *bei gui ya* (»von einem Geist gehalten«). Das Wort *Albtraum* beziehungsweise der *Nachtmahr* ist mit dem niederländischen *Nachtmerrie* und dem englischen *Nightmare* verwandt. Der »Mahr« ist ein weiblicher Dämon, der auf der Brust der Träumer sitzt und diese erstickt. Der Horror der Bewegungsunfähigkeit, kombiniert mit der kulturell vermittelten Vorstellung des Bösen, hat gereicht, um bei den Hmong-Männern einen Herzstillstand herbeizuführen.

Das Placebo ist ein zweischneidiges Schwert und es ergeben sich in der Folge verschiedene Fragen. Kann zum Beispiel ein Placebo den umgekehrten Effekt haben und einem Patienten tatsächlich schaden? Nehmen Sie die Studie zur Placebowirkung von Antidepressiva, die nahelegte, dass bis zu 75 Prozent des Erfolgs bei der Behandlung von Depressionen auf den Placeboeffekt zurückzuführen sind. In der Öffentlichkeit kam die Schlagzeile »Antidepressiva wirkungslos« nicht gut an. Immerhin wurde hier Vertrauen in eine Wirkstoffgruppe untergraben, von der man sich viel erhoffte. Die Vorstellung, betrogen worden zu sein, sorgte bei den Betroffenen für eine starke Hilflosigkeit angesichts ihrer Depressionen. Aber die Abhängigkeit von Medikamenten ist bei dieser Erkrankung immer noch ziemlich hoch. Die Antidepressiva-Nation war nicht bereit, zu einer Placebo-Nation zu werden – und das wurde sie auch nicht. Der Antidepressiva-Markt ist nur noch gewachsen.

Für einen Placeboeffekt braucht es im Übrigen nicht mal eine Tablette. Als Patienten mit Reizdarmsyndrom einer Scheinakupunkturbehandlung unterzogen wurden – die Nadeln drangen gar nicht in die Haut vor –, gaben ganze 44 Prozent der Probanden an, eine Verbesserung ihrer Symptome, einschließlich ihrer Verdauungsprobleme und Schmerzen zu erfahren. Wenn der Akupunkteur neben der Scheinprozedur auch noch bestärkend und ermutigend auf die Probanden einwirkte, lag die Rate der angegebenen Besserung sogar bei 62 Prozent.

Lange Zeit war der Placeboeffekt wie eine Blackbox, man konnte sich das Ganze einfach nicht erklären. Bei einem ganzheitlichen Ansatz sieht das anders aus, da es keine Blackbox gibt. Der Placeboeffekt funktioniert, weil er die künstliche Grenze zwischen Geist und Körper überschreitet. Hier ist ein Diagramm, das zeigt, was passiert:

Placebo ⟶ Interpretation ⟶ Ergebnis

Beim Placeboeffekt passiert nichts Seltsames – ganz im Gegenteil. *Alle* Erfahrungen, die wir machen, werden zuerst interpretiert, *bevor* sie Wirkung zeitigen. In einem klassischen Placebo-Experiment erhielten Patienten mit chronischer Übelkeit ein Medikament, von dem ihnen gesagt wurde, dass damit ihre Übelkeit wegginge, und in etwa 30 Prozent der Fälle geschah dies auch. Was man ihnen nicht sagte, war, dass das fragliche Medikament tatsächlich Übelkeit verursacht. Die Kraft der Interpretation war stärker, es gab eine Besserung trotz der körperlichen Wirkung des Medikaments. So schockierend Beechers ursprüngliche Ergebnisse auch waren, dieser neue Aspekt hat in der Medizin noch nicht den nötigen Niederschlag gefunden.

Hier führen wir ein paar Forschungshighlights aus dem weiten Feld der Placeboforschung auf, die sich längst nicht nur mit Zuckerpillen, sondern auch mit Scheinoperationen befasst:

- In einer Studie aus dem Jahr 2009 wurden Patienten gegen Osteoporoseschmerzen behandelt. Das Verfahren bestand darin, geschädigte Wirbel durch injizierten Knochenzement zu stabilisieren. Die Placebogruppe bekam keine Injektion, sondern der Arzt übte Druck auf die Wirbelsäule dieser Patienten aus und erlaubte ihnen, den medizinischen Zement zu riechen. Beide Gruppen gaben das gleiche Ausmaß an Schmerzlinderung an. Am Ende wurde das Zementverfahren durch die Placebo-Ergebnisse bezüglich seiner Wirksamkeit infrage gestellt. Um als wirksam eingestuft zu werden, hätte es das Scheinverfahren in der Wirkung übertreffen müssen, was es nicht tat. (Dies wirft immer noch die Frage auf, ob sich nicht Schmerzlinderung insgesamt mit Placeboeffekten erzielen lässt.) Doch was wäre, wenn die Placebo-Patienten allein durch ihren Glauben an den Erfolg der Behandlung profitierten?
- In seiner Laufbahn als führender Alzheimer-Forscher hat Rudy [Tanzi] die Krankheit auf genetische Aspekte hin untersucht. Dabei wollte er herausfinden, wie man die senilen Plaques wegbekommt, die das Gehirn von Alzheimer-Patienten überziehen und Nervenzellen zerstören. Er beteiligte sich aktiv an der wichtigen Medikamentenforschung, um den Aufbau dieser Plaques zu stoppen. Eine kleine

Studie wurde mit einem vielversprechenden neuen, in Australien entwickelten Medikament namens PBT2 durchgeführt, das darauf abzielte, bestehende Plaques zu entfernen.

- Als Placebo erhielten die Probanden eine rote Pille. Die Plaquedicke wurde vor und nach der Behandlung durch Gehirnscans gemessen. Probanden, die das PBT2 erhielten, zeigten im Durchschnitt nach der Einnahme des Medikaments weniger Plaques, was bei der Placebogruppe nicht anders war, wenn auch in geringerem Maße. Damit war der Wirkstoff gescheitert, was natürlich schade ist. Bemerkenswert ist jedoch, dass ein Placebo zu einer erkennbaren körperlichen Veränderung führen kann – nicht bloß zu der subjektiven Angabe von weniger Schmerzen. Wenn Glaube und Erwartung das Gehirn verändern können, wie weit mag ihre Macht reichen?
- Weil der Glaube beim Placeboeffekt so wichtig ist, könnte man meinen, dass es einer Täuschung bedarf, um den Patienten dazu zu bringen, an die Wirksamkeit eines Medikaments zu glauben. Ted Kaptchuk, ein führender Placebo-Forscher in Harvard, hat deshalb ausprobiert, ob man auch noch den Aspekt der Täuschung weglassen kann. Kapchuk erzählte seinen Patienten im Vorfeld, dass sie ein Placebo bekommen, aber er sagte, wie stark Placebos wirken können. In einer Studie zum Reizdarmsyndrom hat man festgestellt, dass etwa 59 Prozent derjenigen, die eine offene Placebo-Behandlung erhielten, eine Besserung angaben, verglichen mit den 35 Prozent der Kontrollgruppe, die keine Behandlung erhielt. Die Ergebnisse mögen bescheiden erscheinen, aber sie machen deutlich, dass ein Placebo nicht dasselbe ist wie gar keine Behandlung – ein Vorurteil, das in einigen medizinischen Bereichen immer noch vorherrschend ist.

WIE MAN SEINE PERSÖNLICHEN BEWERTUNGEN ÄNDERT

Obwohl die genaue Ursache des Placeboeffekts unbekannt ist, besteht kein Zweifel an der entscheidenden Rolle, die Glaube, Erwartung und Wahrnehmung spielen. Bereits 1949 vermutete der Forscher Stewart Wolf, dass der Placeboeffekt stark von der persönlichen Wahrnehmung beeinflusst werde: »Die Mechanismen des Körpers reagieren nicht nur auf unmittelbare physikalische und chemische Reize, sondern auch auf symbolische Reize, Worte und Ereignisse, die für das Individuum aus irgendeinem Grund bedeutsam sind.«

Normalerweise gehen wir nicht davon aus, dass Symbole unsere Wahrnehmung der Realität prägen, geschweige denn unseren Körper beeinflussen. Doch wenn man als Kind krank im Bett eine kleine weiße Tablette in der Erwartung genommen hat, dass es dann besser wird, dann hatte man die Welt der Symbole durchaus betreten. Der Wirkstoff der Pille war unbekannt, aber symbolisch stand sie dafür, gesund zu werden. Immer mehr Symbole haben seitdem Spuren in Ihrem Kopf hinterlassen. Halten Sie einen Moment inne und überprüfen Sie, ob Sie mit den folgenden Aussagen über Ärzte einverstanden sind oder nicht:

Einverstanden/nicht einverstanden: Wenn man gesund bleiben will, sollte man sich von Ärzten fernhalten.
Einverstanden/nicht einverstanden: Die Gesundheitskosten werden nie sinken, solange Ärzte mit im Spiel sind.
Einverstanden/nicht einverstanden: Ärzte möchten, dass wir ihnen vertrauen, aber das ist schwer, solange eine medizinische Studie etwas behauptet und die nächste Studie ihr komplett widerspricht.
Einverstanden/nicht einverstanden: Ärzte sind finanziell von den großen Pharmaunternehmen abhängig.
Einverstanden/nicht einverstanden: Die meisten Ärzte wollen Sie so schnell wie möglich wieder aus der Praxis haben.

Diese Aussagen kann man einem richtigen Faktencheck unterziehen. Die meisten werden aber eher spontan anhand ihrer eigenen Erfahrungen mit der medizinischen Versorgung, Medienberichten und anderen Faktoren urteilen. Selten machen wir uns die Mühe, unsere persönlichen Gründe für ein spontanes Urteil zu hinterfragen, und doch halten wir an unserer Bewertung fest, selbst wenn die Fakten dem widersprechen. Negativaussagen über Ärzte lassen diese geradezu als Verkörperung persönlichen Versagens dastehen: Gier, Inkompetenz, Egoismus, Dreistigkeit und ausgeprägte Unehrlichkeit.

Symbole sind so wirkmächtig, dass es dem rationalen Verstand schwerfällt, sie zu entkräften. Verglichen mit der simplen Gewissheit eines Spontanurteils muten die Gegenargumente geradezu langweilig und übervorsichtigan. Zum Beispiel:

- Man kann nicht alle Ärzte über einen Kamm scheren.
- Man müsste Studien durchführen, um zu überprüfen, wie viele Ärzte tatsächlich diese schlechten Eigenschaften aufweisen.
- Solche Studien sind wahrscheinlich wenig zuverlässig, weil die Urteile ganz subjektiv sind.
- Ein Arzt müsste die Möglichkeit haben, im Falle eines Vorwurfs seine Sicht der Dinge darzustellen.

Jeder trägt bestimmte symbolische Vorstellungen mit sich herum. Von Kindheit an sind diese Symbole in jedem von uns als Glaube, Gewohnheit, Konditionierungen, Ängste und vorgefasste Meinungen verwurzelt. Das können sehr positive bis hin zu sehr negativen Vorstellungen sein. Placebo und Nocebo gehen daher weit über ihre übliche Definition hinaus. Niemand kann mit Gewissheit sagen, wie etwas so Abstraktes und Ungreifbares wie ein Symbol Veränderungen in der Physiologie bewirken kann. Aber unsere Diskussion über den Placeboeffekt lässt keinen Zweifel daran, dass persönliche Erfahrungen genauso verarbeitet werden wie Nahrung, Luft und Wasser. Theoretisch könnte man jedem Brokkoli-Molekül folgen, um zu sehen, wo es im Körper schließlich landen wird. Mit Erfahrungen geht das aber nicht, denn die Verbindungen zwischen Körper und Geist sind unsichtbar und lösen erst in einem späteren Stadium der chemischen Reaktion körperliche Effekte aus.

Alia Crum, Psychologin aus Stanford, leitete 2017 eine Studie zu den nichtkörperlichen Aspekten der Genesung. Sie bringt das Thema auf den Punkt, wenn sie sagt: »Wir sind seit Langem durch den Placeboeffekt geblendet. Der Placeboeffekt ist keine komische Reaktion auf eine Zuckerpille. Er ist messbarer und belastbarer Ausdruck dreier Aspekte: der natürlichen Selbstheilungskraft des Körpers, der Einstellung des Patienten und der des sozialen Rahmens. Wenn wir den Placeboeffekt endlich als das sehen, was er in Wahrheit ist, brauchen wir ihn nicht mehr als medizinisch überflüssig abwerten und können seine Wirkung im Sinne einer besseren Gesundheitsversorgung gezielt nutzen.«

Sein eigenes Placebo zu sein wäre unmöglich, würde man sich dabei selbst täuschen. Kaptchuks Methode, mit offenen Karten zu spielen, hat einen anderen Ansatz möglich gemacht, aber auch hier spielt das symbolische Handeln eine Rolle, wenn Arzt oder Ärztin sagen, dass dieses Placebo stark wirkt. Sich selbst einzureden, Migräne oder Kreuzschmerzen mit einer Zuckerpille zu lindern, macht dagegen wenig Sinn – da könnten Sie ebenso gut ganz auf die Pille verzichten und nur ein Glas Wasser trinken. Dennoch können Sie einen Placeboeffekt auslösen, indem Sie den Glauben daran, geheilt zu werden, bestärken.

Wie der Glaube an die Heilung beschaffen sein muss

- Er muss so überzeugend sein, dass er Vertrauen schafft.
- Er muss negative Erwartungen zerstreuen.
- Er muss für Sie von persönlichem Interesse sein.
- Er muss zuverlässig und vom Ergebnis her wiederholbar sein.

Diese Kriterien sind ganz bodenständig, nicht mystisch und haben auch nichts mit spiritueller Heilung zu tun. Um was es hier geht, ist die Kraft des Glaubens an sich selbst – denn dieser bewirkt eine Immunreaktion. Glaube hat aber auch mit Vertrauen zu tun. Einen Freund sagen zu hören: »Ich bin sicher, dass es dir bald besser geht« hat nicht die gleiche Wirkung wie wenn dies ein angesehener Arzt sagt. Nichts jedoch ist so stark wie das eigene Glaubenssystem und, was noch wichtiger ist, das Wissen um seine Dynamik und Veränderbarkeit. Stellen Sie sich vor, dass Sie auf Einladung einer Freundin zu einer Party gehen. Weil Sie nicht wissen, was Sie dort erwartet, fragen Sie unterwegs, wer auch noch da sein wird. Die Freundin könnte antworten:

- »Nur ein paar langweilige Typen aus dem Büro.«
- »Die Schauspieler aus dem aktuellen Bühnen-Hit.«
- »Eine Gruppe Bürgerrechtler.«
- »Ein paar Leute, die gerade aus dem Gefängnis entlassen wurden und einen Neuanfang versuchen.«

Diese Antworten werden die unterschiedlichsten Vorstellungen über den Verlauf der Party bei Ihnen auslösen. Sie lösen genau das aus, womit wir es auch schon bei dem Placeboeffekt zu tun hatten: Erwartungen, Wahrnehmungen, Folgen und Symbole. Diese fassen wir unter dem Begriff der Interpretation zusammen, dem Vorgang, der aus den Rohdaten einer Erfahrung eine wirkliche macht. Die Interpretation kann man sich wie mehrere Filter vorstellen. Wenn Sie sich etwas anschauen, Wörter hören oder mit einer alltäglichen Situation konfrontiert werden, fragen diese Filter:

- Will ich diese Erfahrung machen oder soll ich sie ausklammern?
- Wie lange fühlt sich das Ganze gut an, und wann nicht mehr?
- War ich schon mal hier? Wenn ja, wie habe ich reagiert?
- Muss ich hier aufmerksam sein?
- Muss ich etwas sagen oder tun?
- Interessiert mich das Ganze überhaupt?

Sobald Sie verstanden haben, dass es hier um Bewertungen geht, können Sie diese ändern. Auf der anderen Seite könnten Sie auch gedankenlos mit einer Standardantwort reagieren, so wie ein Kind, das Spinat hasst, ganz egal, wie viel Überredungskunst seine Eltern aufwenden. Der Punkt ist hier, dass Ihre Zellen auf Ihre Bewertung hören und sie dann *als ihre ureigenste Erfahrung verbuchen.* »Ich hasse Spinat« kann einen Würgereiz auslösen, woraufhin bei den Eltern der Blutdruck steigt.

Gehen wir also davon aus, dass Ihre Vorstellungen und alle möglichen Bewertungen die ganze Zeit über körperliche Reaktionen nach sich ziehen. Damit liegt es an Ihnen, durch Ihre Einstellung jede Situation zu einer heilsamen zu machen. Zu den heilsamsten Vorstellungen überhaupt gehören:

- Ich erwarte, dass es mir gut geht und ich glücklich bin.
- Ich habe die Kontrolle.
- Was auch immer ansteht, ich stelle mich der Herausforderung.
- Ich fühle mich sicher und habe keine Angst.
- Ich werde von Familie und Freunden unterstützt, ich werde geliebt und gebe Liebe.
- Ich akzeptiere, wer ich bin.

Beachten Sie, dass nur die erste Einstellung »Ich erwarte, dass es mir gut geht und ich glücklich bin« unmittelbar die Gesundheit berührt, und das auch nur indirekt. Alle anderen Vorstellungen haben mit der Einstellung zu sich selbst zu tun. Die entscheidende Aussage dieses Buches ist, dass es auf das Selbst ankommt. Ihr »Selbst« ist *im Wesentlichen* ein System von Überzeugungen. Der Glaube ist kein Mantel, den man an- und ausziehen kann. Eher gleicht er einem unsichtbaren genetischen Code, der Sie als Person mit geprägt hat.

Zu den am wenigsten heilsamen Vorstellungen gehören wiederum diese:

- Im Vergleich zu anderen bin ich nicht so glücklich und öfter krank.
- Ich habe keine Kontrolle über mein Leben – vieles hängt von Menschen und Umständen ab, auf die ich keinen Einfluss habe.
- So manche Herausforderungen könnte ich nicht allein bewältigen.
- Ich habe Angst und mache mir Sorgen, dass mir Dinge zustoßen.
- Ich bin ziemlich allein und muss ohne Unterstützung anderer klarkommen.

- Ich erfahre wenig Liebe in meinem Leben.
- Ich bin streng zu mir.

Wir wissen sehr wohl, dass es sich bei diesen Aussagen, ob negativ oder positiv, nicht um einfache Glaubenssätze handelt. Doch lassen Sie einmal den Stimmungsaspekt beiseite und auch die Tatsachenbehauptungen (»Ich akzeptiere, wer ich bin« oder »Ich ich bin von Ängsten geplagt«), dann gibt es da immer noch verborgene Vorstellungen. Eine Aussage wie »Ich bin von Ängsten geplagt« könnte die Einstellung verbergen, wonach »die Welt kein sicherer Ort ist« oder »Meine Angst ist nur allzu berechtigt« oder »Meine Angst hält mich wach und aufmerksam« oder »So bin ich nun mal«, um nur einige zu nennen.

Aus negativen Grundeinstellungen etwas Heilsames zu machen ist indessen gar nicht so schwer. Man muss bloß schrittweise vorgehen:

1. Wenn Sie sich dabei ertappen, etwas Negatives zu sagen, fragen Sie sich: »Ist das wirklich wahr?« Eine spontane negative Einschätzung kritisch zu hinterfragen ist der erste wichtige Schritt.
2. Sobald ein negativer Glaubenssatz bei Ihnen auftritt, fragen Sie sich: »Hilft mir diese negative Einstellung wirklich?«
3. Halten Sie sich von den negativen Ansichten anderer fern. Tröpfcheninfektionen mit der Negativität anderer gibt es nur allzu häufig.
4. Bieten Sie sich selbst im Tausch für jede Negativeinstellung zwei positive an.
5. Führen Sie Tagebuch bei Ihrer Selbsterkundung. Schreiben Sie auf, wenn sich Ihre Einstellungen verändern oder auch Ihre Vorsätze diesbezüglich.
6. Verbringen Sie Zeit mit Menschen, die Sie unterstützen, die liebevoll, inspirierend und positiv sind. Vermeiden Sie Menschen, die alles negativ sehen.
7. Bringen Sie der Selbstfürsorge Wertschätzung entgegen.

Hier wollen wir besonders den vierten Schritt herausheben: *Bieten Sie sich für jede negative Einstellung zwei positive an*. Dies ist ein guter Weg, um sich ein gutes eigenes Einstellungssystem zu verpassen. Werden

Sie nicht das Opfer aller möglichen unbegründeten Ängste (anderer). Versuchen Sie zu einer neuen Einstellung zu gelangen, indem Sie diese aufschreiben. Nehmen Sie sich dafür Zeit und suchen Sie nach substanziellen seriösen Formulierungen. Zum Beispiel:

> *Negative Einstellung:* Ich sehe schon, was alles passieren wird, und dann wird es auch so kommen.
> *Neue Einstellung:* Ich kann nicht in die Zukunft blicken. Immer das Schlimmste zu befürchten, hilft nicht weiter. Wenn ich offen bin, wird alles tendenziell besser ausgehen. Wie oft habe ich mir das Schlimmste ausgemalt, und dann ist es ganz anders gekommen.
> *Negative Einstellung:* In einer Krisensituation bin ich ganz schnell überfordert.
> *Neue Einstellung:* Um Hilfe zu bitten, bedeutet nicht, dass ich schwach bin. Ich kann lernen, wie man mit einer Krise umgeht, indem ich jemanden um Rat frage, der das auch schon einmal erlebt hat. Niemand verlangt von mir, dass ich alles allein mache. Ich habe schon viel geschafft. Eine Krise kann auch eine Chance sein. Es gibt für jedes Problem eine Lösung, wenn man nur lange genug danach sucht.

Diese Vorstellungen, ob nun negativ oder nicht, sind keine Tatsachenbehauptungen, und doch können sie sich auf wundersame Weise in eine Selbstsuggestion verwandeln. Die Realität folgt den Vorstellungen. Warum? Für manche Mediziner hat das mit den Genen zu tun, die einen mehr oder weniger für Placebo- oder Noceboeffekte empfänglich machen. Zu wissen, wer wie reagiert, könnte für klinische Studien mit neuen Medikamenten interessant sein. Auf der Suche nach genetischen Ursachen hat man in Anlehnung an *Genom* oder *Mikrobiom* eine Reihe von Genen schon als »Placebom« bezeichnet. Seine Erforschung steckt noch in den Anfängen, aber es gibt erste vielversprechende Hinweise, etwa Gene, die am Dopaminsystem im Hirn beteiligt sind, also mit Risikobereitschaft und Belohnung zu tun haben, sowie Gene, die mit Opiaten, Schmerzlinderung und sogar Endocannabinoiden verbunden sind (Neurotransmitter ähnlich der Wirkstoffe in Marihuana). Weil der Placeboeffekt so vielschichtig ist, sind hier womöglich viele vernetzte Prozesse mit im Spiel, einschließlich unserer Gene.

Niemand weiß, wohin die genetische Spur noch führt. In der Zwischenzeit sollten wir alle, die wir gesund leben wollen, unsere negativen Vorstellungen ans Licht bringen. Nur so sind Veränderungen möglich. Faszinierend ist, dass unsere Begriffe für Neugier, etwa *munter, wachsam, selbstbewusst* und *wach* sich auch auf unsere Zellen übertragen lassen. Wie wir im nächsten Kapitel sehen werden, schlüpfen wir leichter in die Rolle des Heilers, wenn wir einfach nur der Weisheit des Körpers folgen, der wertvollsten Gabe der Natur.

9

DER WEISE HEILER

Körper und Geist als einen geistigen Körper oder einen beseelten Leib zu begreifen, das ist schon einmal ein wichtiger Schritt. Aber wir können auf unserer Suche nach Heilung noch weiter und mehr in die Tiefe gehen. Dieser Schritt führt uns zur Weisheit des Körpers, etwas, das viele entweder von sich weisen oder einfach nicht beachten.

Doch der Körper ist nicht einfach tumbes Fleisch. Das Bild aus dem Buch Genesis, wonach Gott Adam aus einem Tonklumpen erschafft, hatte eine weitreichende Wirkung, auch wenn aus Tonklumpen nun Zellklumpen geworden sind. Halten Sie einen Moment inne und beantworten Sie folgende Fragen:

- Wer ist klüger, der Körper oder der Geist?
- Wer ist kreativer?
- Auf wen sind Sie gerade stolzer?

Wenn Sie momentan Ihren Verstand höher schätzen als Ihren Körper, dann sind Sie auf die alte Vorstellung reingefallen. Und diese nehmen wir nun unter die Lupe. Die Intelligenz des Körpers ist Jahrmillionen älter und reicht viel tiefer als der rationale Verstand. Der Körper hat es verdient, in dieser Partnerschaft gleichwertig zu sein. Und daraus folgt ganz praktisch, dass man ein weiser Heiler werden muss.

DER WIRT IST AM ZUG

Die Weisheit des Körpers ist allgegenwärtig, auch wenn Wissenschaftler und Laien immer meinen, die Intelligenz sei allein Sache des Gehirns. Inzwischen haben wir gesehen, dass auf den vielen Datenautobahnen andauernd Botschaften hin und her geschickt werden, und zwar von 50 Billionen Zellen. Dennoch hat sich an der Verehrung des Gehirns nichts geändert. Denn könnte eine Leberzelle Beethovens Fünfte komponieren? Kann eine Nierenzelle $E = mc^2$ verstehen? In der Tat vollbringt der Körper Intelligenzleistungen, die diese beiden Beispiele in den Schatten stellen.

Da unser Thema die Heilung ist, nehmen wir das Immunsystem in den Fokus, den zentralen Akteur beim Schutz des Körpers vor Schäden. In der Medizin spricht man von »Wirtskontrolle«, was bedeutet, dass nach dem Eintritt eines Krankheitserregers (Pathogen) in den Körper nur ein bestimmter Prozentsatz der Menschen infiziert wird und nur ein weiterer Prozentsatz Symptome zeigt. Der Grund, warum nicht jeder krank wird, ist, dass der Körper eine vielschichtige Verteidigung betreibt, um alles zu kontrollieren, was in uns vor sich geht. Die Wirtskontrolle ist ein ganz natürliches Phänomen, das mit einer Reihe von Abwehrmaßnahmen beginnt, die Jahrmillionen zurückreichen. Eine offene Wunde, die der Luft ausgesetzt ist, birgt ein hohes Risiko für das Eindringen von Krankheitserregern, aber wenn Sie länger darüber nachdenken, dann sind Ihre Lungen nicht weniger exponiert und der Luft ausgesetzt als eine offene Wunde.

Der Unterschied liegt darin, dass die Atemwege mit Schleim ausgekleidet sind, die eindringenden Staub und Keime wie eine Fliegenfalle auffangen. Darüber hinaus geht jeder Atemzug einen langen gewundenen Weg, bevor er die empfindlichen Membranen erreicht, wo es zum Austausch von Sauerstoff und Kohlendioxid kommt. In den filigranen Nebenwegen werden Eindringlinge ebenfalls blockiert und eingeschlossen.

Schädel und Wirbelkörper stellen ebenfalls starke Schutzwände dar, da nur wenige Krankheitserreger knochengängig sind. Die Haut indessen ist weicher, weiß sich allerdings auch besser zu verteidigen: Die

Trockenheit der Hautoberfläche und das vom Schwitzen hinterlassene Salz sind der Vermehrung von Krankheitserregern wenig förderlich. Wo die Haut natürliche Öffnungen hat, gibt es andere Abwehrmaßnahmen. Etwa den Tränenfluss, der Stoffwechselprodukte und Schmutz abtransportiert, oder der pH-Wert des Vaginalsekrets. Tränen, Speichel und Nasenschleim enthalten Lysozym, ein Enzym, das die Zellwände von Bakterien zerstört.

Natürlich ist diese erste Verteidigungslinie auf die Dauer unzureichend, denn der gleiche Evolutionsprozess, der die Verteidigungsmechanismen schafft, führt auch dazu, dass sich Eindringlinge besser rüsten, um an ihnen vorbeizukommen. Wenn ein Erreger es in den Körper schafft, meist als Bakterium oder Virus, ist ein Nahkampf unausweichlich. Vielleicht kennen Sie die Lehrfilme, in denen weiße Blutkörperchen einen Eindringling bedrängen, ihn einkreisen und dann verschlingen. Dafür verantwortlich sind Makrophagen (wörtlich »große Esser«). Auch wenn es so aussieht, als verschlinge eine Boa constrictor ihre Beute, verbirgt sich dahinter ein unglaublich komplexes chemisches Hin und Her. Wir greifen uns einen Aspekt heraus, um zu zeigen, mit welch feiner Klinge die Immunantwort kämpft.

Nehmen wir das einfachste Beispiel: eine Erkältung. Jeder geht davon aus, dass eine Erkältung ein rein physischer Vorgang ist. Ein Mensch ist dem Erkältungsvirus ausgesetzt, dieser gelangt durch das Einatmen in die Blutbahn. Während sich das Virus vermehrt, kommt es zu einem Kampf zwischen ihm und dem Immunsystem. Bei einem gesunden Kind oder Erwachsenen gewinnt das Immunsystem. Für einige Tage lassen sich im Blut Virustoxine nachweisen, dazu Rückstände bereits toter Viren und toter weißer Blutkörperchen, die diese verschlungen haben. Binnen einer Woche wird der Körper von Eindringlingen befreit, neue Antikörper werden gebildet, um im Wiederholungsfall vor dem gleichen Virus zu schützen, und es geht einem wieder gut.

Das Ganze scheint sich rein auf der körperlichen Ebene abzuspielen, doch steigen wir noch einmal zum Schauplatz hinab, wo ein einziges Erkältungsvirus, eingeatmet an einem kalten Tag von einem Drittklässler auf dem Weg nach Hause, einem einzigen Makrophagen, dem Fußsoldaten des angeborenen Immunsystems von Angesicht zu Angesicht gegenübertritt. Der Kampf steht kurz bevor, aber noch bevor es losgeht, treffen zwei Pakete voll Wissen aufeinander. Eins davon entstammt der DNA des Virus, das andere der des Kindes. Treffen sie aufeinander, kommt es zum Informationsaustausch. Hat das Erkältungsvirus, eines der am schnellsten mutierenden Organismen auf der Erde, etwas Neues dabei, steht der Makrophage dumm da und weiß nicht, was er machen soll.

Im Moment sieht es so aus, als ob das überlegene Wissen des Virus die Oberhand gewinnt und das tut, was es tun will, nämlich sich im Wirt auf dessen Kosten zu vermehren. Aber das körpereigene Heilungssystem ist hundertmal intelligenter: Es kann sich auf die veränderte Lage einstellen, und zwar schneller noch, als das Virus mutiert. Zurück zum Lagezentrum des Immunsystems – dem Lymphsystem, das ein vom Blutkreislauf getrenntes Versorgungsnetz unterhält. Dort ist mittlerweile ein Notruf eingegangen: Der Makrophage hat das Immunsystem genau darüber informiert, welche chemische Verbindung – normalerweise ein Protein – es ist, die er nicht blockieren kann.

Nun durchläuft ein bestimmter Zelltyp der weißen Blutkörperchen, ein B-Zell-Lymphozyt, eine »Hypermutation«, und produziert einen einzigen Antikörper, der so programmiert ist, dass er das schlaue Protein blockiert, das zuvor den Erkältungsvirus an den Abwehrmechanismen des Körpers vorbeigelotst hat. Jahrzehnte medizinischer Forschung waren nötig, um diese Abläufe aufzudecken und zu beschreiben (mit von der Partie sind hier auch natürliche Killerzellen, Helferzellen und andere). Der Knackpunkt aber ist, dass es im Körper um Wissen geht und darum, wie man es anwendet. Die Weisheit des Körpers ist real, obwohl sie nicht zu sehen ist. Und deshalb gibt es auch keinen Grund, sie anders zu behandeln als die eines Philosophen, einer Weisen oder einer Wissenschaftlerin. Wenn Intelligenz bei der Lösung eines Problems eingesetzt wird, dann ist das ein Zeichen für Bewusstsein. Am Ende erkennen unsere Immunzellen Fremde, handeln zielgerichtet, erfinden neue Abwehrsysteme, lesen und empfangen Botschaften und interpretieren diese genau. Selbst in den Hirnen von Alzheimer-Patienten haben Rudy und seine Kollegen entdeckt, dass die krank machenden Ablagerungen nicht nur tödlicher Zellschrott sind, sondern eigentlich dazu dienen sollen, das Gehirn beispielsweise vor Infektionen durch Viren zu schützen (mehr dazu im Kapitel »Alzheimer heute und morgen«). Wie soll man das anders bezeichnen als bewusst?

Die medizinische Forschung hat einen Riesenbeitrag geleistet und all dies bis ins Kleinste untersucht. Im Alltag nehmen wir ja eher die Reaktionen wahr, die auf der Makroebene auftreten, etwa beim Trainieren im Fitnessstudio: Schwitzen, schwereres Atmen, schnellerer Herzschlag. Manche Anpassungen erfolgen auch hier auf der Mikroebene, etwa die verbesserte Sauerstoffaufnahme in den Muskelzellen und der Abtransport von Stoffwechselprodukten, die beim Sport anfallen. Die Medizin hat Abertausende an Forschungsstunden investiert, um jede dieser Anpassungen im Detail zu verstehen. Aber der ganzheitliche Ansatz ist einem noch viel größeren Geheimnis auf der Spur: Woher *weiß* der Körper, was er zu tun hat?

Der Körper ist immer an allen möglichen Fronten aktiv. Er nutzt seine Intelligenz, um im Gleichgewicht und wehrhaft, effizient und koordiniert zu bleiben und um zu wissen, was überall vor sich geht, und zwar in Billionen Zellen gleichzeitig. All das macht Wirtskontrolle aus. Und dabei werden alle Elemente rund um die Uhr miteinander abgeglichen. Der rationale Verstand wäre da völlig überfordert. Was also sollte man tun, um den Körper bei seinem Wirken zu unterstützen und seine Arbeit nicht auch noch zu untergraben?

Im Geiste der Zusammenarbeit

Weichenstellungen im Sinne der Weisheit des Körpers:

- Stress abbauen
- Etwas gegen eine chronisch niedriggradige Entzündung tun
- Sich jeden Tag bewegen
- Umweltgifte in Luft, Lebensmitteln und Wasser vermeiden
- Natürlich vollwertig essen

- Nachts gut schlafen
- Gute Laune haben
- Sich jeden Tag ganz in Ruhe Zeit für sich nehmen
- Zentriert und nicht dauernd abgelenkt sein
- Von der nervlichen Überholspur herunterkommen, so wie in Kapitel 5 beschrieben
- Herausforderungen in einem Zustand entspannter Wachsamkeit begegnen

Im Grunde gibt es hier nichts wirklich Neues, zwei Dinge jedoch sind wichtig: Erstens sind die körperlichen Anpassungsmechanismen standardmäßig so eingestellt wie oben. Deshalb führt Ihre Mithilfe zu einer umfassenden Stärkung des geistigen Körpers, Ihre Untätigkeit hingegen schwächt ihn. Erholsamer Schlaf in der Nacht hat vermeintlich nichts mit einer besseren Immunabwehr zu tun, mit einer schnelleren Muskelreaktion, mit Essverhalten, Sättigung und Gewicht halten. Aus ganzheitlicher Perspektive ist das aber sehr wohl der Fall.

Der zweite Punkt, der unmittelbar daraus folgt, ist, dass man sich die Dinge nicht einfach so aussuchen kann, mal hier was machen, mal da was machen. Der Körper arbeitet die ganze Zeit über an allen Fronten. Während Sie mit der Entscheidung beschäftigt sind, ob Sie Biospinat im Supermarkt kaufen wollen oder noch ins Fitnessstudio gehen, müssen all Ihre Unterlassungssünden brav auf der Zellebene nachgearbeitet werden.

Da will man natürlich sofort einwenden: »Ich kann doch nicht alles auf einmal machen.« Ganz richtig, und genau deshalb hat die ganzheitliche Gesundheitsprävention bislang auch im großen Stil versagt – niemand kann im Ernst den ganzen geistigen Körper erfassen. Man macht das eine und unterlässt das andere. Das ist der Moment, in dem die Weisheit des Verstandes ins Spiel kommen muss, und zwar nicht mit seitenlangen Vorsätzen, sondern durch eine ganzheitliche Förderung der körperlichen Weisheit.

BRITT: WIE WEISHEIT ENTSTEHT

Britt ist eine hübsche Schwedin mit blonden Haaren; sie sieht viel jünger aus als 48. Bis vor ein paar Jahren wäre jeder im Hinblick auf ihr Leben zu dem Schluss gekommen, dass Britt vom Glück verwöhnt war. Sie sah nicht nur gut aus, sondern hatte auch ein erfülltes Familienleben. Verheiratet war sie mit Poul, einem erfolgreichen Privatinvestor, der mit 20 nach Amerika gekommen war (Poul hatte sich während seines USA-Aufenthalts in Britt verliebt und sich wegen ihr von seiner ersten Frau scheiden lassen). Zusammen haben sie drei große Kinder, die nicht mehr zu Hause leben. Alle haben sie hart für ihre Ausbildung und den beruflichen Erfolg gearbeitet. Poul war ein hingebungsvoller Vater, und die beiden jüngeren Kinder, mittlerweile Teenager, sind ebenfalls gut und erfolgreich in der Schule.

Vor fünf Jahren kündigte Poul dann ohne Vorwarnung an, die ganze Familie war zu Thanksgiving versammelt, dass er ausziehen werde. »Ich liebe eure Mutter nicht mehr«, sagte er, das war alles. »Es ist besser für alle, wenn sie und ich uns trennen.«

Was Britt zusetzte, war nicht nur die schlimme Nachricht, sondern die ganze Art und Weise: »Er hat das vor den Kindern verkündet, nicht unter vier Augen mit mir. Und wie ruhig und gefasst er dabei war.«

Es folgten Tränen und Streitigkeiten. Die Kinder haben Partei ergriffen, die beiden Mädchen gaben Britt die Schuld, dass sie ihren Vater nicht glücklich gemacht hat, der Sohn wollte sie beschützen. Aber Poul war hartnäckig. Er hatte bereits eine Wohnung in der Nähe gemietet, und zum völligen Erstaunen seiner Frau schlug er vor, dass sie alle wie bisher weitermachen und eine Familie sein sollten, mit der einzigen Ausnahme, dass er woanders lebte. Zwei Monate lief alles gut. Britt war auch auf sich gestellt erfolgreich, arbeitete für eine PR-Firma. »Ich konnte nicht einfach alles fallen lassen und mich gehen lassen«, sagt sie. Also bekam Poul seinen Willen. Er zog aus, kam aber immer dann vorbei, wenn er mal richtig essen oder die Kinder sehen wollte. Als Britt eine Erklärung für sein Verhalten verlangte, gab er zu, dass er ihr nicht mehr recht traue. Auf einer Geschäftsreise Jahre zuvor war sie in der Nacht nicht an ihr Zimmertelefon gegangen. Poul war sich sicher, dass es noch andere Männer gab.

Trotz ihrer Entschlossenheit, sich nicht gehen zu lassen, wurde Britt mit der Zeit ängstlicher. Was ihr am meisten Angst machte, war etwas ganz Grundlegendes – das Alleinsein. Schließlich konsultierte sie einen Psychotherapeuten. Damals konnte sie nicht mehr schlafen, hatte Angst in der Nacht und wusste nicht, wohin sie sich wenden sollte. Der verschrieb ihr zunächst ein Beruhigungsmittel und fragte Britt, ob sie eine Ahnung habe, warum das Alleinsein ihr so viel Angst bereite. Sie schüttelte den Kopf und wollte noch weitere Sitzungen machen. Beruhigungsmittel waren, das wusste sie, keine Lösung.

Im Laufe der nächsten Monate kam ein Muster zum Vorschein. Britt hatte sich 20 Jahre lang als perfekte Gattin, Mutter und Karrierefrau aufgeopfert. Die Last, eine Superfrau zu sein, hatte sie zunächst nicht gestört; tatsächlich war sie stolz auf ihren Erfolg. Der Therapeut jedoch wies sie auf etwas hin, das sie aufmerken ließ.

»Sie haben zu viel von sich verraten.«

»Was meinen Sie damit?«

»Sie haben sich selbst verraten, indem Sie die Bedürfnisse der anderen über die eigenen gestellt haben«, antwortete er.

Britt hätte beinahe gesagt: »Aber das ist doch normal bei Frauen«, dachte aber noch einmal nach. »Ich habe es für die Familie gemacht. Weihnachten oder an meinem Geburtstag hieß es immer, ich sei das Zentrum, um das sich alles drehe, der Leitstern.«

Sie fing an zu weinen, und das war kein Wunder. Poul war ihr Leben, und indem er ihr sagte, dass er sie nicht mehr liebe, hatte er ihr den Teppich unter den Füßen weggezogen. Ihre Rolle war nun nicht mehr gefragt.

»Sie haben sich angepasst«, sagte der Therapeut, »was in jeder Ehe passiert, und das ist auch richtig so. Aber hier war es einseitig. Ihr Mann hat Ihnen vorgeschrieben, wie die Dinge zu laufen haben. Er hatte die Macht, er traf die wichtigen Entscheidungen. Und in diesem Wissen konnte er ausziehen, weil er wusste, dass Sie nachgeben würden.«

Dann sprachen sie noch lange darüber, was Britt im Laufe der Jahre alles aufgegeben hatte, einschließlich ihres Selbstwertgefühls, ihrer Würde und des Rechts auf eigene Entscheidungen. Ihre Geschichte könnte davon handeln, wie eine Frau ihr Leben nach einer schlimmen Trennung wieder in den Griff bekommt – und das tat sie auch zum größten Teil –, aber eines Tages stellte sie ihrem Therapeuten eine kritische Frage: Wie gewinnt man das Selbst zurück, das man verraten hat?

Der Therapeut war überrascht. »Wollen Sie das wirklich?« In seiner Beratung von Paaren, die eine Scheidung durchlaufen, lag der Schwerpunkt normalerweise auf einer Normalisierung der Kontaktaufnahme, darauf, Gefühle von Verrat und Bitterkeit zu überwinden und emotional abzurüsten. All das kann Jahre dauern und nicht jeder schafft es emotional unbeschadet durch diesen Verarbeitungsprozess.

»Sie haben gesagt, ich hätte mich verraten«, insistierte Britt, »und ich will zurück, was mir gehört.«

Britt wollte wieder ganz werden, aber deshalb nicht mehr auf Stärke, Selbstwertgefühl, Freiheit und eigene Standpunkte verzichten. Sie suchte nach Heilung auf der Ebene des Selbst. Aber welches Selbst? Es gibt davon mehrere, und das Leben verändert sich, je nachdem, mit welchem Selbst man sich identifiziert. Es ist schwerer zu fassen, als die meisten Menschen glauben. Schauen wir uns vier mögliche Optionen an.

Das äußere Selbst: Dies ist die soziale Person, mit der man sich identifiziert, wenn man sich auf gesellschaftlich anerkannte Dinge wie Geld, Karriere, die richtige Nachbarschaft, ein tolles Haus und so weiter konzentriert. Das »Ich« haftet nun wie ein Etikett an diesen symbolischen Reichtümern. Ein »weißer protestantischer Chirurg angelsächsischer Herkunft mit Praxis in der Park Avenue, einer society-affinen Gattin und einem großen Portfolio« schafft ein anderes Selbst als eine »alleinerziehende Latina, die, weil sozial weiter unten stehend, auf Lebensmittelmarken angewiesen ist«.

Das private Selbst: Hier agieren wir hinter verschlossenen Türen. Das private Selbst identifiziert sich mit Gefühlen und Beziehungen. Zu seinen wichtigsten Werten gehören eine glückliche Ehe, ein erfülltes Sexualleben, Kinder, die man lieben und auf die man stolz sein kann, und so weiter. Auf der anderen Seite stehen die privaten Prüfungen und das Elend, die Teil eines jeden Lebens sind. Das »Ich« ist an die Hoffnungen und Ängste des Alltags gebunden. Für manche Menschen ist das mit Unsicherheit, Angst, Depressionen und gescheiterten Hoffnungen verknüpft, die unausweichlich scheinen.

Das unbewusste Selbst: Dieses Selbst wird von Instinkten und Triebkräften regiert, die die meisten von uns nicht ans Licht bringen wollen. Am bedrohlichsten ist das unbewusste Selbst, das man auch »Schatten« nennt. Hier hausen die schlimmsten menschlichen Eigenschaften wie Wut, Gewalt, Neid, Rache und tiefsitzende existenzielle Ängste. Man könnte geneigt sein, diese dunkle Seite des unbewussten Selbst zu verbergen oder sie in etwas Leuchtendes zu verwandeln, wie es Künstler, Musiker und Dichter tun. Sie nähern sich dem unbewussten Selbst nicht als einem Hort der Angst, sondern einer Quelle der Kreativität, die nur darauf wartet, angezapft zu werden.

Das höhere Selbst strebt danach, alle Konflikte und Irrungen hinter sich zu lassen. Aus Erfahrung wissen wir, dass die anderen Aspekte des Selbst – das äußere, private und unbewusste – ständig in Konflikt miteinander stehen. Daher rührt das Unbehagen in der Kultur, um Freuds Begriff zu verwenden. Eruptionen aus dem Unterbewusstsein bringen Krieg, Verbrechen und Gewalt. Privates Elend überschattet öffentlichen Erfolg. Die Künste weisen auf das große Potenzial der Kreativität, aber nur wenige wissen es zu nutzen. In den alten Weisheitstraditionen werden diese Konflikte nie auf der Ebene des Kampfes gelöst. Das »Ich« muss jeden Anspruch des Egos, ob öffentlich oder privat, aufgeben, um einen höheren Bewusstseinszustand zu erlangen.

Britt war keine Ausnahme darin, in derartige Konflikte zu geraten. Eine Krise, wie sie durch ihren Mann ausgelöst wurde, bringt Dinge an die Oberfläche, die im Alltag überdeckt werden. Im Tausch für ein äußeres perfektes Selbst hatte sie ihre Macht über das private, unbewusste und höhere Selbst aufgegeben. Ungewöhnlich ist hier allerdings, wie schnell ihr das klargeworden ist, nachdem ihr Mann ausgezogen war.

Ihr Therapeut hat sie ermutigt: »Was immer Sie aufgegeben haben, können Sie auch wieder zurückfordern. Gehen Sie zurück und heben Sie das auf, was Sie unterwegs haben fallen lassen.«

Die Weisheitstraditionen der Welt, die wir genauso gut als die Traditionen des höheren Bewusstseins definieren können, stimmen darin überein. Weisheit beginnt mit der Erkenntnis, dass es im geistigen Körper nicht nur um Zellen, Gewebe und Organe geht und auch nicht nur um Gedanken, Gefühle und Empfindungen. Hier geht es um die Einheit von Körper, Geist und Seele. Wenn man sich verliebt, gibt es eine körpereigene Biologie der Liebe, genauso wie es eine Biologie der Angst gibt, eine der Depression oder eine des Glücks. Unser ganzheitlicher Ansatz basiert genau auf diesem Umstand, auch wenn es schwer ist, das gänzlich zu erfassen: Es gibt eine sich wandelnde Biologie, die den Bedürfnissen jedes Augenblicks entspricht. Ihre Zellen wissen, was sie in jeder Situation zu tun haben, und das ist ein außerordentlich hohes Maß an natürlicher Intelligenz.

Das »Ich«, mit dem Sie sich identifizieren, ist wie eine Lupe, die die Sonnenstrahlen bündelt. Nur Ihr »Ich« bewertet die Erfahrungen und macht sie damit zu etwas Persönlichem. »Ich« ist ein Sammelsurium von Hoffnungen, Ängsten, Wünschen und Träumen. »Ich« beherbergt Erinnerungen, die sonst niemand hat. In den Gedächtniskammern sind Gewohnheiten, Überzeugungen, alte Traumata und vergangene Konditionierungen aufbewahrt. Diese Vielfalt ist verwirrend, weshalb die Lehre des »Erkenne dich selbst« eigentlich der Sinn des Lebendigseins ist. Solange man nicht weiß, woher das »Ich« kommt, weiß man auch nicht, wer man wirklich ist.

Britt nahm den »Rückweg« ernst. Obwohl ihr äußeres Leben so reich war, konnte sie doch das Einfachste nicht: allein sein. Ohne ein Leben voller Aktivitäten und des Sich-um-andere-Kümmerns war die Aussicht auf ihr »Ich« schrecklich. Das erfordert viel Heilung im Unbewussten, wo die Dämonen lauern, aber auch das verletzte innere Kind. Britts Weg zurück wies in den kommenden fünf Jahren folgende Etappen auf:

Überwindung ihrer Ängste: Britt setzte zunächst auf Beruhigungsmittel, kam dann aber durch eine Therapie und, was noch wichtiger ist, durch Meditation und Yoga wieder davon los.

Lernen, selbstständig zu sein: Als Erstes sagte sie Poul, dass er nicht mehr vorbeikommen könne und so tun, als seien sie eine ganz normale Familie. (Wie sich herausstellte, hatte er ohnehin eine Freundin gehabt.) Dann bewegte sie sich innerlich auf eine Scheidung zu, und zwar in ihrem eigenen Tempo. Es dauerte zwei Jahre, bis sie bereit war, auf eigenen Füßen zu stehen.

Wieder eine Beziehung aufnehmen: Britt war wieder auf Partnersuche, eine seltsame Erfahrung für eine Frau, die seit 25 Jahren kein Date mehr hatte. Irgendwann wollte sie einfach wieder glücklich sein, und fing mit dem Tanzen an, das hatte sie schon als junge Frau gern gemacht. Dabei lernte sie neue Leute kennen, andere als die gemeinsamen Paarbekanntschaften aus ihrer Zeit mit Poul.

Spirituelle Wege beschreiten: Für Britt wurde die Meditation immer wichtiger, und zwar nicht nur im Hinblick auf Stressreduktion, Entspannung und Gesundheit. Sie hatte ihre Lektion gelernt, was passiert, wenn man sich selbst aufgibt – man wird »ohnmächtig«. Hinter ihrer Angst vor dem Alleinsein lag eine Art Taubheit. Ihr aktives, unruhiges, erfolggeprägtes Leben hatte alle Energie aufgesogen. Tief im Inneren bewegte sich nichts. Die innere Frau steckte fest, und das schon seit Jahren.

Wir sind alle ein bisschen wie Britt, nicht in allen Einzelheiten, aber zumindest was den Rückweg angeht, den wir antreten müssen, wenn wir heil werden wollen. Das »Ich« muss wieder zum Leben erwachen, das helle Bewusstsein zum wahren Heiler werden. Wenn man bewusst lebt, dann sind die folgenden Erfahrungen möglich, ja können jederzeit passieren:

All diese Möglichkeiten könnten sich von heute an eröffnen:

- Sie reichen jemandem eine helfende Hand.
- Ihnen fällt etwas Schönes auf.
- Sie tun oder sagen etwas Nettes.
- Sie helfen jemandem in Not.
- Sie lächeln anerkennend.
- Sie gehen leicht über etwas hinweg.
- Sie bringen jemanden zum Lachen.
- Sie haben eine gute Idee.
- Sie haben eine Lösung.
- Sie fühlen sich jemandem eng verbunden.
- Sie meditieren.
- Sie nehmen sich Zeit für sich und genießen das.
- Sie ermuntern jemanden.
- Sie spielen etwas.
- Sie halten sich in der Natur auf und fühlen sich anschließend erfrischt.
- Sie betätigen sich in angenehmer Weise körperlich.
- Sie respektieren unaufgefordert die Grenzen einer anderen Person.
- Sie fühlen sich leicht und spielerisch.
- Sie fühlen sich spirituell beflügelt.
- Sie erleben einen Augenblick unbeschwerter Freude.
- Sie schätzen jemanden anderen.

Wir müssen wohl nicht erklären, warum diese Erfahrungen wünschenswert sind, zu offensichtlich ist die Tatsache, dass sie alle einen Augenblick des Glücks schaffen. Die eigentliche Frage ist, wie man diese Momente erreicht. Unsere unterschiedlichen Selbste haben jeweils einen anderen Blickwinkel, jedes hat seine eigenen Ziele.

Das äußere Selbst schaut nicht nach innen, sein Ziel liegt im Glück des äußeren Erfolges, darin, Geld, Besitz, Status zu erlangen. Das private Selbst blickt dagegen nach innen, es verspürt den Wechsel der Gefühle, es strebt nach Glück und möchte mehr Freude als Schmerz. Vollkommenes Glück wäre ein Zustand ständiger Freude. Wir alle wissen, dass dies unrealistisch ist und auch nie erreicht werden wird. Allerdings setzen die meisten Menschen alles daran, dass in ihrem Leben das Positive überwiegt, wie immer man es auch definieren mag.

Das private Selbst kann etwas von der Fülle des Lebens erhaschen. Unser Bemühen, liebevoll und freundlich zu sein, wurzelt in unseren Gefühlen. Es fühlt sich einfach gut an, freundlich und liebevoll zu sein; deshalb schätzen die meisten diese Erfahrung. Aber es gibt Grenzen. Das private Selbst ist egoistisch und unsicher. Wenn man die Wahl zwischen dem eigenen Glück und dem eines anderen hat, wählt man Ersteres. Zieht ein geliebter Mensch seine Liebe zurück, so wie Poul die seine von Britt, dann ist das ein schmerzlicher Verlust. Die Aussichten auf ein angenehmes Dasein fliegen davon, zumindest für eine Weile.

Das unbewusste Selbst ist ein mysteriöser Teil der Psyche, ein verborgener Bereich, den die meisten fürchten. Wer weiß, wozu es da ist und was es braucht, um glücklich zu sein? Der größte Streit in der modernen Psychologie ging genau um dieses Thema. Sigmund Freud kam zu dem Schluss, dass das Unbewusste die Domäne des *Es* sei, eine ungezähmte Urkraft. Das Es wird nicht durch Schuld oder Scham zurückgehalten; soziale Regeln kümmern es nicht. Ein Zweijähriger, der im Supermarkt einen Wutanfall bekommt, ist ein gutes Beispiel für den Ausbruch des reinen Es. Das Kind ist in seiner Wut völlig ungehemmt und kümmert sich nicht darum, wen es jemanden verletzt oder in Verlegenheit bringt. Der Wutanfall ist genau wie das Es weder unmoralisch noch egoistisch. Das Es ist einfach unkontrolliert, weshalb wir seine Gesetzlosigkeit fürchten. Freud brachte die dunklen Kräfte, Hass, Aggression, sexuelles Begehren und die Angstlust um Tod und Gewalt mit dem Unbewussten in Verbindung.

Sein berühmtester Schüler indessen, der Schweizer Psychologe Carl Gustav Jung, war nicht dieser Ansicht und wandte sich schließlich ganz von der Freudianischen Richtung ab. Ihr Disput ist vielschichtig, eine der wichtigsten Differenzen war jedoch Jungs Weigerung, das Unbewusste einfach als dunkle Macht zu akzeptieren. Für Jung war das Unbewusste ein Ort der Muster und Vorstellungen, die er Archetypen nannte. Diese würden von allen Menschen im *kollektiven Unbewussten* geteilt. Als Beweis diente Jung, dass alle Kulturen Helden, Mythen, Götter, Reisen ins Licht, die Suche, Modelle des Männlichen und des Weiblichen und so weiter haben. Zwar räumte auch er ein, dass das Unbewusste in Krieg und Gewalt münden könne, für ihn war dies aber der Ausdruck eines Archetyps (Mars, der römische Kriegsgott). In der Archetypenlehre gibt es aber auch Venus, die römische Göttin der Liebe.

Von 1907 bis 1913 arbeitete Freud eng mit Jung zusammen, aber mit der Zeit wurde ihre Beziehung immer turbulenter. Nach seiner Trennung von Freud begann Jung mit der Arbeit an dem *Roten Buch* oder *Liber Novus* (das »neue Buch«), was viele als sein Meisterwerk bezeichnen. Das Buch basierte weitgehend auf den lebhaften und oft verstörenden nächtlichen Träumen, die Jung während seiner Tätigkeit als Offizier in der Schweizer Armee hatte. Viele meinen, dass Jung wachträumte oder im Traum erwachte, und das alles mit Erzählungen, Kalligraphien und kunstvollen Bildern versah. Für Jung waren die Träume Fenster in sein Unterbewusstes. Er zeichnete sie über sechzehn Jahre lang auf.

Vor seinem Tod 1961 sagte Jung in einem Interview:

> *»Die Zeit der inneren Bilder war die wichtigste Zeit meines Lebens. Daraus ist alles andere abzuleiten. Mein ganzes Leben bestand darin, das auszuarbeiten, was aus dem Unbewussten aufgestiegen war, mich wie ein seltsamer Strom überschwemmte und mich beinahe zerbrechen ließ. Das war Stoff und Material für mehr als ein Leben. Später dann war alles nur noch die äußere Einordnung, das wissenschaftliche Ausarbeiten und die Integration ins Leben. Aber der numinose Anfang, der schon alles umfasste, war damals.«*

Das *Rote Buch* in seiner handgeschriebenen ledergebundenen Form stammt aus den Jahren 1915 bis 1930, wurde aber erst im Jahr 2000 veröffentlicht. (Faksimiles, einschließlich der aufwendigen Illustrationen von Jung, finden Sie frei online als PDF.) Kommentatoren, darunter sein Übersetzer Sonu Shamdasani, betrachten das Buch als Jungs qualvollen Versuch einer Seelenrettung durch einen inneren Dialog mit seinem *Unbewussten*, das er den »Geist in den Tiefen« nannte. Manche behaupten, das *Rote Buch* sei das Ergebnis einer psychotischen Episode nach der Trennung von Freud. Wohlwollendere Anhänger geben zu bedenken, dass Jung sich mutig seiner Psychose gestellt habe und sich mit dem, was er tief in seiner Psyche vorfand, über seine Träume auseinandergesetzt habe. Am Ende ging er daraus reifer und gestärkt hervor.

Der Konflikt zwischen Freuds Es und Jungs Archetypen hatte jahrzehntelang einen starken Einfluss auf das Gebiet der Psychologie, er ist bis heute nicht wirklich gelöst. Das wird er womöglich auch nie, und doch erleben wir im Alltag Begehren, Wollen, Wut und die Versuchung durch Gewalt, deren Zerstörungskraft wir nicht wollen. Die Macht des äußeren Selbst basiert vor allem auf der Unterdrückung des bewussten Selbst. Jedes Mal, wenn Sie zur Arbeit gehen, bringen Sie Ihr äußeres Selbst zum Einsatz, und so machen es alle. Unakzeptable Alternativen wie sexuelle Belästigung und offene Feindseligkeit werden so gut es geht unter Kontrolle gehalten. Um es kurz zu machen, das unbewusste Selbst kommt im normalen Leben nicht zum Tragen. Selbst wenn wir, wie Jung sagt, dort etwas Schönes und Lohnendes finden würden, würden die meisten doch zögern, diese Tür zu öffnen.

Was bleibt uns? Nur das höhere Selbst hat Zugang zur Fülle der Erfahrungen eines bewussten Lebens. Sein Ziel ist es, im Licht des Bewusstseins zu leben, was nicht bedeutet, dass es einem die ganze Zeit gut geht. Das Bewusstsein ist ungefiltert und frei. Seine Offenheit für Erfahrungen stellt einen Quantensprung dar. Wer diesen Sprung vollzogen hat, die Weisen, Heiligen und spirituellen Lehrer dieser Welt, weiß, dass das höhere Selbst real ist – in der Tat ist es das einzige wirkliche Selbst. Auf die anderen Aspekte des Selbst kann man nicht bauen, sie machen falsche Versprechungen, leiden an Unsicherheit und fürchten den Kontrollverlust. Sie bieten den verborgenen Dämonen Schutz und können letztlich kein dauerhaftes Glück erreichen.

Britt hat dies durch ihre persönliche Krise durchlebt. Sie gehört zu den vielen, die sich für einen anderen Weg entschieden haben, und ist nun auf dem Weg der Heilung. Aber es braucht nicht immer eine

Krise, um diesen Weg zu beschreiten. An jedem Tag erweist sich das Einzige, ohne das wir nicht leben können – das Selbst – als schwankend und wenig verlässlich. Wir sind uns dessen vielleicht nicht bewusst, aber wir ändern ständig unsere Loyalität. Das äußere Selbst hält uns bei der Arbeit besetzt, bei einer Party oder beim Hauskauf. Das private beansprucht uns in Herzenssachen, in depressiven und angstvollen Augenblicken, im Familienleben. Das unbewusste Selbst tut, was es will, und während wir noch versuchen, es in Schach zu halten, haben wir sexuelle Gelüste, rasen vor Wut und träumen schlecht. Vielleicht sind Albträume unsere wahre Begegnung mit der dunklen Seite des Unbewussten.

Die mangelnde Festigkeit und Unvorhersehbarkeit des Selbst, des »Ich«, das wir für so selbstverständlich halten, stellt die letzte Herausforderung auf dem Weg der Heilung dar. Das, was so einfach aussieht – den Weg freizumachen, damit der geistige Körper zur Selbstheilung schreiten kann –, erweist sich als wahrhaft schwierig. Die Weisheit des Körpers ist unglaublich, doch wir untergraben sie durch den Stress und das Chaos des Alltags. Wir haben keine gute Beziehung zu unserem Selbst und fragen uns ständig, wer wir sind. Wir geraten in Situationen, mit denen wir nicht umgehen können, und in Beziehungen voller subtiler Konflikte. Unsere Selbstkontrolle scheitert allzu oft oder funktioniert nur teilweise. Halten wir hingegen alles in Schach, zahlen wir den Preis negativer Gefühle, die wir verdrängen.

Kurz gesagt, die Situation ist vertrackt. Als kluger Heiler muss man die Probleme lösen, die das »Ich« verzapft. Aber wie kann das »Ich« Teil der Lösung sein, wo es doch eher Teil des Problems ist? Das Selbst aufzufordern, sich selbst zu heilen, hieße den Bock zum Gärtner zu machen. Manchmal geht es gut, manchmal nicht. Aber das ist immer noch besser als gar nichts zu tun.

Im nächsten Kapitel werden wir sehen, ob es auch Alternativen zu diesen Zufallstreffern gibt. Es muss einen besseren Weg geben, und den gibt es auch.

10

DAS ENDE DES LEIDENS

Wenn das heilende Selbst das Leiden beenden könnte, käme das einem Wunder gleich. Jedes Leben bringt gewisse Schmerzen mit sich, und dazu gehört auch dessen geistiger Aspekt. Niemand entkommt dem inneren Drama der Psyche, ganz egal wie glücklich sein Leben an der Oberfläche scheinen mag. (Im vorangegangenen Kapitel haben wir darüber gesprochen, wie Jung sein eigenes inneres Drama offen annahm.) Wir haben unseren ganzheitlichen Ansatz auf einen gesunden, der Heilung förderlichen Lebensstil ausgerichtet, das heißt einen Lebensstil, bei dem das Bewusstsein an erster Stelle steht. Im Wesentlichen kann man nicht heilen, was man nicht kennt. Zwar honoriert die Gesellschaft Menschen, die Schmerz und Leid erfahren haben, aber die beiden sind nicht dasselbe. Jemand kann akute körperliche Schmerzen haben und sich psychologisch darauf einstellen. Hier ist der Leidensfaktor kleiner als bei jemandem, der das nicht kann.

Allein das Vorwegnehmen negativer Ereignisse kann durch erhöhten Stress im geistigen Körper zu körperlichen Schmerzen führen (das Treffen mit dem Chef, bei dem Ihre Leistungen bewertet werden sollen, kann Beklemmungen, Kopfschmerzen, Kreuzschmerzen oder Verdauungsstörungen hervorrufen). Für manche Menschen gehen damit auch psychische Symptome, Furcht, Angst oder Niedergeschlagenheit einher, aber keineswegs bei allen. Mit anderen Worten, Leiden ist etwas sehr persönliches und schwerer fassbar als körperliche Schmerzen, die jeder sofort bemerkt. Es wäre wenig hilfreich, wenn einen das Wahrnehmen des eigenen Leidens zum Nachteil gegenüber einer Person gereichen würde, die es verdrängt. Allerdings denken viele so, getreu dem Motto »Was man nicht weiß, macht einen nicht heiß – beziehungsweise kann einen nicht verletzen«. Diese Haltung ist auf die Dauer sehr schädlich. Angst wird oft von unbewussten Erinnerungen an Schmerz und Leid verursacht, was dann noch mehr Leiden nach sich zieht.

Leiden ist nicht gerade etwas, über das man gerne spricht, aber es gibt gut recherchierte Daten zum Thema Glück, und diese korrelieren mit dem Grad des Leidens. Das Unternehmen Gallup, vor allem für seine politischen Umfragen bekannt, sammelt weltweit Daten darüber, wie glücklich Menschen sind. Dabei gibt es zwei Methoden; bei der einen geben die Leute eine Selbstauskunft zu ihrem Grad des Glücks, bei der anderen wird einfach gefragt: Wie oft haben Sie gestern gelacht oder gelächelt? Der höchste Glückswert, den Gallup vergibt, ist »gedeihlich, auskömmlich«, wobei in den Vereinigten Staaten nach den aktuellen Schätzungen nur 51 Prozent der Menschen angeben, dass sie zufrieden sind. Damit stehen sie auf Platz 14 unter den 142 Ländern, in denen Gallup seine Untersuchungen vornimmt. Nur 4 Prozent der Amerikaner geben an, dass sie leiden, während 45 Prozent berichten, dass sie kämpfen. (Im Gegensatz dazu sind in Indien, das an 127. Stelle im Glücksranking steht, nur 8 Prozent zufrieden, während 28 Prozent leiden und die große Mehrheit kämpfen muss.)

Nun mag es sein, dass Menschen nach Meinung mancher Experten ihr Glück überbewerten, wenn man einmal versteckte oder unausgesprochene Unglücksursachen in Betracht zieht. So leidet etwa jeder fünfte Amerikaner einmal in seinem Leben an einer schweren Depression. Häuslicher Missbrauch wird bekanntlich nicht in vollem Umfang gemeldet und gehört zu den Faktoren, die die Schulmedizin unbeachtet lässt. Selbst in den beiden glücklichsten Ländern der Welt, Dänemark und Norwegen, wo immerhin 68 Prozent der Menschen angeben, dass es ihnen gut geht, haben 30 Prozent zu kämpfen. Das bedeutet, dass es in den USA Millionen Menschen gibt, die dringend aus dem Leiden herauskommen müssen, ob das die Beendigung einer

Missbrauchsbeziehung ist oder die Aufgabe eines Berufes, der einen krank macht.

Am Ende des letzten Kapitels haben wir eine neue Möglichkeit eingeführt, das höhere Selbst. Dieses verweist auf die Macht des Bewusstseins. *Höher* bringt hier eine spirituelle Konnotation mit sich, die wir erklären wollen, bevor wir weitergehen. Die Trennung zwischen Körper und Geist ist künstlich, und mittlerweile liefert selbst die medizinische Wissenschaft die Beweise, dass es einen einzigen geistigen Körper gibt. So viel scheint klar. »Höheres« Bewusstsein indessen klingt nach einer Grenzüberschreitung in die Sphäre Gottes, des Geistes und der Seele, mit der die medizinische Wissenschaft aber nichts zu tun hat. Jedes Krankenhaus hat einen kirchlichen Mitarbeiter, aber dieser steht nicht im Operationssaal neben den Chirurgen.

Wenn das heilende Selbst dem Leiden ein Ende bereiten soll, muss eine weitere Grenze fallen, denn die Meditationsforschung, mittlerweile ein akzeptierter Bereich, hat ja vor allem mit Spiritualität zu tun. Dr. Buddha neben Dr. House sozusagen. Buddha wollte das Leiden beenden, und sein Weg dahin führte ihn über das Bewusstsein und er folgte dabei nicht etwa dem Ruf Gottes oder der Seele. Die Meditation ist eine bewusstseinsbasierte Medizin. Was auch immer passiert, wenn man meditiert (oder betet, Yoga macht, achtsam ist und so weiter), dann wird das auf der Ebene der Zellen wahrgenommen, zuerst im Gehirn und dann im ganzen Körper.

Dies führt zu einer Schlussfolgerung, die es in sich hat: Das Ende des Leidens erfordert eine Bewusstseinslösung eines Bewusstseinsproblems. Niemand leidet, weil er Schmerzen hat. Leiden ist eine Bewertung, die mit all dem zu tun hat, was wir bereits besprochen haben: mit Erwartungen, Gewohnheiten, alten Konditionierungen und dem Kampf zwischen achtsamem oder unachtsamem Handeln. Wer seine Bewertung ändert, für den ändert sich auch das Ausmaß des Leidens. Auf der Ebene des »Wer bin ich?« ist das höhere Selbst entscheidend. Wer sich mit dem höheren Selbst identifiziert, findet den Weg aus dem Leiden heraus, weil ihm klar wird, dass sich tief im Innern diese Wahrheiten verbergen:

Es gibt einen Bewusstseinsgrad, in dem Leiden nicht empfunden wird. Schmerzempfindungen werden wahrgenommen, aber nicht als Leiden interpretiert.
Körperlicher Schmerz ist eine Empfindung, er ist ein Heilungssignal, kein Fluch.

Die Quelle des Leidens ist zugleich die Quelle der Heilung: unser Bewusstseinszustand. Nein, wir leugnen nicht den Nutzen der Schmerzforschung und auch nicht die Notwendigkeit, körperliche Schmerzen zu lindern. Nicht zuletzt lautet die erste Frage, die der Arzt dem Patienten stellt: »Wo tut es weh?« Beide Seiten haben Schmerzfreiheit als Ziel. Unser Ziel in diesem Kapitel ist, sich vom Leiden zu befreien, da es nur auf der Bewusstseinsebene existiert. (Dr. Buddha würde dasselbe sagen.)

DAS PARADOX DES SCHMERZES

Nur die wenigsten Ärzte sind auf Schmerzen spezialisiert. Für den typischen Doktor ist Schmerz etwas, das man loswerden muss, nicht etwas, das es zu verstehen gilt. Aber wenn man einmal versucht, die Mechanismen des körperlichen Schmerzes zu verstehen, dann ist das Bild nicht so einfach. Manchmal sind Schmerzen wie ein Stein im Schuh. Man entfernt ihn sofort. Das Gleiche gilt für Zahnschmerzen, die Sie umstandslos zum Zahnarzt befördern. Aber manchmal sind körperliche Schmerzen nicht sofort oder leicht zu beheben. Tatsächlich ist ein Schmerz, der schwere Langzeitschäden irgendwo im Körper anzeigt, oft das letzte Symptom. Viele Volkskrankheiten, die die Medizin noch heilen will, etwa Herzkrankheiten oder Krebs, können jahrelang schmerzfrei verlaufen, bis die Möglichkeit, sie zu behandeln, längst verstrichen ist.

Denken Sie an das Altern, das typischerweise mit vielen Wehwehchen einhergeht. Dennoch muss das nicht zwangsläufig Leiden bedeuten, und wenn es das doch tut, ist der Dreh- und Angelpunkt die persönliche Einstellung. In einer Gesellschaft, in der Milliarden für Schmerzmittel ausgegeben werden, ist Leiden ein heikles Thema, dem die meisten lieber aus dem Weg gehen. Und hier kommt die persönliche Einstellung ins Spiel. Eine typische Argumentationskette könnte so gehen:

- Schmerz erzeugt Leiden.
- Je intensiver der Schmerz, desto größer das Leiden.
- Mit zunehmendem Alter können wir mit einer Zunahme körperlicher Schmerzen rechnen.
- Deshalb geht Altern mit Leiden einher.

Dies sind Überzeugungen, die der Realität nicht unbedingt standhalten. Wenn man sie jedoch verinnerlicht hat, dann sorgt der geistige Körper dafür, dass sie zu *Ihrer* Realität werden. Zuerst müssen die Menschen ihre Vorstellung ablegen, dass Schmerz mit Leid gleichzusetzen ist. Schmerz an sich ist oft etwas, das wir durcharbeiten und ignorieren können. Das Sportmotto »no Pain, no Gain« im Sport ist ein Paradebeispiel. Marathonläufer setzen sich freiwillig erheblichem Schmerz aus, um das übergeordnete Ziel des Sieges zu erreichen. Der Wunsch zu gewinnen kann so wichtig werden, dass sogar schwere, lebensbedrohliche Einschränkungen toleriert werden, etwa die wiederholten Hirntraumata beim Boxen, Fußball oder Rugby, bis hinunter in die Juniorliga, wo es um die Gesundheit eines Kindes geht.

In ihrer Panik macht die Gesellschaft den Schmerz zum Feind. Den Schmerz wahrzunehmen – und aus keinem anderen Grund sendet der Körper Schmerzsignale – geschieht selten oder gar nicht. Das zeigt, dass wir unsere Prioritäten verloren haben. Ein Leben ohne die Schmerzsignale des Körpers ist alles andere als glücklich. Es gibt eine genetische Erkrankung, die Menschen jeglicher Schmerzempfindung beraubt. Diejenigen, die darunter leiden, empfinden den Alltag als sehr bedrohlich.

Ein solcher Patient ist Jason Breck (Name geändert). Er leidet an der Erbkrankheit CIP (angeborene Schmerzunempfindlichkeit). Die Erkrankung ist äußerst selten, nur etwa zwanzig Fälle sind in der medizinischen Literatur dokumentiert. Brecks Eltern haben seine Erkrankung bemerkt, als er sich als Kleinkind die halbe Zunge abbiss. Als Erwachsener erinnert sich Breck im Interview: »Ich erinnere mich daran, dass ich mir an meinem Geburtstag den Fuß brach. Er war geschwollen und gequetscht, also nahm ich Klebeband und tapte meinen Fuß damit, zog mir einen Stiefel an und hab einfach weitergemacht.« Mittlerweile weiß man, dass CIP durch eine Mutation in einem einzigen Gen (SCN9A) resultiert, und dass nur ein Molekül für die Schmerzkontrolle verantwortlich ist, was erstaunlich ist. Der Mechanismus hat mit dem Umstand zu tun, dass SCN9A auf den Neuronen sitzt, die das Schmerzempfinden verursachen.

Da die Betroffenen auch kein Temperaturempfinden haben, sind sie Gefahren ausgesetzt, die der Rest von uns nicht kennt. »Man muss immer sehr, sehr aufmerksam sein«, sagt Breck, »damit man sich nicht schwer verletzt.« Ohne das Schmerzsignal müssen andere Strategien entwickelt werden, um Verletzungen anzuzeigen. Da das Berührungsempfinden in der Regel nicht beeinträchtigt ist, kann Druck oder ein plötzliches Klopfen als Hinweis dienen. Aber auch das stellt eine Gefahr dar. Als kleines Kind schlug Breck gerne mit dem Kopf gegen die Wand, um die schöne Vibration zu spüren. Kinder mit CIP müssen daher Helme tragen, um dieses gefährliche Verhalten zu vermeiden. (In Brecks Fall kann er Temperaturen erfassen, hat aber keinen Geruchssinn, eine weitere Bedrohung, da er zum Beispiel im Fall eines Brandes den Rauch nicht riechen würde.)

Bei Breck bedurfte es der Vererbung der SCN9A-Mutation sowohl von väterlicher als auch mütterlicher Seite, was bedeutet, dass eine genetische Vererbung eher selten ist. Der genetische Ursprung könnte allerdings den Weg zu einem potenten Schmerzmittel weisen. Wenn die Signale des normalen SCN9A beispielsweise nach einer Operation oder schweren Verletzungen vorübergehend blockiert werden könnten, wäre die Schmerzlinderung vollständig und im besten Fall ohne Nebenwirkungen. Oder nehmen wir die gar nicht so wenigen Schwerstkranken im Endstadium, die sich um eine Sterbehilfe bemühen, weil sie unter unerträglichen Schmerzen leiden, die selbst die stärksten Betäubungsmittel nicht lindern können. Für sie ist eine genetische Behandlung vielleicht die einzige Hoffnung.

Betrachtet man jedoch das Gesamtbild, so geht es in diesem Beispiel um die Widersprüchlichkeit des Schmerzgeschehens. Ursprünglich entstanden, um uns zu dienen und zu schützen, fügt er uns auch Schaden zu. Der Schmerz ist eine komplexe Angelegenheit. Man kommt an der Tatsache nicht vorbei, dass Schmerz allein kein Leiden verursacht. Doch nicht nur unsere Einstellung ist hier ausschlaggebend. In einer aussagekräftigen Studie aus dem Jahr 2013 wollten Antoine Lutz und Kollegen herausbekommen, ob es besser sei, sich dem Schmerz zu öffnen – das heißt, achtsam zu sein – oder der altbekannten Taktik zu folgen und den Schmerz zu meiden und Angst vor ihm zu haben.

Wie die Forscher feststellten, ist nur sehr wenig darüber bekannt, wie Achtsamkeit die mit Schmerzen verbundene Gehirnaktivität beeinflusst. Als Probanden diente ihnen eine Gruppe von »erfahrenen Meditierenden«, die bereits mehr als 10 000 Stunden in ihrem Leben meditiert hatten. In der Untersuchung wurde mit fMRI-Hirnscans ihre Gehirnaktivität gemessen, die mit der Schmerzerwartung, der Schmerzerfahrung und der Gewöhnung verbunden ist. Als sie nun dem Schmerzreiz ausgesetzt waren, spürten die erfahrenen Meditierenden die gleiche Schmerzintensität wie die Anfänger. Sie gaben allerdings an, dass es weniger unangenehm war – das heißt, sie litten weniger. Im Hinblick auf das, was im Gehirn der Experten geschah, kommentierten die Forscher, dass »dieser Unterschied mit einer erhöhten Aktivität in der dorsalen anterioren Insula und dem anterioren mittleren cingulären Cortex (aMCC), dem so genannten Salienz-Netzwerk, verbunden war. In der Neurowissenschaft bezieht sich *Salienz* darauf, wie sehr sich eine Sache von ihrem Umfeld abhebt.

Warum sollten lebenslang Meditierende Schmerzen schneller wahrnehmen und dennoch weniger darunter leiden? Entscheidend ist, dass ihre Schmerzschwelle niedriger war als die der Kontrollgruppe; auch hatten sie keine so hohe Schmerzerwartung und die damit verbundene Angst. Als der Schmerz dann spürbar wurde, registrierten sie ihn schnell, gewöhnten sich aber auch schneller an ihn. Diese technische Erkenntnis aus den Hirnscans stimmt mit den subjektiven Angaben der Meditierenden überein, wonach sie sich ruhig, zentriert und friedlich fühlten.

Unsere Bewertung dieser Ergebnisse ist einfach: Das Bewusstsein kann eingreifen, um Leiden zu lindern, auch wenn das Schmerzniveau unverändert bleibt. Was lernen wir daraus? Heilung bedeutet, frei zu sein von Leiden. Selbst wenn sich dieses Ideal nicht ohne Weiteres erreichen lässt, sollten wir es jedoch anstreben. Schauen wir uns jemanden an, der sich auf den Weg gemacht hat, um genau das zu tun.

DARREN: VERÄNDERUNG UND ERNEUERUNG

Darren, 45 Jahre alt, verheiratet und in Colorado ansässig, war am Anfang überhaupt nicht danach, sich zu ändern. Doch irgendwie ist es dann doch passiert, und das Ergebnis war ziemlich beeindruckend. Seine alten Klassenkameraden vom College staunten nur noch.

»Ich kann nicht sagen, dass ich aus schwierigen Verhältnissen komme«, erzählt Darren. »Im Gegenteil, ich war ganz normal – ein freches, konkurrenzorientiertes Kind, das einmal Anwalt oder Arzt werden wollte. Ein Beruf mit Aussichten und gut bezahlt.«

Mit diesem vagen Ziel vor Augen fühlte sich Darren für den Erfolg gut gerüstet, auch wenn manche ihn für zu aggressiv und sogar arrogant hielten. Man ließ ihn oft gewähren, nicht weil man ihn unbedingt mochte, sondern weil er nicht locker ließ oder austeilte, wenn er auf Widerstand traf.

Darren lächelt bedauernd. »Ich weiß, dass ich damals ein Idiot war und so wäre es wahrscheinlich auch geblieben.«

Aber dann ereignete sich eine Familientragödie. Sein jüngerer Bruder trat der Armee bei, ging auf einen Auslandseinsatz und kam nicht mehr zurück.

»Ich fuhr sofort nach Hause, um bei meinen Eltern zu sein«, erzählt Darren, »und so am Boden zerstört sie auch waren – ich fühlte nichts. Nicht einmal weinen konnte ich. Eines Tages standen zwei Soldaten vor der Tür, um die posthum vergebenen Tapferkeitsmedaillen meines Bruders zu überreichen. Mein Vater sagte kaum etwas, aber als sie gegangen waren, öffnete er das Kästchen: ›Schau, wofür dein kleiner Bruder gestorben ist.‹«

Vielleicht war es von Bedeutung, dass dieser große Einschnitt zu einer Zeit passierte, als Darren noch jung – er war gerade 20 – und formbar war. In einem Alter, wo viele junge Menschen in eine Krise geraten, traf es ihn besonders hart.

»Ich hasste mich selbst, das ist keine Übertreibung. Ich fing mit dem Trinken an und spielte bis drei Uhr morgens Videospiele, aber nichts konnte meine Schuldgefühle verdrängen. Ich hätte meinen kleinen Bruder beschützen sollen, aber das hatte ich nicht. Jede Nacht lag ich wach und fragte mich, ob ich ihn von der Einschreibung hätte abhalten können, bis mir klar wurde, dass ich nicht einmal wusste, warum er das überhaupt gemacht hatte. Hatte er keine andere Wahl gehabt? War es ein Akt des Patriotismus?«

Es folgte eine Phase der Selbstreflektion. Anstatt direkt zur juristischen Fakultät oder zum Medizinstudium zu gehen, nahm Darren eine Auszeit und lebte von Gelegenheitsjobs. Eine solide, stabile Beziehung fand er nicht, und nach ein oder zwei Jahren hörte er mit der Partnersuche auf.

»Ich hatte mir etwas überlegt«, sagt er rückblickend. »Wenn ich nicht an mir arbeiten würde, hatte ich nur zwei Möglichkeiten: Entweder würde ich mit meinem emotionalen Ballast feststecken, oder ich konnte mir einfach einreden, dass es mir gut gehe. Aber was dann?«

In den nächsten fünf Jahren unternahm Darren den außergewöhnlichen Schritt, weiterzugehen und herauszufinden, wer er war. »Natürlich war ich zu einer Psychoanalyse meiner selbst gar nicht qualifiziert, aber darum ging es auch nicht. Ich wollte nur mit mir ins Reine kommen, doch dafür musste ich mich mit der Tatsache auseinandersetzen, dass aus mir jemand geworden war, der ich nie hatte sein wollen – ich war nicht nur ein Idiot, sondern ein Mensch ohne Innenleben.«

Darrens Entscheidung kommt gar nicht so selten vor. Menschen haben immer schon aus vielerlei Gründen beschlossen, sich von der Gesellschaft zu entfernen und den inneren Weg zu gehen. Ganz gleich, ob sie diesen Weg als spirituell oder heilend betrachten, das Beschreiten des inneren Weges erfordert ein neues Bewusstsein, auf das nur wenige Menschen vorbereitet sind. Wie ordnet man sein Innenleben mit all den alten Erinnerungen, Gewohnheiten, Verletzungen und Konditionierungen neu? Alles »da drin« ist unsichtbar. Ängste und Depressionen machen sich breit, gerade in Krisenzeiten.

Trotz dieser Schwierigkeiten war Darren motiviert, sich selbst zu erneuern: »Ich wollte einfach nicht akzeptieren, dass ich schon am Ende war, dass, wenn ich in 20 Jahren zu einem Klassentreffen ginge, alle sagen würden: ›Mensch, du hast dich kein bisschen verändert.‹ Das wäre wirklich schrecklich.«

Selbsterneuerung ist eine bewusste Entscheidung, und sie ist nie endgültig. Die Erneuerung auf der Zellebene läuft konstant und nahezu automatisch ab, und das gilt auch für die Selbsterneuerung. Der berühmte spirituelle Lehrer Jiddu Krishnamurti machte einmal eine provokante Bemerkung über die Meditation. Die Menschen reservieren immer eine bestimmte Zeit am Tage für die Meditation, merken aber nicht, dass echte Meditation 24 Stunden am Tag vor sich geht. Das Gleiche gilt für die Heilung: Für Zellen sind 24-Stunden-Schichten kein Problem.

Auf der persönlichen Ebene jedoch scheint eine Heilung rund um die Uhr ein Ding der Unmöglichkeit, wobei man sich klarmachen sollte, dass das nicht das Gleiche ist wie Dauerfernsehen oder den ganzen Tag Fußball zu spielen. Heilung ist eher wie Atmen, lebenswichtig und automatisch zugleich. Man kann es allenfalls fördern (etwa durch die Atemübungen im Yoga). Weil Heilung ganz automatisch verläuft, sind Sie schon mitten dabei. Was also wollte Darren wirklich? Wie konnte er wissen, ob sein Projekt der Selbstveränderung überhaupt funktionieren würde?

Für ihn begann es mit der Überzeugung, die sich ein jeder und eine jede zu eigen machen muss: Es gibt kein festes »Ich« oder ein Selbst. Hat man dies verstanden, ist von da an alles anders. Es ist sinnlos, sich am »Ich« festzuklammern wie an einem Floß auf stürmischer See. Das »Ich« *selbst* ist der Sturm. Wir alle werden von äußeren und inneren Kräften hin und her geworfen, und in diesem ganzen Chaos biegt sich der geistige Körper im ewigen Strom. Das Bewusstsein kann diesen Aufruhr unmöglich im Auge behalten. Doch wir können uns glücklich schätzen, dass die Evolution die Heilungsreaktion zu solcher Perfektion entwickelt hat, dass uns ein Leben auf Autopilot davor bewahrt, durch all diese Einflüsse Schaden zu nehmen.

Was Darren und mit ihm Millionen andere entdeckt haben, ist, dass die Evolution eine neue Richtung einschlagen kann – sie kann selbst ins Bewusstsein gelangen. Damit erscheint die Heilung in einem ganz anderen Licht. Statt auf gesunde Weichenstellungen im Alltag zu setzen (so gut diese auch sind), gehen Sie ganz in den Heilungsvorgang hinein, werden selbst zur Heilung. Ziel ist, selbst zu einem »besseren Heiler« zu werden, wenn man es so nennen will. Damit einher geht Folgendes:

Wie eine vertiefte Heilung funktioniert

- Sie legen großen Wert auf Glück.
- Sie leben aus einer gefestigten inneren Mitte heraus.
- Sie hören auf zu kämpfen und sich zu wehren.
- Sie streben nach Harmonie, indem Sie anderen als Beispiel dienen und nicht versuchen, sie zu kontrollieren.
- Sie gehen in Resonanz mit anderen statt in Dissonanz.
- Sie sind offen für das, was hier und jetzt passiert.
- Sie haben eine Vorstellung von einem guten Leben, basierend auf Werten, die über Sie hinausweisen.
- Sie bemerken die leisesten Anzeichen von Stress und Unbehagen.
- Sie machen den Schaden der Vergangenheit gut.
- Sie blicken optimistisch in die Zukunft.
- Sie genießen es, ständig im Fluss zu sein.

Genauso sieht eine bewusste Evolution aus. Indem Sie sich ein Ziel setzen, daran Tag für Tag arbeiten und wachsen, verbinden Sie sich ganz bewusst mit allem, was Ihnen widerfährt. Bewerten Sie sich nicht und auch nicht das, was das Leben für Sie bereithält. Alles im geistigen Körper ist seiner Natur nach selbstorganisierend und selbsterneuernd (autopoietisch). Die höchste Art zu leben besteht darin, alles sich natürlich entfalten zu lassen. Worte wie *Fluss* (engl. Flow) und

Hingabe kommen mir in den Sinn, aber sie werden einem Leben in ständiger Erneuerung kaum gerecht. Lao-Tse, der Vater des Taoismus, lehrt, dass wir gleich dem Bambus im Wind aushalten müssen, was das Leben uns vorsetzt. Wenn wir uns biegen und dem Druck des Lebens nachgeben, dem Lauf der Dinge erlauben, uns zu formen, dann können wir bestehen. Beharren wir indessen darauf, fest und aufrecht zu bleiben, brechen wir entzwei.

»Wenn ich zurückblicke, dann sehe ich meinen Weg als die eine Frage«, sagt Darren. »Kann man dem Leben vertrauen? Kann das Leben auf sich selbst aufpassen? Ich habe zu dieser Formulierung gefunden, weil der Tod meines Bruders eine Spur des Misstrauens gezogen hat. Das Leben hatte mir einen schweren Schlag versetzt – was nun? Die meisten Menschen nehmen den Schlag an, versuchen, ihn zu überstehen und irgendwie normal weiterzuleben. Aber die eigentliche Frage beantworten auch sie nicht: Können wir darauf vertrauen, was das Leben für uns bereithält? Und ist es nicht besser, einen Schutzwall zu errichten und dahinter auszuharren?« Man kann dies die Lebensphilosophie eines Menschen nennen, aber das Thema reicht viel tiefer.

GEHEIMNISVOLLES »ICH«

Wie wir schon gesehen haben, hat niemand von uns ein fixes Selbst. Wir verändern uns ständig. Sehen können wir das, wenn wir versuchen, einen zahnenden Säugling zu beruhigen oder neue Outfits für den Sohn oder die Tochter in der Pubertät kaufen müssen, weil die alten Sachen ganz plötzlich nicht mehr passen. In Wirklichkeit ist nichts an einem so, wie es noch gestern war. Doch wer sind wir dann? »Ich bin ein Prozess« klingt für die meisten Menschen seltsam, aber lassen Sie uns die naturwissenschaftlichen Erkenntnisse anschauen, auf denen diese These basiert.

Bei einem TED-Talk von 2016 [auf You-Tube zu sehen] hat Moshe Szyf, ein bekannter Genetiker der McGill University, von einer interessanten Studie berichtet, die mit Ratten und wie sie bemuttert werden zu tun hat. Eine gute Ratten-Mutter erkennt man daran, dass sie ihren neugeborenen Nachwuchs viel öfter leckt als eine schlechte Mutter, die dies seltener oder eher halbherzig macht. Bei den jungen Ratten führt dieses Leckverhalten jedoch zu ganz unterschiedlichen Lebensläufen. Diejenigen, die eine gute Mutter hatten, sind entspannter, weniger gestresst und zeigen ein anderes Sexualverhalten als die Ratten schlechter Mütter. Normalerweise würde ein Genetiker sagen, dass ein gewisses Gen bestimmt, welche Art von Mutter eine Ratte wird.

Szyf aber ist Epigenetikfachmann und erforscht, wie unsere Gene von Lebenserfahrungen beeinflusst werden – das Epigenom sind alle Faktoren, die die Aktivität (Expression) unserer Gene steuern. Es beinhaltet chemische Veränderungen unserer DNA und ihrer Proteine – Histone –, die sie umhüllen. Die DNA und ihre Proteinhülle werden durch Erfahrungen chemisch geprägt und spielen insgesamt eine wichtige Rolle beim Aus- und Einschalten von Genen. (Dieser Vorgang war übrigens Gegenstand unseres letzten Buches *Super-Gene*.) Über zehn Jahre hinweg untersuchten Szyf und seine Kollegen, was passiert, wenn ein Rattenjunges von einer schlechten Mutter an eine gute Mutter zur Pflege gegeben wird, und auch umgekehrt, was mit Rattenjungen guter Mütter in der Obhut schlechter passiert. Was die Forscher entdeckten, war, dass sehr viele chemische Signalwege verändert wurden, was auch dem entsprach, was sie beobachten konnten: Eine gute Rattenmutter konnte ihr adoptiertes Junges in ein entspanntes, unbelastetes Erwachsenes verwandeln – mit anderen Worten, die Erfahrung einer wohlwollenden Erziehung konnte das Erbe einer schlechten Mutter überwinden. Und auch das Gegenteil war wahr: Selbst wenn eine junge Ratte aus einer Linie »guter Mütter« stammte, war dieses gute Erbe umkehrbar, wenn sie in die Obhut einer schlechten Mutter kam.

Szyf geht dabei noch über die alte Frage, ob die Erziehung oder die Vererbung einflussreicher ist, hinaus. Welchen Einfluss hat beim Menschen die Erziehung im Hinblick auf die spätere Lebenseinstellung? Szyf zeigt [im Vortrag] auf ein Baby, das in Stockholm aufgewachsen ist, wo die Wintertage kalt, hell und sehr kurz sind, verglichen mit einem Baby, das bei einem Stamm in Brasilien aufwächst, wo die Tage gleich lang und heiß sind. Szyf spekuliert, dass es einen Unterschied mache, welche Erfahrung man beizeiten macht. Die Erfahrungen könnten Erwartungen nach sich ziehen, etwa im Hinblick auf die Fülle oder Knappheit von Nahrung, Gefahr oder Sicherheit oder ob das Leben ganz allgemein als einfach oder schwer wahrgenommen wird. Die Evolution habe – so Szyf –, unserer alten DNA beigebracht, sich dynamisch an alle Umgebungen anzupassen. Und dies unterstreicht wiederum unsere Aussage, wonach wir zur anpassungsfähigsten Spezies überhaupt gehören.

Doch nun stehen wir am Scheideweg: Ist dieser frühe Einfluss der Schlüssel zu Gesundheit oder Krankheit? Beides ist möglich. Ein und derselbe chemische Abdruck könnte Ihnen im späteren Leben helfen oder schaden, und es lässt sich nicht vorhersagen, was passieren wird. Nehmen wir an, Kind A wird bewusst so erzogen, dass es sich aufgehoben und beschützt fühlt, und hat dies auch verinnerlicht. Kind B indessen ist von der Vorstellung geprägt, dass das Leben unsicher und unberechenbar ist. Nun könnte man sagen, dass Kind A glücklicher sein wird als Kind B. Aber was ist, wenn am Horizont Gefahren aufziehen, der erste AIDS-Fall oder der Aufstieg Hitlers oder Stalins? Das Kind, das standardmäßig davon ausgeht, dass in einer sicheren Welt alles gut wird, könnte als Erwachsener tragisch enden, während das unbehütete wachsame und misstrauische Kind überlebt.

Szyf kommt zu einem bemerkenswerten Schluss: Dank des Fortschritts in der Genetik könne man heute ablesen, an welchen Stellen im Genom die jeweilige Form der Erziehung ihre Spuren hinterlassen habe. Dabei verweist er auf Studien zum Bindungsverhalten von Affen, bei denen Affenbabys entweder eine echte Mutter hatten oder eine Puppe als Ersatz. Bei den beiden Gruppen gab es unterschiedliche Genveränderungen, und das bereits zwei Wochen nach der Geburt. »Das zeigt bereits jetzt, wie das spätere Leben als Erwachsener aussehen wird«, erklärt Szyf. »Stress verändert das gesamte Genom.« Ab wann zeigen sich beim Menschen die Unterschiede, und welche Rolle spielt die frühe Kindheit? So lassen die einen Eltern vielleicht ihr Baby weinen, damit es lernt durchzuschlafen, die sogenannte Ferber-Methode. Oder sie trösten es jedesmal, so wie Rudy und seine Frau Dora es mit ihrer kleinen Tochter Lyla gemacht haben. Das ist zwar schwieriger, dafür aber prägen frühe neuronale Netze und der genetische Einfluss dem Säugling die lebenslange Botschaft ein, dass die Welt ein guter und sicherer Ort ist. Natürlich wird sich früher oder später zeigen, dass die Welt voller Herausforderungen und Enttäuschungen steckt, aber dieser frühe positive Eindruck wird die heilende Komponente stärken.

Vielleicht kennen wir unseren Platz in der Welt bereits von Anfang an – und sind auch so ausgestattet, dass wir das können. Tiere tun dies instinktiv. Zum Beispiel ordnen sich Affen immer in einer sozialen Hierarchie ein, mit einem dominanten Affen oben und dem rangniedrigsten Affen unten. Die Unterschiede in ihren Genomen sind bereits beim Verlassen der Gebärmutter vorhanden, was auf Menschen bezogen bedeuten würde, dass es eine genetisch bedingte Anlage zur Benachteiligung gibt. Dass so etwas tatsächlich denkbar ist, zeigt eine Studie über die Stressfolgen eines Eissturms im winterlichen Quebec 1998, der zu einem längeren (teils mehrwöchigen) Stromausfall führte. Die Entwicklungspsychologin Suzanne King hat in diesem Zusammenhang festgestellt, dass Kinder von Müttern, die während und nach dem Eissturm sehr belastende Erfahrungen gemacht haben, häufiger an Autismus, Stoffwechselstörungen und Autoimmunerkrankungen litten. Natürlich kann man hier nicht von einem einfachen Ursache-Wirkungs-Prinzip ausgehen. Dennoch gibt es ähnliche Erkenntnisse in anderen Studien, wie die Entdeckung, dass auch Einzelereignisse zu einem ganz bestimmten Zeitpunkt während der Schwangerschaft die Entwicklung des Fötus beeinflussen können. Aber im Großen und Ganzen geht es darum, wie instabil das Selbst im Grunde ist, auch wenn wir meinen, dass es sich nie ändert.

Die längste Studie, die uns die Instabilität des Selbst vor Augen führt, stammt aus Schottland. In der Studie wurden im Jahr 1947 Lehrer aufgefordert, ihre vierzehnjährigen Schüler nach sechs Persönlichkeitsmerkmalen zu bewerten: Selbstvertrauen, Ausdauer, Stimmungsstabilität, Gewissenhaftigkeit, Originalität und Lernbereitschaft. Insgesamt waren 1208 Schüler beteiligt. Im Jahr 2012 fand eine Folgestudie mit den 174 noch Lebenden statt. Diese waren bereit, sich anhand der gleichen Kategorien selbst zu bewerten. Zusätzlich sollten die Teilnehmer jemanden finden, der sie gut kannte und sie separat ebenfalls bewerten sollte. Seit Langem gilt in der Psychologie, dass die Persönlichkeit stabil ist, es herrscht die Einstellung vor, dass »Menschen sich nie ändern«. In der schottischen Studie aber kam man zu dem entgegengesetzten Schluss. Obwohl es Ähnlichkeiten zwischen der jüngeren und der älteren Altersgruppe gab, deuteten die »Korrelationen auf keine signifikante Stabilität bei einem der sechs Merkmale hin«.

Niemand weiß genau, warum frühere Studien darauf kamen, dass die Persönlichkeit im Laufe der Zeit stabil bleibt. Mütter sagen oft, dass sie in ihren Babys die Art von Persönlichkeit gesehen haben, zu der das Kind heranwachsen würde. »Du warst ein ruhiges Baby, und das bist du auch heute«, ist eine typische Feststellung, oder »Du wolltest auch mit zwei schon mit dem Kopf durch die Wand.« Aber es scheint, dass die Zeit so einiges ändert. Die schottische Studie ist die längste Studie überhaupt, und mit siebzig Jahren wiesen die Beteiligten »kaum noch eine Beziehung« zu ihrem jugendlichen Selbst auf.

Die Möglichkeit, das Selbstgefühl zu verändern, gab es schon immer. Zudem wandeln sich Menschen durch ihre Lebenserfahrung. Und je länger man wartet, desto eher wird man hinterrücks und ohne Zustimmung verwandelt. Das wollen wir noch einmal zusammenfassen:

> Frühe Erfahrungen prägen ein Kind genetisch, biologisch und verhaltensmäßig mehr, als man dachte.
> Jeder von uns trägt ungeachtet aller Einflüsse eine Lebenskarte mit sich, die wir nicht gewählt haben, sondern die uns eingeprägt wurde.
> Diesen Einfluss können wir verändern, indem wir zu Vorstellungen, Verhaltensweisen und Bewertungen gelangen, die wir tatsächlich wollen. Mit anderen Worten, unbewusste Einflüsse lassen sich, sobald man sich erst einmal darauf eingestellt hat,

rückgängig machen – kein anderes Lebewesen ist, soweit wir wissen, mit dieser Fähigkeit gesegnet.

In der medizinischen Literatur gibt es vereinzelte Berichte über eine totale Veränderung der Identität. In den Sechzigerjahren war der brillante, aber exzentrische schottische Psychiater R.D. Laing in Mode. Laing berichtete über den Fall einer jungen Frau, die in ein Koma gefallen war und plötzlich erwachte. Sie wusste wohl noch ihren Namen, aber dann kam es zu einem seltsamen Transformationsprozess. Das Mädchen war früher schüchtern und introvertiert gewesen. Doch nun behandelten die Krankenschwestern sie wie eine Berühmtheit, es war wie auf einem ständigen Empfang. Man beglückwünschte sie, wie witzig und charmant sie doch sei. In dem Glauben an das, was ihr gesagt wurde, vollzog die Patientin in kürzester Zeit eine Persönlichkeitsveränderung und wurde zu der Person, die den Rückmeldungen der anderen entsprach.

Da wir wissen, dass das »Ich« Stück für Stück zerlegt werden kann, entweder bedingt durch eine Hirnverletzung oder aus psychologischen Gründen, ist das Selbst viel weniger stabil und verlässlich, als man früher dachte. Was uns zurück zu Darren führt. Wenn es wahr ist, dass ein Vierzehnjähriger sich mit sechzig oder siebzig nicht mehr wiedererkennen würde, dann galt das umso mehr für Darren. Sein altes Selbst hatte er abgestreift, weil er nicht mehr mit seinem alten »Ich« leben mochte. Nun ist die Frage, was aus ihm mit vierzig geworden ist, da er sein altes Ich hinter sich gelassen hat?

»Manchmal treffe ich alte Kumpels aus der High School und dem College. Die sagen dann: ›Du hast dich kein bisschen verändert‹«, gibt er zu. »Aber darüber kann ich nur lachen. Ich weiß, dass sie nur nett sein wollen. Wenn sie mich wirklich kennen würden, wären sie geschockt, denn die Art, wie ich mich heute fühle, ist überhaupt nicht mehr so wie damals. Ich bin immer vor mir weggelaufen. In meinem Kopf war eine Stimme, die mich jeden Tag daran erinnert hat, dass ich nicht gut genug war. Das alles ist jetzt vorbei.

Die Stimme in meinem Kopf, die mich immer nur verurteilt hat, ging lange Zeit nicht weg. Wie oft habe ich ihr gesagt: ›Hau ab, ich kann dich nicht mehr hören.‹ Ich war stolz darauf, wie tough und hart ich war, und es hat lange gebraucht, dies zu ändern. Aber man kann nicht ohne Gefühle leben, und die Gefühle kommen nur, wenn man zeigt, dass man verletzlich ist. Ich zweifle stark, dass viele Männer dieser Wahrheit ins Auge sehen, vielleicht einer von 100. Aber ich musste es tun, denn das, was mich darauf gebracht hat, meine schreckliche Schuld am Tod meines Bruders, war einfach zu massiv, dass ich es hätte leugnen können.

In dieser Hinsicht war meine größte Lektion, dass Emotionen eine positive Sache sind. Damit haben sich dann auch noch andere Dinge verändert. Die ganze große Unsicherheit darüber, ob ich liebenswert war und ob ich jemanden lieben konnte – das allein würde schon ein Buch füllen. Aber wenn man das alles im Vorfeld wüsste, wäre man nur gelähmt. Ich glaube, dass sich die Dinge so entfalten müssen, wie sie wollen. Ich kämpfe nicht und leiste auch keinen Widerstand. Wenn man keine Angst mehr vor sich selbst hat, dann hat man auch keine Angst mehr vor den eigenen Gefühlen oder vor dem, was die Leute sagen. Man macht sich keine Sorgen um die Zukunft und lebt aber auch nicht ständig in der Vergangenheit.

Irgendwie wurde ich meinen Schmerz nicht los. Ich schaltete in einen anderen Gang und interessierte mich mehr dafür, was mit mir los war. Es war ein Projekt, fast so, wie jemand anderen unter dem Mikroskop zu beobachten. Wenn die Angst und das Verurteilen erst einmal weg sind, fängt das Projekt an, Spaß zu machen.«

Was genau war dieses Projekt?

»Selbstfindung. Das trifft es noch am ehesten. Wenn man fragt ›Wer bin ich‹, dann durchläuft die Antwort verschiedene Phasen.«

In welcher Phase ist er nun?

»Irgendwie war ich immer im gleichen Stadium, es ist eine Art Endlosprojekt.«

Wir sind alle in Arbeit, das ist das wahre Leben. Wenn man weiß, dass wie die Genetik sagt, jede Erfahrung Einfluss auf Hunderte von Genen hat, dann hört der Prozess nie auf, denn das soll er auch nicht. Lebendig zu sein bedeutet, sich dem Fluss der Evolution zu überlassen – dem wahren Fluss, in den man niemals zweimal steigt. Bei der wahren Heilung geht es darum, die Erfahrungen anzunehmen, und zwar als Möglichkeit, um zu wachsen und sich zu entwickeln. Was hält das Leben am Laufen? Das Leben selbst. Wenn wir dieser Tatsache vertrauen, wird der Weg der Heilung alles umfassen und unsere Freude am Leben widerspiegeln.

TEIL ZWEI

Jetzt heilen: Das 7-Tage-Aktionsprogramm

Wir haben am Anfang dieses Buches festgestellt, dass wir den Begriff der Immunität unbedingt erweitern müssen, weil unser aller Gesundheit herausgefordert ist wie nie zuvor. Ihnen kommt dabei die Aufgabe zu, Ihr Immunsystem vor dem Kollaps zu bewahren, der durch viele Einzelbelastungen wie Stress, einen ungesunden Lebensstil und das Älterwerden ausgelöst werden kann. Mittlerweile haben Sie sich genug Wissen angeeignet, um einen neuen Weg zu beschreiten – den des heilenden Selbst. Auf diese Weise wird Ihre Immunität gestärkt und Ihre Gesundheit ein Leben lang geschützt.

Aber alle Theorie ist nutzlos, solange daraus kein praktisches Handeln folgt. Menschen zum Handeln zu bewegen ist nicht leicht. Gute Absichten verblassen, und die besten Vorsätze gehen irgendwann verloren. Deshalb haben wir uns gefragt, wie ein Aktionsplan aussehen muss, den man ein Leben lang einhält. Denn genau darum geht es. In den Genuss der Vorteile, und die gibt es zweifellos, kommt man nur auf lange Sicht.

Uns kam die Antwort, als wir kleine Kinder beobachteten, was, Eltern wissen das, faszinierend ist. Eine Vierjährige spielt mit Ausschneidepuppen und Holzklötzchen, und ehe man sich versieht, liest das Kind Bücher und spielt Himmel-und-Hölle. In der Gehirnentwicklung hat es nun große Veränderungen gegeben, damit das Kind fähig ist, Lesen zu lernen oder das Gleichgewicht beim Hüpfen auf einem Bein zu halten.

Die Natur gestaltet jeden Schritt in der Entwicklung eines Kindes so mühelos, dass es nicht einmal weiß, dass es ein früheres Selbst gab, das nun in seinem neuen aufgegangen ist. Das aber gab uns den entscheidenden Hinweis. Das heilende Selbst anzunehmen sollte genauso mühelos vonstatten gehen, dass die Änderungen, die sich in einer Woche, einem Monat oder einem Jahr einstellen, sich so natürlich anfühlen, dass man sich nicht mehr daran erinnern kann, einmal anders gelebt zu haben.

Diese Philosophie verfolgen wir hier im zweiten Teil mit unserem 7-Tage-Programm. Jeder Tag ist immer einem Thema gewidmet. Am Montag zum Beispiel gibt es Tipps für eine entzündungshemmende Ernährung. Dazu gibt es jeweils Empfehlungen in der Kategorie »Tun« und andere in der Kategorie »Lassen«. Es geht nicht darum, Ihnen etwas zu verbieten. Wir wissen sehr wohl, dass eine Änderung der Lebensgewohnheiten bedeutet, sich von Liebgewonnenem zu lösen. Alle Empfehlungen sind gleichwertig, wählen Sie eine aus, die Ihnen zusagt.

Am Dienstag geht es dann weiter mit Stressabbau. Wenn Sie mit dem am Montag Gelernten nicht weitermachen wollen, ist das in Ordnung.

Nachdem Sie die erste Woche abgeschlossen haben und die nächste Woche in Angriff nehmen, werden die gleichen Themen wiederholt. Dabei wählen Sie wieder ganz entspannt die Veränderungen aus, die Sie vornehmen möchten. Wir glauben, dass durch dieses entspannte Vorgehen kein Druck entsteht und der geistige Körper sich ganz bereitwillig umstellt und automatisch beibehält, was sich gut anfühlt. Um zum Beispiel Entzündungen entgegenzuwirken, isst vielleicht der eine mehr Nüsse als zuvor, die andere dagegen setzt auf mehr Ballaststoffe. Natürlich wissen wir nicht, was zur ständigen Gewohnheit wird. Aber wenn wir dranbleiben, dann werden die neuen Wege Teil unseres Lebensstils – das ist nur eine Frage der Zeit.

Hier nun der Wochenplan, der Themen umfasst, über die Sie schon im ersten Teil gelesen haben.

Montag: Entzündungshemmende Ernährung
Dienstag: Stressabbau
Mittwoch: Anti-Aging
Donnerstag: Stehen, gehen, ausruhen, schlafen
Freitag: Glaubenssätze
Samstag: Kampflos glücklich
Sonntag: Entwicklung

Das Einzige, was Sie tun müssen, ist Ihren Bedürfnissen zu folgen, auszuwählen, was Sie aufgreifen oder weglassen wollen. Wir empfehlen Ihnen, den gesamten Tagesabschnitt mindestens einmal zu lesen und das Gelesene gegebenenfalls auch zu wiederholen.

Wie wird sich Ihre Wahl auswirken? Seien Sie einfach ganz offen. In diesem Experiment nehmen Sie beide Rollen ein – Forscher und Laborratte!

Manche Themen, wie etwa das Befolgen einer antientzündlichen Diät, sind in der Umsetzung relativ simpel. Man nimmt ein paar einfache Änderungen vor und bleibt hoffentlich dran. In anderen Fällen, wie zum Beispiel beim halbstündigen Spaziergang jeden Abend, kann die Umsetzung schon aufwendiger sein, gerade auf lange Sicht. Nehmen Sie sich Zeit, gehen Sie in Ihrem Tempo vor. Und denken Sie daran: Alle Veränderungen sollten auch noch ein wenig Spaß machen.

Montag

ENTZÜNDUNGSHEMMENDE ERNÄHRUNG

Das empfehlen wir heute – wählen Sie nur einen Punkt aus

TUN

- Fügen Sie Ihrer Nahrung einige entzündungshemmende Lebensmittel hinzu.
- Kaufen Sie mehr Biolebensmittel als sonst.
- Essen Sie mehr Ballaststoffe.
- Nehmen Sie ein probiotisches Nahrungsergänzungsmittel (siehe Seite 227) ein.
- Stellen Sie auf Oliven- oder Distelöl um.
- Trinken Sie ein- bis fünfmal am Tag Kaffee, bevorzugt dann, wenn es wirklich nötig ist.

LASSEN

- Nehmen Sie deutlich weniger Zucker zu sich.
- Essen Sie keine Fertiggerichte und Fast Food.
- Werfen Sie zu lange gelagerte Lebensmittel weg, einschließlich ranziger Speiseöle und Reste, die mehr als einen Tag alt sind.
- Reduzieren Sie den Fettanteil an Ihrer Ernährung.
- Reduzieren Sie die Salzaufnahme.
- Trinken Sie keinen Alkohol.

Im Aktionsplan vom Montag geht es darum, durch die richtige Ernährung chronische Entzündungen zu vermindern. Wir zielen aus zwei Gründen auf die Ernährung ab: Erstens können Sie hier problemlos in kleinen Schritten vorgehen, was die Umsetzung langfristig leichter macht. Zweitens gilt die moderne Ernährungsweise mit viel Zucker, Salz, Fett und verarbeiteten Lebensmitteln als ein Hauptfaktor für Entzündungen. Unter der Rubrik »Tun« möchten wir Sie dazu animieren, mehr Nahrungsmittel zu essen, die die Heilung unterstützen, während wir Sie unter »Lassen« dazu anhalten möchten, sich von ungesunden Gewohnheiten zu lösen.

Die Ernährung allein reicht nicht aus, um niedriggradige chronische Entzündungen in Schach zu halten, dafür spielen diese – wie man weiß – bei zu vielen körperlichen Vorgängen eine Rolle. Doch wie kommt es überhaupt dazu? Hier gibt es zwei Erklärungsansätze: Im ersten Fall schwärmen weiße Zellen und andere Immunzellen aus, um eine Bedrohung zu bekämpfen, die einer richtigen Entzündungsreaktion eigentlich nicht bedarf. Weil die Zellen eigentlich kein richtiges Ziel haben, fangen sie an, die körpereigenen Strukturen anzugreifen. Im zweiten Fall gibt es tatsächlich eine leichte Bedrohungslage, die von den Betroffenen und ihren Ärzten nicht erkannt wird. Dabei wird dann immer und immer wieder eine Immunantwort ausgelöst, ohne dass das Grundproblem gelöst wird.

Gerade im zweiten Fall sind Sie mit Ihren Ernährungsänderungen gefragt. Darm und Verdauung werden es Ihnen danken. Um eine Mahlzeit richtig zu verdauen, bedarf es einer Reihe von Mikroorganismen und Bakterien, die bestimmte Nährstoffe abbauen. Im Laufe der Zeit hat sich diese Bakterienkolonie zu einem eigenen Ökosystem entwickelt, dem sogenannten Mikrobiom. In unserem vorherigen Buch *Super-Gene* haben wir eingehend dargestellt, dass unser Mikrobiom in seiner gesamten bakteriellen DNA schätzungsweise zwei Millionen Gene ausmacht. Verglichen mit unseren eigenen 20 000 Genen kann man mit Fug und Recht behaupten, dass wir ein bakterieller Organismus sind.

Die Bedeutung des Mikrobioms, dessen Hauptsitz im Darm liegt, das aber auch Ableger auf der Haut, in der Scheide oder unter den Achseln hat, ist immens und wird unmittelbar von unserer Nahrung beeinflusst. Die Bakterien des Mikrobioms sind keine Eindringlinge. Sie sind genauso Teil unserer DNA wie die DNA von Herz und Hirn – auch ist bekannt, dass die menschliche DNA große Mengen an mikrobieller DNA enthält, die im Laufe der Evolution des Lebens auf der Erde von uns aufgenommen wurde.

Sie können nun gerne zu den Listen mit »Tun« und »Lassen« vorblättern, aber ein paar faszinierende Informationen über das Mikrobiom aus der aktuellen Forschung wollen wir Ihnen doch nicht vorenthalten. Bei jedem Atemzug ist der Körper für die äußere Umgebung offen, und in der Medizin ging man lange davon aus, dass die Nasen- und Nebenhöhlen als erste Station, an der Mikroben beim Einatmen andocken, anfällig sind. Staub, Allergene und Mikroorganismen werden durch die Nase und die Nebenhöhlen gefiltert, aber bislang war nicht klar, dass diese feuchtwarmen Mini-Biotope tatsächlich lebendig sind und ein eigenes Mikrobiom haben.

Es scheint, dass der Mensch auf sehr komplexe Weise mit der DNA der Mikroben im Inneren seiner Nasennebenhöhlen in Beziehung steht. Tatsächlich haben wir hier zwei Wechselwirkungen, die sich ständig verändern: jene zwischen Mikrobenkolonien untereinander sowie jene zwischen Mikrobenkolonien und dem Menschen. Menschen, die ständig mit einer verstopften Nase oder verstopften Nebenhöhlen herumlaufen (chronische Rhinosinusitis), reagieren möglicherweise nicht einfach auf etwas in der Luft, ein Allergen oder einen Erreger. Stattdessen kann eine Art Ungleichgewicht in diesem winzigen Mikrobiom schuld sein. Es wird vermutet, dass die bakterielle Aktivität zu einer chronischen Entzündung des Sinusgewebes führt (eine Schlussfolgerung, die nicht wirklich überrascht).

Ein weiteres Beispiel ist das orale Mikrobiom, also die Bakterien unserer Mundhöhle. Hunderte Arten von Viren, Bakterien und Pilzen sind hier am Start – und nein, Sie müssen sich nicht entschuldigen, wenn Ihnen bei dieser Vorstellung ganz anders wird. Die Mikroben verbinden sich zu einem Biofilm, der alle Schleimhäute im Mund bedeckt. Zähneputzen und Spülen mit Mundwasser vermag diesen sehr hartnäckigen Film nicht zu entfernen, und das möchten Sie auch gar nicht. Dieses Mini-Ökosystem hat sich in den letzten zwei Millionen Jahren entwickelt, um die menschliche Spezies gesund zu erhalten, auch wenn die genaue Funktion dieser kooperativen Beziehung keineswegs verstanden wird.

Eine Theorie besagt, dass die schlechten Bakterien (Krankheitserreger) immer im oralen Mikrobiom vorhanden sind, aber durch die guten Bakterien in Schach gehalten werden. Krank wird man nur, wenn das Gleichgewicht aus den Fugen gerät und die Krankheitserreger im Ökosystem anfangen zu dominieren. Dies könnte durch eine Entzündung ausgelöst worden sein, aber sicher ist das nicht, es könnte auch etwas anderes als Auslöser infrage kommen. Um alle Mikrobiomstandorte, ob groß oder klein, wirklich zu verstehen, erstellen das Earth Microbiome Project und ähnliche Vorhaben einen Katalog der Genome Abertausender Mikrobenarten in uns. Schon 1972 wurde geschätzt, dass Bakterienzellen die menschlichen Zellen im Verhältnis 10 zu 1 übertreffen, aber heute wissen wir, dass Mikroorganismen auf eine Parität von etwa 1 zu 1 mit den Körperzellen kommen, sodass die Kartierung ihrer gesamten DNA eines der größten Projekte in der Geschichte der Biologie ist:

Hier die wichtigsten Punkte aus unserem Buch *Super-Gene*, die für den heutigen Tag relevant sind:

- Das Darmmikrobiom ist von Kultur zu Kultur verschieden. In jedem von uns verändert es sich ständig in Reaktion auf die Ernährung, auf Stress und sogar auf Gefühle.
- Aufgrund seiner Komplexität und der enormen Variabilität von Mensch zu Mensch gibt es noch keine Definition eines »normalen« Darmmikrobioms.
- Es wird jedoch allgemein angenommen, dass ein gesundes Darmmikrobiom einer breiten Palette natürlicher Lebensmittel bedarf: Obst, Gemüse und Ballaststoffe.
- Die moderne westliche Ernährung, die ballaststoffarm, aber reich an Zucker, Salz, Fett und verarbeiteten Produkten ist, kann das Darmmikrobiom ernsthaft schädigen. Ebenfalls schädlich sind Emulgatoren und Süßstoffe.

- Wenn das Darmmikrobiom beschädigt oder angeschlagen ist, setzen Bakterien, sogenannte Endotoxine frei – Stoffwechselprodukte der Mikroben. Gelangen diese Toxine durch die Darmwand in die Blutbahn, werden Entzündungsmarker gebildet, die so lange bestehen bleiben, bis die Toxine nicht mehr vorhanden sind.

Aus diesen wenigen Punkten kann man sehr viele Informationen gewinnen, denn überall im Blutkreislauf kann es im Prinzip zu Entzündungen kommen, die mit dem Mikrobiom zusammenhängen. Am heutigen Tag jedoch geht es uns darum, Ihr Darmmikrobiom wieder gesund zu machen.

AUF DER »TUN«-SEITE

An manchen Tagen machen wir Vorschläge, die nicht für jeden Lebensstil gleichermaßen geeignet sind, aber eine entzündungshemmende Ernährung tut uns definitiv allen gut. Unsere Ernährungstipps entstammen unserer Recherche zu dem bereits erschienenen Buch *Super-Gene*. Es kommt vor allem darauf an, sich natürlich, biologisch und vollwertig zu ernähren. Vielleicht lassen Sie sich von einem Biohof oder einem Bioladen eine Ökokiste zusammenstellen, das ist gar nicht mehr so teuer wie noch vor einigen Jahren, wobei uns klar ist, dass Ökoprodukte die Haushaltskasse stärker belasten. Dennoch sollten Sie ein paar Dinge im Hinterkopf behalten:

- *Sie brauchen wahrscheinlich weniger Kalorien, als Sie denken.* Mittlerweile sitzen wir beinahe den ganzen Tag und führen bestenfalls ein semi-aktives Leben, insbesondere im Alter. Ein solcher Lebensstil erfordert drastisch weniger Kalorien, als man meint. Die älteren offiziellen Ernährungsrichtlinien legen als Untergrenze pro Tag beim Essen etwa 20 Kalorien pro Kilogramm Körpergewicht bei einem inaktiven Lebensstil fest. (Wenn Sie also 75 Kilogramm wiegen, sollten Sie 1500 Kalorien pro Tag essen.) Früher nahm man

jedoch an, dass ein normaler Erwachsener, der semi-aktiv ist, circa 2000 bis 2500 Kalorien pro Tag benötigt.
Es gibt aber mittlerweile Forschungsarbeiten zu Menschen, die extrem viel sitzen, die diese Zahl deutlich niedriger ansetzen. Was früher als Fastenkur galt, also eine Kalorienaufnahme von 1200 bis 1500 Kalorien, kann für Menschen, die täglich viele Stunden am Computer arbeiten oder Videospiele spielen, schon vollkommen ausreichend sein.

- *Billige Kalorien sind nicht dasselbe wie nahrhafte Kalorien.*
  Unsere Gesellschaft ist süchtig nach leeren Kalorien, die zufälligerweise auch die billigsten sind. Zucker in Form von Maissirup und Fette wie Maiskeimöl, ein günstiges Öl, das vor allem in verarbeiteten Lebensmitteln verwendet wird, haben entzündliche Eigenschaften. Verarbeitete Lebensmittel, Fertiggerichte und Fast Food haben vor allem viele Kalorien, aber nur wenige Ballaststoffe, Vitamine und Mineralien.

- *Vollwertkost ist natürlich.*
  Die Debatte über unsere ungesunde Ernährung ist wissenschaftlich beendet, aber die Menschen haben noch einen langen Weg vor sich. Egal für welche Lebensmittel wir uns entscheiden – das Entscheidende ist, dass der menschliche Darm, einschließlich seines wimmelnden Mikrobioms, an mehr Lebensmittel angepasst ist als jedes andere Lebewesen – wir sind die ultimativen Allesfresser. Diese unglaubliche Anpassungsfähigkeit entwickelte sich über Zehntausende von Jahren auf der Basis von natürlicher Vollwertkost.
  Der Aufstieg von Zucker, Salz und Fett, der in der westlichen Ernährung vor allem nach dem Zweiten Weltkrieg einsetzte, war zu schnell, als dass sich unser Körper evolutionär hätte anpassen können. Die neue Ernährung ist und bleibt ein Schock. Die daraus resultierenden Schäden stellen unsere Anpassungsfähigkeit vor eine große Herausforderung oder überfordern sie. Hormonstörungen, Fettleibigkeit, Typ-2-Diabetes, Insulinresistenz und übermäßige Insulinproduktion (Hyperinsulinämie) sowie vermehrte Nahrungs-

mittelallergien, einschließlich vermuteter Glutenallergien, waren früher selten und sind heute in der modernen westlichen Gesellschaft weitverbreitet. Die Natur zu ignorieren hat ihren Preis.

- *Vollwertige Lebensmittel machen nicht süchtig.*
  Unverarbeitete biologische Lebensmittel sind zweifellos teurer. Doch sie sättigen auch mehr und machen vor allem nicht süchtig wie Naschereien oder Fast Food. Schlechte Lebensmittel enthalten einen eingebauten Suchtfaktor: Sie sind stark salz-, fett- und zuckerhaltig. Außerdem enthalten sie Geschmacksstoffe – süß, sauer, salzig –, die ebenfalls süchtig machen und einen nach mehr verlangen lassen. Jedes »Happy Meal«, unter welchem verführerischen Namen es auch immer vertrieben wird, basiert vor allem auf diesen drei Geschmacksrichtungen.
  Wenn Sie auf Biovollkost umsteigen, geben Sie weniger Geld für Snacks, Limonade, Eis und Schokolade aus und schonen damit wiederum ihr Portemonnaie. Pro Kalorie gehören Letztere zu den teuersten Lebensmitteln überhaupt.

Eine natürliche Vollwerternährung ist insgesamt sinnvoll bei entzündlichen Erkrankungen, aber wie ist es um ganz bestimmte Lebensmittel bestellt? Entzündungshemmende Lebensmittel erfreuen sich in der Forschung und Öffentlichkeit starker Beliebtheit. Die folgende Liste enthält eine Zusammenstellung besonders entzündungshemmender Lebensmittel. Damit soll aber keinesfalls gesagt werden, dass nur diese Lebensmittel »richtig« sind und vornehmlich gegessen werden sollen.

Entzündungshemmende Lebensmittel

- Fetthaltige Kaltwasserfische (beispielsweise Lachs, Thunfisch, Makrele, Hering)
- Beeren
- Baumnüsse (zum Beispiel Walnüsse, Mandeln und Haselnüsse, aber keine Erdnüsse)
- Samen

- Vollkorngetreide
- Dunkles Blattgemüse
- Soja (einschließlich Sojamilch und Tofu)
- Tempeh
- Mykoproteine (aus Champignons und anderen Pilzen)
- Fettarme Milchprodukte
- Paprika (sowie die verschiedenen Chiliarten – wobei die Schärfe kein Indikator der entzündungshemmenden Wirkung ist)
- Tomaten
- Rote Bete
- Sauerkirschen
- Ingwer und Kurkuma
- Knoblauch
- Olivenöl

In ihren Online-Gesundheitsnewslettern fügt die Harvard Medical School noch einige weitere Lebensmittel hinzu:

- Kakao und Zartbitterschokolade
- Basilikum und viele andere Kräuter
- Schwarzer Pfeffer

Andere Auflistungen enthalten auch:

- Gemüse aus der Familie der Kreuzblütler (Kohl, Pak Choi, Brokkoli, Blumenkohl)
- Avocados
- Scharfe Saucen
- Currypulver
- Karotten
- Bioputenbrust (als Ersatz für rotes Fleisch)
- Rüben
- Zucchini
- Gurken

Abgesehen von ihrer entzündungshemmenden Wirkung sind dies alles gesunde vollwertige Nahrungsmittel, auf denen man seine Ernährung vor allem aufbauen sollte. Es ist jedoch noch nicht geklärt, ob alle diese Lebensmittel tatsächlich eine entzündungshemmende Wirkung auf den Körper haben, und auch, welche Wirkung sie, wenn überhaupt, auf das Mikrobiom haben. Da wir jedoch wissen, dass das Genom und das Mikrobiom auf unsere Erfahrungen reagieren, liegt es nahe, dass dies auch für unsere Ernährung gilt.

Kaffee trinken, länger leben

Viele Studien haben die gesundheitlichen Vorteile des Kaffeetrinkens bestätigt, auch wenn der genaue Mechanismus dahinter nicht ganz klar ist. Eine Studie aus dem Jahr 2015 mit mehr als 200 000 Probanden, deren Gesundheit man bereits seit 30 Jahren verfolgt, hat ein um 15 Prozent geringeres Sterberisiko bei denen ergeben, die ein bis fünf Tassen Kaffee pro Tag tranken. Wir haben dies als Richtwert verwendet, wobei der Genuss von mehr als vier Tassen pro Tag, noch besser zu sein scheint. Die positive Wirkung bezieht sich vor allem auf Typ-2-Diabetes (vielleicht, weil der Kaffee Blutzucker senkt), Herzinfarkt und Schlaganfall (hier kommt die entzündungshemmende Wirkung ins Spiel), Leberkrebs (Ursache unbekannt), Selbstmord (Ursache unbekannt) und so unterschiedliche Erkrankungen wie Gallensteine und Parkinson.

Da der Zusammenhang zwischen Kaffeetrinken und einer längeren Lebenserwartung wahrscheinlich daran liegt, dass Entzündungen reduziert werden, nehmen wir deshalb Kaffee in unsere Liste an Empfehlungen auf. Für die Lebenserwartung spielt es keine Rolle, ob der Kaffee koffeinhaltig oder entkoffeiniert ist. Da Kaffeetrinker insgesamt eher rauchen, muss man auch wissen, dass sich die erhöhte Lebenserwartung nur auf Nichtraucher bezieht. (Auch Tee und vor allem grüner Tee sollen einen breiten gesundheitlichen Nutzen haben, höchstwahrscheinlich aufgrund ihrer entzündungshemmenden Wirkung, aber es gibt hierzu weniger Forschungsergebnisse und diese sind auch nicht so schlüssig wie bei Kaffee.) Anstatt auf Kaffee als magisches Elixier zu setzen, sollten Sie ihn in die Liste der nützlichen Lebensmittel aufnehmen, dabei aber das Gesamtbild im Auge behalten.

In dem Maße, wie die Mikrobiomforschung voranschreitet, steigt das Interesse an Lebensmitteln, die das Mikrobiom gesund erhalten. Sie haben wahrscheinlich schon von *Probiotika* gehört, also Lebensmitteln oder Nahrungsergänzungsmitteln, die nützliche Darmbakterien enthalten. Auf der anderen Seite gibt es *Präbiotika*. Das sind Lebens- oder Nahrungsergänzungsmittel, die Pflanzenfasern enthalten, von denen sich bestimmte Mikroben ernähren, die bereits im Darm vorhanden sind.

In der Regel sollten Sie sich zunächst auf Präbiotika konzentrieren, um zu verhindern, dass das Mikrobiom Endotoxine freisetzt, die wiederum eine Entzündungsreaktion auslösen. Neue Bakterien im Darm helfen nicht viel, wenn Sie sich ballaststoffarm ernähren, wie es bei der typischen amerikanisch-westlichen Ernährung der Fall ist. Die offizielle Empfehlung für die Ballaststoffzufuhr beträgt 24 Gramm pro Tag sowohl in löslicher als auch unlöslicher Form. Das ist ungefähr doppelt so viel wie bei der durchschnittlichen amerikanischen Ernährungsweise. Nun müssen Sie nicht gleich anfangen, die Ballaststoffmenge abzuzählen, wobei sie seit einiger Zeit in den Nährwertangaben verarbeiteter Nahrungsmittel auftaucht.

Sobald Sie sich vollwertig ernähren, insbesondere mit viel Obst und Gemüse, wird sich Ihre Ballaststoffzufuhr im gesunden Bereich bewegen. Der simpelste lösliche Ballaststoff ist Zellulose, die unverdaubare Grundsubstanz aller pflanzlichen Lebensmittel. Zellulose ist genau das, was die Mikroben in Ihrem Darm gedeihen lässt. Ballaststoffe werden seit Jahrzehnten als Präventivmittel für Herzerkrankungen propagiert. Das geht auf frühe Forschungsergebnisse an afrikanischen Stammesvölkern zurück, die enorme Mengen an Ballaststoffen konsumierten und fast keinerlei Herzerkrankungen aufwiesen. Aber das Allheilmittel geriet bald in den Hintergrund, denn andere präventive Faktoren waren hier ebenfalls am Werk, wie reichlich Bewegung und weniger Stress im Vergleich zum westlichen Lebensstil. Was die Ballaststoffe so überaus attraktiv macht, sind ihre vielen Vorteile: So bekämpfen sie nicht nur Entzündungen, sondern puffern auch die Verdauung von Zucker ab (hilfreich bei einigen Typ-2-Diabetesarten), führen zu einer lang anhaltenden Sättigung und halten die Darmschleimhaut in Schuss (was beispielsweise bei einigen Darmkrebsarten ein entscheidender Faktor sein kann).

Der Verzehr von reichlich löslichen und unlöslichen Ballaststoffen empfiehlt sich deshalb immer. Vor allem folgende Nahrungsmittel sind ballaststoffreich:

Lösliche Ballaststoffe

- Bohnen und Erbsen
- Vollkorn (einschließlich Hafermehl, Weizenvollkornbrot und Mehrkornbrot)
- Sämtliche Früchte, aber besonders solche, die mehr lösliche als unlösliche Ballaststoffe enthalten: Aprikosen, Grapefruit, Mangos und Orangen
- Alle Gemüsesorten – besonders jene aus der Familie der Kreuzblütler, die sehr reich an löslichen Ballaststoffen sind: Kohl, Rosenkohl, Brokkoli, Pak Choi und so weiter
- Leinsamen
- Psyllium, ein Pflanzenextrakt, der die Grundlage der meisten handelsüblichen Ballaststoffpräparate bildet – das einzige Ballaststoffpräparat, das bekanntermaßen den Gehalt an »schlechtem« LDL-Cholesterin senkt.

Unlösliche Ballaststoffe

- Haferkleie, oft als Ergänzung eingenommen
- Frühstückszerealien mit Kleieanteil
- Nüsse und Samen
- Bohnen und Linsen
- Obst und Gemüse insgesamt

Probiotika

Probiotische Lebensmittel enthalten lebende Bakterienstämme. Joghurt mit Milchsäurekulturen ist das beliebteste probiotische Mittel, im

Fernsehen beworben und im Supermarkt erhältlich, aber es gibt auch noch eingelegte Gurken, Sauerkraut, Kimchi (traditioneller koreanischer fermentierter Kohl) sowie Kefir (ein fermentiertes Milchgetränk). Während einer Mahlzeit genossen, wird Ihr Mikrobiom auf natürliche Weise in den Urzustand zurückvergesetzt. Nützliche Bakterien sollen dabei idealerweise die Darmwand besiedeln und schädlichen Bakterien das Leben schwer machen. Aufgrund der enormen Vielfalt des Mikrobioms und der großen Unterschiede von Mensch zu Mensch kann man nicht genau sagen, wie genau probiotische Lebensmittel wirken. Das Beste ist, sie auszuprobieren – sie sind völlig harmlos – und dann zu schauen, was passiert.

Probiotische Nahrungsergänzungsmittel sind ein boomender Industriezweig mit weiterem Wachstumspotenzial. Reformhäuser und Apotheken bieten bereits jetzt eine unglaubliche Vielfalt dieser Nahrungsergänzungsmittel an. Die einen in Pillenform, die man nach einer Mahlzeit einnehmen sollte, die anderen als leichtverderbliche Lebensmittel, die gekühlt werden müssen. Weil die Forschung noch am Anfang steht, kann man von medizinischer Seite momentan nicht genau sagen, welche Bakterienstämme am besten sind. Es sei ebenfalls darauf hingewiesen, dass ein seriöses Nahrungsergänzungsmittel, das eine Milliarde Bakterien enthält, in eine Darmflora von 100 Billionen Mikroben kommt. Mit einem Verhältnis von 100 000 zu 1 sind die Auswirkungen vielleicht eher gering. Auf der anderen Seite sollten wir jede Gelegenheit nutzen, das Mikrobiom in ein natürliches Gleichgewicht zu bringen, auch wenn Nahrungsergänzungsmittel kein Ersatz für eine gesunde Ernährung mit natürlichen Probiotika sind.

Nebenbei bemerkt können Sie die entzündungshemmende Wirkung noch verstärken, indem Sie täglich ein Aspirin protect (100 mg) oder ein Viertel einer regulären Aspirintablette einnehmen. Aspirin hat sich bei Herzinfarkt sowie einigen Krebsarten wie Darm-, Eierstock-, Bauchspeicheldrüsen- und schwarzem Hautkrebs als risikomindernd herausgestellt. Die bislang besten Hinweise liegen diesbezüglich für Darmkrebs vor; bei den anderen Krebsarten sind die Ergebnisse laut der Harvard Medical School uneindeutig. (Konsultieren Sie Ihren

Arzt oder Ihre Ärztin, bevor Sie Aspirin mit anderen Medikamenten kombinieren, insbesondere solchen, die entzündungshemmende oder blutverdünnende Eigenschaften haben.)

AUF DER »LASSEN«-SEITE

Die Weichenstellungen, die wir hier skizzieren, sind für diejenigen nicht überraschend, die die jahrelangen Warnungen hinsichtlich der Einseitigkeit der typisch amerikanisch-westlichen Ernährung verfolgt haben. Allein die Reduktion von Salz, Zucker und Fett kombiniert mit natürlicher Vollwertkost führt schon zum Ziel, wobei es ein paar Punkte zu beachten gilt:

- *Fangen Sie so früh wie möglich an.*
  Falsche Ernährungsgewohnheiten werden mit der Zeit immer schlimmer. Wer sich schon als Kind zucker- und salzreich ernährt, wird das schon bald für normal halten. Seien Sie als Eltern Vorbild für Ihre Kinder.

- *Lassen Sie sich im Alter nicht aufs Abstellgleis führen.*
  Wenn Menschen altern, essen sie normalerweise weniger. Auch essen sie tendenziell mehr Fertiggerichte. Diese müssen nicht notwendigerweise schlecht sein. Gerade im Tiefkühlbereich hat sich in den letzten Jahren viel getan, hier gibt es deutlich mehr salz- und fettarme Produkte als noch vor zehn Jahren. Zudem besteht die Neigung, sich einseitig von nur noch einer Handvoll Lebensmittel zu ernähren. Das ist auf die Dauer sehr ungesund.
  Der Darm arbeitet mit zunehmendem Alter weniger effizient, was unter anderem bedeutet, dass wir Vitamine und Mineralien nicht mehr so gut aufnehmen wie in unserer Jugend. In einigen Studien gingen die Auswirkungen von Demenz und Gedächtnisverlust deutlich zurück, nachdem die Aufnahme von Spurenelementen wie Mangan und Zink erhöht wurde. Selbst Ärzte berücksichtigen selten

die Möglichkeit eines Mineralstoffmangels. Im Alter ist die Einnahme eines Multivitaminpräparats sinnvoll, das den täglichen Bedarf an Mineralien deckt. Noch besser ist es, sich weiterhin mit einer natürlichen Vollwertkost zu ernähren.
Gleichzeitig kann es durch die altersbedingte Abnahme der Nierenfunktion zu einem Mangel an wasserlöslichen Vitaminen (Vitamin C und B-Komplex) kommen, weil diese im Urin ausgeschieden werden. Ergänzungen dieser Vitamine sind hilfreich, besonders wenn Ihre Ernährung nicht so gut ist, wie sie sein sollte.

- *Versuchen Sie auf Alkohol zu verzichten.*
Alkohol hat einen festen Platz in der westlichen Kultur. Die meisten Menschen trinken ihn auf die eine oder andere Weise. Die Vorteile von Alkohol bei der Vorbeugung von Herzerkrankungen scheinen wissenschaftlich gesichert, solange man die Aufnahme auf ein Getränk pro Tag beschränkt – in der Regel ein Glas Wein beim Abendessen. Die Forschung deutet nun darauf hin, dass die sagenumwobenen Vorteile des Rotweins in der französischen Ernährung gar nicht so besonders sind – es ist wohl der Alkohol selbst, der vorteilhaft ist. Auf der Webseite der Harvard Medical School ist zu lesen, dass mäßiger Alkoholkonsum sogar entzündungshemmend ist, was nicht eingängig scheint. Immerhin sind die roten Nasen von starken Trinkern Zeichen von Entzündungen und Leberschäden. Die entzündungshemmenden Eigenschaften des Alkohols haben sich durch übermäßigen Konsum in ihr Gegenteil verkehrt, zumal bei vielen Menschen aus einem Getränk leicht zwei oder drei werden. Neben dem Problem der Alkoholsucht kommen mit zunehmendem Alter Einsamkeit, Langeweile und ein sitzender Lebensstil hinzu – alles Faktoren, die den Alkoholkonsum fördern. Im Großen und Ganzen ist Alkohol also mit vielen Fallstricken verbunden, derer Sie sich gewahr sein sollten. Wir wären wirklich froh, wenn der Alkoholgenuss auf ein absolutes Minimum reduziert würde (ein Glas Wein beim Essen im Restaurant).

- *Halten Sie es frisch.*
  Einer der Gründe, warum Antioxidantien sich so großer Beliebtheit erfreuen, ist der Umstand, dass sie freie Sauerstoffradikale im Blut unschädlich machen. Freie Sauerstoffradikale sind äußerst reaktionsfreudig. Sie binden sich schnell an andere Chemikalien. Diese chemische Reaktion ist zum Beispiel bei der Wundheilung absolut notwendig, sodass es zu einfach wäre zu behaupten, freie Radikale seien per se »schlecht«.
  Ein einfacher Weg, das ganze Problem zu umgehen, ist jedoch, frische Lebensmittel zu essen und ranzige Speiseöle, Essensreste, die älter als ein Tag sind, Lebensmittel mit Frostbrand und dergleichen, wegzuwerfen. Lange gelagerte Lebensmittel sind zumeist oxidiert und keimbelastet, was möglicherweise ebenfalls zu einer entzündlichen Wirkung führt. Da kalt gepresstes natives Olivenöl besonders gut gegen Entzündungen wirkt, aber auch eines der Öle ist, die bei Lufteinwirkung schnell ranzig werden, ist es am besten, die Flasche im Kühlschrank zu lagern und nur eine kleinere Menge für zwei, drei Tage bei Zimmertemperatur zu lagern.

So wie es nicht ausreicht, sich auf die Top Ten der entzündungshemmenden Nahrungsmittel zu konzentrieren, sollten Sie sich auch nicht einreden, dass bestimmte andere Nahrungsmittel per se schlecht oder ungesund seien. Wir möchten, dass Sie bei der Lektüre der folgenden Liste mit Lebensmitteln, die entzündungsfördernde Eigenschaften aufweisen, gesunden Menschenverstand walten lassen.

Folgende Nahrungsmittel bitte einschränken oder gänzlich vermeiden

- Rotes Fleisch
- Gesättigte Fette und Transfette (zum Beispiel tierische Fette und die in vielen verarbeiteten Lebensmitteln vorkommenden hydrierten pflanzlichen Fette)
- Weißbrot
- Weißer Reis
- Pommes frites
- Zuckerhaltige Limonaden

Andere zuverlässige Quellen führen diese nachteiligen Lebensmittel auf:

- Haushaltszucker und Maissirup (sind häufig in verarbeiteten Lebensmitteln enthalten, die gar nicht so süß schmecken)
- Omega-6-Fettsäuren (siehe unten)
- Monosodiumglutamat (MSG)
- Gluten (siehe Seite 223)

Wir sind der Meinung, dass eine entzündungshemmende Ernährung in jedem Fall besser ist als eine entzündungsfördernde, denn die nachweislich ungesunden Lebensmittel – Fast Food, fett- und zuckerhaltige Lebensmittel – sind definitv entzündungsfördernd. Der Zusammenhang zwischen Entzündung und chronischer Erkrankung ist zu offensichtlich, als dass man ihn ignorieren könnte.

Eine Anmerkung zu den Fettsäuren Omega-3 und Omega-6: Seit Jahrzehnten wird die Öffentlichkeit dahingehend konditioniert, Cholesterin als »schlechtes« Fett zu betrachten, obwohl es eine biochemische Substanz ist, die in jeder Zelle vorkommt und für die Zellentwicklung unabdingbar ist. Dasselbe gilt umgekehrt für Omega-3-Fettsäuren. Wir schließen uns der allgemeinen Empfehlung an, dass Kaltwasserfische mit hohem Omega-3-Gehalt, wie Lachs und Thunfisch, von Vorteil sind. Aber die Geschichte ist komplizierter.

Es gibt eine weitere Gruppe von Fettsäuren, die als Omega-6 bekannt ist. Sowohl Omega-3- als auch Omega-6-Fettsäuren werden in der Ernährung benötigt; unser Körper produziert sie beide nicht. Es hat sich jedoch gezeigt, dass Omega-6-Fettsäuren im Übermaß genossen ebenfalls mit Entzündungsprozessen in Zusammenhang stehen. Da beide Gruppen oft zusammen auftreten, kann die schädliche Wirkung der Omega-6-Fettsäuren die Vorteile der Omega-3-Fettsäuren zunichte machen. Kurz gesagt, beide müssen im Gleichgewicht stehen. Alle westlichen Ernährungsweisen enthalten wegen der starken Verwendung von mehrfach ungesättigten Speiseölen zu viele Omega-6-Fettsäuren. Allerdings galten diese Pflanzenöle, gewonnen aus Mais, Soja, Sonnenblumen, einst als die gesündesten überhaupt, wobei die Senkung des Herzinfarktrisikos höchste Priorität hatte.

Heute hat sich die Beweislage stark verändert. Studien an indigenen Völkern (die nur wenige verarbeitete Pflanzenöle verwenden und keine abgepackten Lebensmittel essen) zeigen, dass das Verhältnis von Omega-6 zu Omega-3 in ihrer Ernährung etwa 4:1 beträgt. Im Gegensatz dazu weisen westliche Diäten einen 15 bis 40 Mal so hohen Omega-6-Gehalt auf, wobei das durchschnittliche Verhältnis von Omega-6 zu Omega-3 bei 16:1 liegt. Bei so hohen Konzentrationen blockieren die Omega-6-Fettsäuren die Vorteile der Omega-3-Fettsäuren. Genetische Studien sind hier nicht einfach durchzuführen, aber man vermutet, dass wir uns in Jäger-Sammler-Gesellschaften entwickelt haben und die Ernährung mit Omega-6-Fettsäuren damals noch niedriger ausfiel. Das Verhältnis der beiden Fettsäuren lag hier womöglich eher bei 2:1. Nach Ansicht mancher Experten liegt das ideale Verhältnis sogar bei 1:1.

Unter den Lebensmitteln mit einem hohen Gehalt an Omega-6-Fettsäuren ist Speiseöl führend, aber es gibt auch andere:

Hauptquellen für Omega-6-Fettsäuren

- Raffinierte Pflanzenöle – vor allem Sonnenblumen-, Maiskeim-, Soja- und Distelöl
- Verarbeitete Lebensmittel unter Verwendung von Sojaöl
- Rindfleisch aus Stallhaltung (mit Getreide gemästet)
- Huhn- und Schweinefleisch aus Massentierhaltung
- Eier aus Stallhaltung
- Fettreiche Fleischstücke aus konventioneller Landwirtschaft

Leider hat sich herausgestellt, dass die einst in Sachen Vorsorge gehypten Pflanzenöle, was Entzündungen angeht, sehr nachteilig sind. Das einzige Pflanzenöl, das wenig Omega-6 und sehr viel Omega-3 enthält, ist (das lediglich kalt anzuwendende) Leinöl. Raps- und Olivenöl sind nicht besonders reich an Omega-3-Fettsäuren, weisen aber unter den häufig verkauften Pflanzenölen den niedrigsten Omega-6-Gehalt auf. Am besten schneidet hochwertiges Olivenöl ab.

Erschwerend kommt hinzu, dass »schlechte« mehrfach gesättigte Fette wie Schmalz, Butter, Palmöl und Kokosöl einen niedrigen Gehalt an Omega-6-Fettsäuren aufweisen. Dies ist ein Grund, warum man begonnen hat, ein Gleichgewicht von gesättigten und mehrfach ungesättigten Fettsäuren zu empfehlen. Aber der wahre Täter, so scheint es, sind nicht so sehr die natürlichen Lebensmittel, sondern verarbeitete. Sojaöl ist billig und leicht verfügbar und eignet sich für den Einsatz in Hunderten abgepackten Lebensmitteln. Das Fleisch von Rindern, die an ihren Futterplätzen mit Getreide gemästet werden, um in kürzester Zeit ein maximales Schlachtgewicht zu erreichen, hat einen höheren Omega-6-Gehalt als Rindfleisch von Tieren aus Weidehaltung (ganz zu schweigen vom weitverbreiteten Einsatz von Antibiotika und Hormonen in der konventionellen Rindfleisch- und Milchindustrie). Ebenfalls reich an Omega-6 sind Schweinefleisch und Hühner aus industrieller Tiermast sowie Eier, die nicht aus Freilandhaltung stammen.

Wenn Sie Fleisch essen wollen, sollten Sie, so unsere Empfehlung, auf Rindfleisch aus Weidehaltung wechseln. Das gilt ebenso für Hühner und Hühnereier. »Freilandhaltung« ist nicht immer zuverlässig, da die Vögel möglicherweise noch konventionelles Futter bekommen. Rindfleisch und Geflügel aus Weide- beziehungsweise Freilandhaltung ist teuer und oft nur im Fachhandel erhältlich. Tun Sie, was möglich ist. Hat man das Prinzip erst einmal verstanden, ist das mit den Fetten gar nicht mehr so schwer. Fixieren Sie sich nicht auf diesen einen Aspekt Ihrer Ernährung – alles auf der Liste ist mit einer vollwertigen Ernährung kompatibel, die Sie Schritt für Schritt umsetzen können.

Ausgleich bei den Fettsäuren

- Kochen Sie mit Raps- und Olivenöl; Distelöl ist nicht so gut, aber es ist akzeptabel.
- Essen Sie ungesalzene oder salzarme Baumnüsse, etwa Walnüsse, Mandeln, Pecannüsse und Paranüsse und nicht so viel fettreiche Nüsse wie Cashew-, Macadamia- oder Erdnüsse.
- Essen Sie Samen, einschließlich ungesalzenen Chiasamen, Sonnenblumen- und Kürbiskerne, Hanf und Leinsamen.

- Essen Sie fetten Fisch – nicht mehr als 200 Gramm pro Woche sowie Pilze. Wenn Sie Vegetarier sind, essen Sie eher fettarme Baumnüsse, wie Walnüsse und Mandeln, sowie Samen.
- Vermeiden Sie abgepackte Lebensmittel mit Sojaöl, sofern es in der Zutatenliste ganz oben steht.
- Nicht mit Soja-, Sonnenblumen- oder Maiskeimöl kochen.
- Essen Sie weniger Rind-, Schweine- und Hühnerfleisch aus konventioneller Haltung. Oder verzichten Sie ganz darauf.
- Kaufen Sie nur mageres Fleisch oder Geflügel und schneiden Sie gegebenenfalls die Fettränder ab.

Das Zusammenspiel der Nahrung mit dem geistigen Körper ist faszinierend und komplex und wir haben Sie hier mit vielfältigen Informationen versorgt. Wenn es um die praktische Umsetzung geht, sollten Sie sich in Ihrem eigenen Tempo bewegen und daran denken, dass die Umstellung der Ernährung ein Marathon ist und kein Sprint. Wichtig sind nicht irgendwelche kurzfristigen Entscheidungen, sondern die gesunden Weichenstellungen, die Sie langfristig vornehmen. Unser Aktionsplan in Sachen Ernährung ist deshalb bewusst einfach und praktisch angelegt, sollte allerdings auch höchste Priorität haben. Wenn sich die aktuellen Trends weiter fortsetzen, werd das Mikrobiom und seine Verbindung mit chronischen Entzündungsprozessen noch viel stärker in den Fokus rücken. Die Ernährung ist nur ein Faktor in unserem ganzheitlichen Ansatz, was nicht überraschend ist. Um das Mikrobiom positiv zu unterstützen, stellen Sie sich einmal mehr den geistigen Körper als Ganzes vor. Es folgt nun eine nützliche Liste, die die besten Tipps für ein gesundes Mikrobiom bündelt. Sie fasst den Abschnitt Ernährung zusammen, geht aber noch etwas darüber hinaus.

Der beste Lebensstil für ein gesundes Darmmikrobiom

- Weniger Fett, Zucker und raffinierte Kohlenhydrate essen
- Präbiotika, die die guten Bakterien nähren: Das sind vor allem Ballaststoffe aus ganzen Früchten, Gemüse und Getreide
- Vermeidung von hochverarbeiteten Lebensmitteln
- Alkoholkonsum aufgeben

- Eine probiotische Nahrungsergänzung einnehmen
- Probiotische Lebensmittel wie Kefir, Sauerkraut und sauer Eingelegtes essen
- Lebensmitteln mit entzündungsfördernder Wirkung reduzieren und vermeiden
- Entzündungshemmende Lebensmittel zu sich nehmen, etwa frisch gepressten Orangensaft
- Achtsames Stressmanagement
- Auf »leicht entflammbare« Emotionen wie Wut und Feindseligkeit achten
- Suche nach medizinischen Ursachen von Entzündungen wie Hefepilzinfektionen und Stress
- Gewichtszunahme kontrollieren

Wie Sie sehen, bedeutet völlig frei von Entzündungen zu sein im Grunde das Gleiche wie generell einen gesunden Lebensstil zu führen. Deshalb konzentrieren wir uns am heutigen Tag auf die Ernährung, weil sie in dieser Hinsicht viel bewirkt. In anderen Lebensbereichen, etwa bei der Gewichtsreduktion oder dem Stressmanagement geht es dagegen weniger um Entzündungen als mehr um das allgemeine Wohlbefinden.

Dienstag

STRESSABBAU

Das empfehlen wir heute – wählen Sie nur einen Punkt aus

TUN

- Meditieren Sie.
- Gehen Sie zum Yoga.
- Üben Sie achtsames Atmen.
- Planen Sie Auszeiten und Ruhephasen ein.
- Üben Sie, die innere Ruhe zu bewahren.
- Erkennen Sie Stressphasen (siehe Seite 100).

LASSEN

- Hören Sie auf, Stresssituationen noch zu verstärken.
- Versuchen Sie nicht, stressige Ereignisse in Ihrem Leben zu verdrängen.
- Gehen Sie so schnell wie möglich aus einer Stresssituation heraus.
- Versuchen Sie Stresssituationen, die sich wiederholen, zu lösen.
- Schauen Sie sich ein Problem genauer an, mit dem Sie sich aus Frust abgefunden haben.
- Machen Sie aus unregelmäßigen Gewohnheiten regelmäßige.

Im Gegensatz zu chronischen Entzündungen, die oft nur schwer auszumachen sind, ist Stress ein Feind, den man kennt. Der Durchschnittsmensch hat es jeden Tag aufs Neue immer wieder mit den gleichen Stressfaktoren zu tun: zu viel Lärm, zu viel Hektik, sich widersprechende Anforderungen daheim und bei der Arbeit, Reizüberflutung, Frust am Steuer und zu wenig Zeit, um alles zu schaffen, was eigentlich getan werden müsste. Was alle externen Stressoren gemeinsam haben, ist Druck, und jeder weiß, wie sich Druck anfühlt. Wären externe Stressfaktoren das eigentliche Problem, dann wäre die Lösung im Grunde kinderleicht.

Aber wie wir wissen, ist Stress oft komplizierter. Die Tatsache, dass wir alle so viel Stress ertragen, zeugt davon, wie schlecht wir mit ihm umgehen können. Heute jedoch möchten wir, dass Sie den Stress in Ihrem Leben angehen. Vielleicht sind Sie recht gut darin, den täglichen Stress auszuhalten, aber auf Dauer tut das Ihren Zellen gar nicht gut. Auf Seite 108 haben wir die drei Stadien der Stressfolgen dargestellt: zuerst psychisch und geistig, dann verhaltensmäßig und schließlich körperlich. Nun wäre es sehr schlecht, bis zum dritten Stadium zu warten, wenn Symptome wie Bluthochdruck und Verdauungsprobleme auftreten. Der Stress hat schon lange davor die Oberhand gewonnen.

WENN STRESS DIE OBERHAND GEWINNT

Wenn sich die Leute immer wieder über Stress beklagen, ständig von seinen schädlichen Auswirkungen hören und doch nichts oder nur wenig dagegen tun, was ist dann schiefgelaufen? Die Weichenstellungen, die wir heute in unserer Liste stehen haben, sind nicht neu und keine großen Überraschungen. Meditation und Yoga sind inzwischen so bekannt, dass sie eigentlich viel mehr praktiziert werden sollten, als das tatsächlich der Fall ist. Sich während des Arbeitstages Auszeiten und Ruhephasen einzuplanen sollte ebenfalls Standard sein. Wie man in einer Stresssituation innere Ruhe bewahrt, sollte eigentlich von klein auf gelernt sein.

Der erste und wichtigste Schritt beim Stressabbau besteht eindeutig darin, die innere Einstellung zu ändern. Andernfalls bleibt unsere Fähigkeit, mit dem Druck des Alltags fertigzuwerden, halbherzig und nicht wirklich effektiv. In gewisser Weise ist die Situation vergleichbar mit einer Crash-Diät. Wie wir bereits erwähnt haben und wie die meisten ja auch wissen, nützen kurzfristige Diäten überhaupt nichts. Die Zahl der Menschen, die eine Gewichtsabnahme von drei Kilos längerfristig halten, liegt unter zwei Prozent. Amerikaner sind eigentlich immer auf Diät und geben ein kleines Vermögen für den jeweils neuesten Trend aus. Mit anderen Worten, die Menschen tun immer das, was nicht funktioniert – und genauso geht es vielen beim Stress.

Damit Sie sich gleich einmal einstimmen, hier die Liste der Dinge, die bei Stress noch nie funktioniert haben:

Warum am Ende immer der Stress gewinnt

Wie man am besten nicht mit Stress umgeht:

- Ein bisschen gestresst zu sein halten wir für ganz normal.
- Wir fühlen uns ohnmächtig angesichts äußerer Einflüsse.
- Die Anzeichen von zu viel Dauerstress (Reizbarkeit, Müdigkeit, geistige Trägheit) werden ignoriert.
- Unsere Verarbeitungsmechanismen sind begrenzt (siehe Seite 100 über die »Baby-Strategie«).
- Wir glauben, dass Stress zu ertragen nicht schlimm ist.
- Wir wollen nicht wahrhaben oder wissen schlicht nicht, wie gestresst wir sind.
- Wir haben gehört, dass einem Stress guttun kann.

Alle diese Vorstellungen und Strategien sind eher selbstzerstörerisch, auch wenn jede ein Körnchen Wahrheit enthält. Wenn Sie in einer lauten Stadt leben oder auf einer Baustelle arbeiten, entzieht sich der Lärm um Sie herum Ihrer Kontrolle. Stress zu ertragen ist nicht harmlos, aber wenn man im Stau steckt oder ein Neugeborenes im Haus hat, kann man nicht viel dagegen tun. Niemand braucht Stress im Leben, jedenfalls nicht auf zellulärer Ebene, auch wenn einige ehrgeizige, erfolgreiche Menschen behaupten, dass sie ihren Erfolg ihrer Lust auf stressige Situationen verdanken, in denen sie beweisen können, dass sie Siegertypen sind. Diese Körnchen Wahrheit verdecken eines: Stress ist die Krankheit des modernen Lebens.

Damit Sie diesen Aspekt wirklich verinnerlichen, wollen wir das Ganze näher betrachten. Nehmen wir den typischen Tagesablauf von A, einem jungen Mann und Vater, der dabei ist, Karriere zu machen. Am Morgen hat er ein wenig verschlafen und muss sich beeilen, damit er es noch zur Arbeit schafft. Er hört die Kinder im Kinderzimmer kämpfen und schreit, dass sie aufhören sollen. Auf dem Weg nach draußen küsst er seine Frau und sagt, er sei zu spät dran, um zu frühstücken. Der Verkehr ist schlimm, also ist er nicht gerade in bester Stimmung, als er ins Büro kommt, wo sein Chef auf die Uhr guckt und ihn daran erinnert, dass die große Deadline näherrückt.

Nach einer Teamsitzung, bei der alle gedrängt werden, Ergebnisse abzuliefern, kann sich A gerade die Zeit nehmen, um Kaffee zu trinken und ein Doughnut zu essen. Etwas schuldbewusst macht er sich mit einem Drink beim Mittagessen locker und fühlt sich für den Rest des Nachmittags weniger angespannt. Das nachmittägliche Pendeln läuft reibungslos und A fühlt sich ziemlich gut, als er nach Hause kommt. Hier verbringt er in gewohnter Weise ein paar Minuten mit den Kindern und ein paar Stunden online. Seine Frau hat sich damit abgefunden. Beim Lesen einer reißerischen Nachrichtenseite geht bei A noch einmal der Puls hoch – verdammte Politiker. Bevor er ins Bett geht, schaut er sich die Arbeit an, die er mit nach Hause genommen hat. A und seine Frau haben immer noch ein aktives Sexualleben, aber heute Abend sind beide zu müde. Es gibt ja noch das Wochenende.

Dieser Tagesablauf soll keine Parodie darauf sein, wie Millionen Menschen einen typischen Wochentag verbringen. Jedes einzelne Ereignis ist für sich gesehen ein Stressereignis, aber nach gesellschaftlichen Maßstäben führt A ein gutes Leben beziehungsweise tut A alles dafür, um es zu erreichen. Noch vor einer Generation – Stress war damals noch neu – hätte dieser ganz normale Tag noch Kettenrauchen, deutlich mehr Alkohol und mehr häusliche Pflichten für Frauen beinhaltet. Mittlerweile weiß die Medizin eine Menge über die Auswirkungen von Stress bis hin zur epigenetischen Ebene, auf der negative Erfahrungen Spuren hinterlassen, die die Genaktivität verändern. Dieses Wissen jedoch ist noch nicht ganz im Alltag angekommen. Deshalb möchten wir heute, dass Sie sich mit Methoden des bewussten Stressabbaus vertraut machen.

AUF DER »TUN«-SEITE

Alle Tipps in Zusammenhang mit Stress haben damit zu tun, wieder von der nervlichen Überholspur herunterzukommen. Dem sympathischen Nervensystem haben wir ja bereits ein ganzes Kapitel gewidmet.

Das Gegenteil von Stress ist Entspannung. Praktiken wie Meditation und Yoga gehen weit über die einfache körperliche Entspannung hinaus, ja sogar darüber, bloß mentalen Frieden und Ruhe zu finden. Aber Entspannung ist immerhin ein Anfang, denn ohne sie hat es der geistige Körper dauernd mit Störungen zu tun, und die stehen tiefergehenden Erfahrungen im Weg. Beide Autoren fühlen sich im Übrigen stark den östlichen Weisheitstraditionen verbunden, und diese basieren nun einmal auf einem höheren Bewusstsein. Wir sind ganz der Ansicht, dass wahre Heilung mit einem höheren Bewusstsein einhergeht. Aber weil man sich zuerst auf das Naheliegende konzentrieren soll, möchten wir, dass Sie sich auf das ganz Grundlegende – einen entspannten geistigen Körper – zurückbesinnen.

Meditation: Sie ist die beste Stressabbaumethode, weil sie so ganzheitlich wirkt. Am liebsten würden wir sie jeden Tag aufs Neue auflisten. Bisher haben wir uns in diesem Buch zu keinem bestimmten Meditationstyp geäußert. Achtsamkeitsmeditationen sind beliebt; eine Atemmeditation ist leicht; die Herzmeditation ist für alle religiös gestimmten Menschen geeignet. Schauen Sie sich gern auf den verschiedenen Webseiten um oder lesen Sie nach. Es gibt kaum Untersuchungen darüber, welche Meditation am »besten« ist. Per definitionem ist die am besten, die Sie ein Leben lang praktizieren möchten. Die Leute hören auf, wenn sie meinen, dass es nichts mehr bringt, und bleiben dran, wenn sie das Gefühl haben, spirituell wachsen zu können. Vorhersagen kann man das nicht. (Leute hören auch zu meditieren auf, weil ihr Leben in ruhigen Bahnen verläuft, für manche ein Zeichen, dass die Meditation gewirkt hat.) Angesichts der belegten Wirkung tendieren wir zur Mantrameditation. Sie hat ihre uralten Wurzeln in Indien, wo es buchstäblich Hunderte von Mantras mit jeweils spezifischen Wirkungen gibt; die ultimative Wirkung liegt sicherlich in der Erleuchtung oder der totalen Selbsterkenntnis, ungestört durch äußere Einwirkungen.

Eine einfache Mantratechnik ohne religiöse Konnotationen geht wie folgt:

- Setzen Sie sich hin. Der Raum sollte ruhig und angenehm beleuchtet sein. Schließen Sie die Augen für ein oder zwei Minuten. Wenn Sie müde sind, sollten Sie sich lieber hinlegen und schlafen, statt zu meditieren.
- Wenn Sie ganz bei sich sind, Ihre Atmung entspannt und regelmäßig verläuft, dann sagen Sie schweigend das Mantra *So hum*.
- Wiederholen Sie das Mantra 5 bis 20 Minuten lang, je nach den individuellen Umständen und je nachdem, wie gern Sie meditieren.
- Wiederholen Sie das Mantra nicht mechanisch – es soll kein stilles Geleiere sein. Sagen Sie stattdessen *So hum*, wenn es Ihnen in den Sinn kommt. Dadurch können Lücken von wenigen Sekunden, aber auch mehreren Minuten entstehen. Die Mantrameditation beruhigt den Geist nicht dadurch, dass sie den Denkprozess stoppt, sondern indem sie dem Geist erlaubt, sich in einen natürlich ruhigen Zustand zu versetzen. Es geht nicht um Zwang, und es hat nichts Mechanisches. Auch ist hier keine Magie am Werk.
- Es spielt keine Rolle, ob Gedanken aufsteigen – das wird immer so sein. Gedanken sind ein natürlicher Bestandteil der Meditation. Kehren Sie einfach sanft zum Mantra zurück. Es gibt kein Mindestziel dafür, wie oft das Mantra wiederholt werden muss. Wenn Sie es einmal sagen und dann einschlafen, ist das auch eine gute Meditation. Das Ausruhen war anscheinend nötig. Genauso kann es aber sein, dass Sie das Mantra einmal sagen und sogleich in eine tiefe Meditation kommen. Das ist auch gut, und alle Abstufungen dazwischen sind es nicht minder.

- Durch die Meditation bringt sich der geistige Körper wieder ins Gleichgewicht. Im Zuge des Stressabbaus kann jedes Gefühl und jeder Gedanke aufsteigen, das ist ganz normal und gehört zu einer richtigen Meditation dazu. Wenn eine körperliche Empfindung so stark ist, dass Sie darüber Ihr Mantra vergessen, dann richten Sie die Aufmerksamkeit auf den Bereich des Körpers, in dem die Empfindung zu spüren ist. Verweilen Sie bei der Empfindung, versuchen Sie aber nicht, diese irgendwie zu verändern. Nach einer Weile wird das Gefühl oder die Empfindung verblassen. Wenn das nicht der Fall ist und Sie anhaltende Beschwerden verspüren, öffnen Sie für ein paar Minuten die Augen. Wenn die Beschwerden nicht weniger werden, legen Sie sich hin und ruhen Sie sich aus, bis sie vergehen. (Anhaltende Schmerzen jedoch erfordern die Konsultation eines Arztes.) Machen Sie sich um negative Gedanken keine Sorgen: Sie kommen und gehen. Das ist ganz normal bei der Meditation. Wenn die negativen Gedanken zu heftig sein sollten, öffnen Sie die Augen und atmen Sie entspannt, bis die Gedanken verschwinden. Sobald die intensiven Gedanken nachgelassen haben, nehmen Sie die Meditation wieder auf.
- Nach dem Ende der vorgesehenen Zeit entspannen Sie sich und spüren Sie noch einmal mit geschlossenen Augen und fließendem Atem in den meditativen Zustand hinein. Um den entspannten Zustand noch besser aufzunehmen, legen Sie sich fünf Minuten hin. Verfallen Sie im Anschluss nicht gleich wieder in hektische Betriebsamkeit, sondern lassen Sie es wenn möglich langsam angehen.
- Wie oft Sie meditieren, hängt von Ihnen ab. Zweimal täglich, morgens und abends, wäre schön, sofern Sie sich dafür entscheiden, die Meditation zu einem festen Bestandteil Ihres Lebensstils zu machen. Viele Menschen schließen sich einer Meditationsgruppe an oder gehen auf Meditationsretreats. Auch dies ist eine persönliche Entscheidung, wobei der Vorteil gegeben ist, dass man durch die Unterstützung der Gruppe seine Meditation nicht so schnell aufgibt.

Achtsames Atmen: Heute wird diese Technik eingesetzt, um dem Gefühl von Stress entgegenzuwirken. Wir haben sie zwar schon in Zusammenhang mit Achtsamkeit in der Arbeit erwähnt (siehe Seite 57), wiederholen sie aber hier, damit Sie nicht umständlich zurückblättern müssen:

- Finden Sie nach Möglichkeit einen ruhigen, angenehm beleuchteten Raum, in dem Sie allein sein können.
- Schließen Sie die Augen und ruhen Sie in sich.
- Atmen Sie jetzt tief und entspannt und zählen Sie beim Einatmen bis vier und beim Ausatmen bis sechs. Wenn es anstrengend wird oder Sie nach Luft ringen, atmen Sie normal weiter, bis sich Ihr Atem wieder beruhigt hat. Erzwingen Sie nichts. Atmen Sie dann achtsam weiter.
- Machen Sie das Ganze mindestens zehn Atemzüge lang. Wenn Sie das Bedürfnis nach mehr haben, atmen Sie insgesamt fünf bis zehn Minuten.

AUF DER »LASSEN«-SEITE

Heute geht es beim »Weglassen« darum, sich von Stresssituationen zu lösen und nicht wie so oft in ihnen auszuharren. Oft sind es kleine Dinge, die eine momentane Anspannung verursachen. Aber auch diese können eine Stressreaktion nach sich ziehen, die Sie nicht brauchen. Der Schlüssel ist, hier auf seine Gefühle und körperlichen Empfindungen zu achten. Beobachten Sie sich heute mehrmals und prüfen Sie, ob Sie sich angespannt, unbehaglich oder unter Druck stehend fühlen. Dieses Gefühl kann sowohl physischer als auch geistiger Art sein: Beides ist gleichermaßen bedeutsam. Ihr Ziel heute ist, sich aus einer negativen Situation zu befreien, einen Weg zu finden, allein zu sein und wieder einen entspannten, fokussierten Zustand zu erlangen.

Wenn der Stress nicht einfach nur Zufall ist, dann gibt es mehr zu tun. Im Leben der meisten Menschen ist Stress sehr ausgeprägt, und das nehmen wir ernst. Um die komplexe Beziehung zum Stress aufzulösen, wollen wir sie genauer unter die Lupe nehmen.

Normalerweise stehen die externen Stressoren im Fokus der Forschung. Das liegt an den so beliebten Labormäusen. Die haben kein mit dem Menschen vergleichbares Innenleben, sodass sich Stressversuche mit ihnen auf externe physische Stressoren konzentrieren. In einem berühmten Experiment wurden Mäuse auf eine Metallplatte gelegt, die winzige harmlose Stromschläge ausstrahlte. Die Schocks wurden nach dem Zufallsprinzip verabreicht, und schon nach wenigen Tagen zeigten die Mäuse erhebliche Schäden an ihrem Immunsystem. Sie verhielten sich nervös und unberechenbar; manche waren sogar zu Tode erschöpft.

Der Grund, warum vollkommen harmlose Stromschläge so eine drastische Verschlechterung verursacht haben, hängt an einem nicht sichtbaren Faktor: ihrer *Unvorhersehbarkeit*. Die Erwartung der Schocks hing wie ein Damoklesschwert über den Köpfen der Tiere. Die Unfähigkeit, die Zukunft vorherzusagen, gepaart mit dem Wissen, dass ein weiterer Schock unvermeidlich war, hielt die Mäuse in ständiger innerer Anspannung. Was den Menschen betrifft, so haben wir bereits erwähnt, dass Stress schlimmer wird, wenn er zufällig, unvorhersehbar und wiederholt geschieht und nicht persönlich beeinflusst werden kann. Aber die Studie mit den Mäusen deckte einen weiteren kritischen Punkt auf: Innerer Stress ist genauso stark wie oder sogar stärker als äußerer Stress. Die Erwartung von Schmerzen beunruhigt uns ebenso wie der Schmerz selbst.

Der Abbau von Stress muss daher von innen her geschehen. Externe Stressquellen kann man unmöglich alle kontrollieren, wohl aber den eigenen Umgang mit ihnen und ihre Bewertung. Nehmen Sie den Unterschied zwischen Tschaikowskys furiosem Schlagzeughöhepunkt in der *Overtüre 1812* – den genießen Sie – und der Situation, in der ein Fremder hinter Ihnen zwei Becken zusammenschlägt. Gleicher äußerer Reiz und eine ganz andere innere Reaktion. Aus einem Genuss ist nun ein aufdringlicher Angriff geworden.

Weiter oben haben wir Ihnen die »Baby-Strategie« für akuten Stress vorgestellt. Diese zeigt Eltern eines Neugeborenen, was sie tun können, um ihren Stress zu mildern. Diese Strategie wollen wir nun auf den chronischen Alltagsstress übertragen. Denn Dauerstress ist auf lange Sicht schädlich. Indem Sie Ihre Wahrnehmung und Bewertung von äußeren Stresseinflüssen ändern, lassen sich die schädlichen Auswirkungen von Stress deutlich vermindern.

Zufall und Unberechenbarkeit

Dass Stress unser Leben dominiert, hängt zum Teil mit unserer Lust nach Abwechslung und Überraschungen zusammen. Natürlich sind Unglücke und Katastrophen schlimm. Dennoch hat sich die Nachrichtenmenge von einer Viertelstunde Tagesschau im öffentlich rechtlichen Fernsehen zu einem 24-stündigen Geschäft an jedem Tag der Woche im Internet entwickelt, das unsere Katastrophenlust bedient. Gewalttätige Videospiele und Actionfilme haben ebenfalls mit diesem Verlangen zu tun. Aber der Adrenalinstoß, der durch die Stressreaktion ausgelöst wird, kennt den Unterschied zwischen einem realen und imaginären Grund nicht. Vielleicht haben Sie, auch wenn Sie kein Adrenalin-Junkie sind, manchmal das Gefühl, dass ein Leben ohne intensive Konflikte und unterhalb einer bestimmten Reizschwelle gar kein richtiges Leben ist (zumindest wenn Sie ein Mann sind).

Alles in allem wird das alltägliche Chaos, an das wir uns alle gewöhnt haben, vor allem durch seine Unvorhersehbarkeit bedingt. Chaos erhöht in erster Linie unseren Stresslevel, es ist eigentlich kein unvermeidlicher Bestandteil des Lebens. Natürlich ist das Leben immer unberechenbar, und es gibt auch so etwas wie kreatives Chaos. Nicht zu wissen, wie das nächste Gemälde oder Musikstück wird, das man malt oder komponiert, gehört zum Eros der Kreativität. Aber im täglichen Leben ist es immer noch wichtig, das Chaos unter Kontrolle zu bringen.

Dazu sind einige Schritte zu beachten:

- Gestalten Sie Ihren Tagesablauf regelmäßiger. Halten Sie bestimmte Schlafenszeiten ein. Essen Sie drei Mahlzeiten pro Tag zu normalen Zeiten.

- Schaffen Sie Rituale und bringen Sie Ihr sprunghaftes Verhalten unter Kontrolle. Dies ist vor allem bei kleinen Kindern sehr wichtig, denn Berechenbarkeit schafft Vertrauen. In der Arbeit fördert Berechenbarkeit die Loyalität und Zusammenarbeit, und in Beziehungen die Intimität.
- Vorhersehbar ist nicht dasselbe wie langweilig oder unoriginell zu sein. So verhalten Sie sich, um in positiver Weise berechenbar zu sein:
  - Zeigen Sie keine Wut und Frustration.
  - Kritisieren Sie andere nicht in der Öffentlichkeit.
  - Übernehmen Sie Verantwortung.
  - Halten Sie Versprechen.
  - Zeigen Sie, dass man sich auf Sie verlassen kann und Sie etwas zu Ende führen können.
  - Begrüßen Sie es, offen miteinander zu sprechen.
  - Ihre Tür sollte immer offen sein.
  - Sie lassen anderen Raum.
  - Haben Sie erst einmal den Ruf Ihrer Verlässlichkeit gefestigt, leiten Sie andere (zum Beispiel in der Familie) an, Ihrem Beispiel zu folgen.
- Schützen Sie sich vor zukünftigen Risiken (zum Beispiel mit einer angemessenen Versicherung, durch Gesundheitsprävention, durch regelmäßige Wartung Ihres Autos).
- Schaffen Sie sich ein Netzwerk an Leuten, die Ihnen in schwierigen Zeiten beistehen. Tun Sie das Ihre, um andere zu unterstützen.
- Gehen Sie Krisen direkt an: Sprechen Sie in der Krise mit Familie und Freunden. Isolieren Sie sich nicht oder ziehen Sie es nicht allein durch.

Kontrollverlust

Stress verschärft sich, wenn Sie das Gefühl haben, dass Sie die Kontrolle verlieren. In Tierversuchen ist die Kontrolle immer aufseiten des Versuchsleiters, aber in der Natur organisieren sich die Tiere in Gesellschaften, in denen die Dominanz klar begrenzt ist. So wird ein

Alphamännchen in einer Affenhorde immer Zeit und Energie darauf verwenden, seinen Status zu festigen, was sich jedoch nicht ändert, ist, dass ein einzelnes Männchen einen solchen Status haben wird und dass untergeordnete Männchen ihren Platz in der Horde einnehmen und ihn akzeptieren. Beim Menschen ist die Situation jedoch so komplex, dass Tiermodelle oft wenig Sinn ergeben. Vielleicht träumt der Junge am Posteingang davon, CEO zu werden – im Gegensatz zu Tieren wünschen, hoffen, streben wir und hecken Strategien aus.

Bei der Kontrolle geht es also darum, unsere innere Vorstellung mit dem abzugleichen, was um uns herum vor sich geht. Wenn Sie innerlich das Gefühl haben, die Kontrolle zu haben, dann *haben* Sie sie. Externe Ereignisse mögen dafür sorgen, dass Sie keine Führungsposition bekommen, aber das spielt keine Rolle im Vergleich zu der Fähigkeit, Stress zu bewältigen, indem man die Kontrolle nicht verliert. Stellen Sie sich hundert Autos vor, die in einem fiesen Stau stehen. Wenn man nun alle Fahrer an einen Monitor anschlösse, der Herzfrequenz, Blutdruck, Gehirnaktivität und Atmung messen würde, gäbe es hundert verschiedene Reaktionen in Abhängigkeit von der inneren Bewertung des Geschehens.

Die heftigsten Autofahrerreaktionen würden sich folgendermaßen niederschlagen:

- Sie ärgern sich über die nervige Situation.
- Sie beschäftigen sich damit, wie oft Sie schon im Stau gesteckt und dadurch Zeit verloren haben.
- Sie erwarten, dass die Dinge so laufen, wie sie es wollen, und wenn sie das nicht tun, ist der Frust entsprechend groß.
- Sie ärgern sich reflexartig.
- Sie geben anderen Fahrern die Schuld, die Idioten sind.
- Sie werden launisch und gereizt gegenüber Mitfahrern.
- Sie machen sich Sorgen, dass Sie zu spät kommen.

In gewissem Umfang sind solche Reaktionen völlig normal, allerdings treten sie verstärkt bei Typ-A-Persönlichkeiten auf. Natürlich müssen Sie noch lange kein sogenannter Kontrollfreak sein, wenn Sie auf ungewohnte Situationen gestresst reagieren. Wenn Sie jedoch immer alles im Griff haben wollen, dann sind Sie in Situationen im Nachteil, die einmal nicht Ihren Erwartungen entsprechen.

Mit kontrollierenden Persönlichkeiten ist das Zusammenleben nicht ganz einfach, zumal sie oft meinen, dass ihr Weg der einzig richtige ist – in der Tat ist dies das Kennzeichen des kontrollierenden Persönlichkeitstyps. Ein weiteres Merkmal ist, dass dieser Typ immer einen Weg findet, anderen die Schuld in die Schuhe zu schieben, sich selbst aber bedeckt hält. Auch neigt er zum Perfektionismus. Ein falsch geschriebenes Wort in einem Bericht geht bei ihm genauso wenig durch wie ein gescheitertes Projekt. All seine Forderungen zu erfüllen ist im Grunde unmöglich, er spart mit Lob oder lobt gar nicht. Von anderen erwartet er, dass diese nach den gleichen Werten und Standards leben wie er selbst (wie beim Chef, der sagt: »Ich verlange nichts von Ihnen, was ich nicht auch mir abverlangen würde«). Emotional ist er schnell verletzt, er ist verunsichert und hat Angst, Emotionen zu zeigen, weil sie Schwäche und Verletzbarkeit offenbaren.

Sicherlich neigen wir alle ein bisschen dazu, anderen unseren Willen aufzuzwingen, Forderungen zu stellen oder unseren Weg als den einzig richtigen anzusehen. Dennoch stehen dahinter Angst und Furcht. Um diese zu beruhigen, ist es deshalb notwendig, die Kontrolle wiederzuerlangen, wobei die innere Kontrolle zuerst kommt und erst dann der Versuch, eine äußere Situation wieder zu ordnen.

Die dazu nötigen Schritte:

- *Lernen Sie, sich zu zentrieren:* Dies ist eine Fertigkeit, die sich beim Meditieren ganz natürlich entwickelt. Jeder hat das Gefühl der Zentriertheit schon einmal erlebt – Ruhe, Stille, Wachsamkeit, Aufmerksamkeit und Erdung. Viele Menschen verorten dieses Gefühl in der Brust.
- *Lernen Sie herauszufinden, wann Sie nicht zentriert sind:* Auch diesen Zustand kennen wir alle, etwa Angst, Gedankenkreisen, Unsicherheit, durch eine äußere Situation durchgeschüttelt werden, Herzklopfen, flache, unregelmäßige Atmung, Schmetterlinge im Bauch, Muskelverspannung und -verhärtung.

- *Lernen Sie, zu Ihrer inneren Mitte zurückzukehren, sobald Sie aus ihr herausgefallen sind.* Diese Fähigkeit ergibt sich aus den ersten beiden Punkten – sobald Sie bemerken, dass Sie nicht zentriert sind, kehren Sie zu dem Gefühl der inneren Ausrichtung oder Zentrierung zurück. Dafür gibt es gleich mehrere einfache Techniken:
  - Den Stressauslöser erkennen.
  - Aus der stressigen Situation hinausgehen.
  - Einen ruhigen Ort finden, an dem Sie allein sein können.
  - Die Augen schließen und die Aufmerksamkeit auf die Herzregion lenken.
  - Achtsames Atmen anwenden, tief und gleichmäßig atmen. Beim Einatmen bis vier und beim Ausatmen bis sechs zählen.
  - Wenn Ihre Zeit es erlaubt, meditieren Sie kurz, nachdem Sie sich wieder gefangen haben.
  - Fahren Sie mit den oben genannten einzelnen Schritten so lange fort, bis Sie wieder in angenehmer Weise bei sich sind.
  - Nicht gleich wieder in die Stresssituation zurückgehen. Gönnen Sie sich ein paar Stunden oder besser einen Tag, um in diesem unbelasteten Zustand zu bleiben.
- *Haben Sie an Ihrem Arbeitsplatz nur wenig Kontrolle, unternehmen Sie etwas dagegen.* Allmählich erkennen Arbeitgeber durchaus, dass Arbeitnehmer produktiver und loyaler sind, wenn sie eigene Entscheidungen treffen und mehr Verantwortung übernehmen können. Außerdem müssen Sie nicht in einem Job bleiben, wo die vorgesetzte Instanz alles bis ins Kleinste regelt und kontrolliert. Versuchen Sie mehr Entscheidungsfreiheit und autonome Lösungskompetenz einzufordern. Wenn dies abgelehnt wird, sollten Sie genau prüfen, wo Sie im Moment stehen und entsprechend (neu) planen.
- *Untersuchen Sie Ihr eigenes Kontrollverhalten:* Werfen Sie einen ehrlichen Blick in den Spiegel und versuchen Sie, sich bewusst mehr zu akzeptieren und weniger zu bewerten, weniger kritisch und anspruchsvoll zu sein. Rigide Selbstkontrolle zeichnet sich durch genau diese Elemente aus.
- *Entspannen Sie sich immer wieder ganz bewusst* und seien Sie nicht so fordernd sich selbst gegenüber.

- *Versuchen Sie, sich Schritt für Schritt mit Situationen vertraut zu machen* und nicht gleich loszupreschen und alles nach Ihrem Willen umzumodeln.
- *Finden Sie Wege, auch einmal spielerisch zu sein.*
- *Andere glücklich zu machen sollte einen hohen Stellenwert für Sie haben.*

Wiederholung

Stress häuft sich an; je öfter er eintritt, desto größer ist der Schaden, den er verursacht. Bis der eine Tropfen das Fass zum Überlaufen bringt, weil ihm so viele vorausgegangen sind. Das ist so einfach und selbstverständlich, dass man meinen sollte, es sei irgendwann mal klar. Aber Stress sammelt sich zum Teil auch unbewusst an. Alte Ehepaare streiten sich über Jahre und Jahrzehnte über das Gleiche, bis das Ganze zu einem Ritual verkommt. Politiker bringen uns in Wallung, weil sie lügen oder ablenken, ein Umstand, der so alt ist wie die Politik selbst. Eltern erheben ihre Stimme beim Fehlverhalten ihrer Kinder. Doch die ignorieren das oder bessern sich bestenfalls für eine Weile, um dann weiterzumachen wie bisher.

Selbst verursachter Stress zeichnet sich in der Regel durch Wiederholung aus. Er fällt in die Kategorie, die bereits angesprochen wurde, dass man »immer weitermacht, auch wenn es nichts bringt«. In gleicher Weise nehmen wir weiterhin Dinge in Kauf, die uns von Anfang an belastet haben. Das ist die passive Seite des Syndroms: die Frau, die seufzt, wenn ihr Mann sie zum hundersten Mal fertigmacht; die Mutter, die die Kinder nicht vom Streiten abhalten kann; der Angestellte, der zähneknirschend den cholerischen Chef erduldet; der Störenfried der Klasse, dem auch der xte Verweis nichts anhaben kann.

Im passiven Sinn geht es hier um das Annehmen einer Opferrolle und Ohnmachtsgefühle. Diese tragen mit dazu bei, dass alles beim Alten bleibt, weil man irgendwie nicht die Kraft hat, dagegen anzugehen oder insgeheim glaubt, es nicht anders zu verdienen. Im aktiven Sinn geht es um ein Mit-dem-Kopf-durch-die-Wand-Wollen, weil man darauf besteht, dass sich die Dinge so entwickeln, wie man sie haben will.

Aus der Sicht unserer Zellen macht das keinen Unterschied: In beiden Fällen ist man ständig leicht gestresst.

Wir haben nun gesehen, was nicht funktioniert. Doch was funktioniert? Wir glauben und haben das auch in früheren Büchern auch schon so beschrieben, dass Sie herausbekommen müssen, wann Sie die Dinge verändern können, wann Sie klein beigeben und wann Sie sich abgrenzen und gehen müssen. Die meisten Menschen ertragen Dauerstress, weil sie sich nicht entscheiden können. Sie schwanken zwischen diesen drei Optionen, versuchen halbherzig, eine Lösung zu erwirken, dann wieder nehmen Sie einen Zustand billigend in Kauf (die häufigste Reaktion). Nur im allerschlimmsten Fall gehen sie weg. Häuslicher Missbrauch ist hier berüchtigt, und selbst wenn es der misshandelten Person gelingt, auf Abstand zu gehen, ist dies oft nicht von langer Dauer. Von solchen Extremfällen einmal abgesehen neigen wir jedoch dazu, uns mit dem Stress abzufinden, weil wir uns nicht entscheiden können. Diese Art von permanentem Stress fängt vielleicht mit einer kleinen Sache an, doch der stete Tropfen höhlt den Stein, und am Ende ist es nicht die Stressursache, die zum Problem wird, sondern unterdrückte Wut, Groll und Frustration.

Die Unentschlossenheit hält uns unter Spannung, so wie die Erwartung von Schmerz genauso stressig ist wie das konkrete Schmerzerleben. Entschlossenheit hingegen vermittelt einem das Gefühl der Kontrolle. Zwar gibt es keine Erfolgsgarantie, aber anstatt zu warten und zu bangen, können Sie weiterleben. Hier unsere Empfehlungen bei ständiger Belastung:

- *Eine Lösung finden*
  Das Beste ist und bleibt die Suche nach einer Lösug. Manche Dauerbelastungen sind äußerlicher Art, wie zum Beispiel ein lautes Büro oder dichter Berufsverkehr. Dauerstress hat aber in den allermeisten Fällen mit anderen Menschen, vor allem mit persönlichen Beziehungen zu tun. Was also unternehmen Sie, um eine Beziehung zu verbessern, die in einer Sackgasse gelandet ist oder in einer Arbeitssituation, in der jemand, dem Sie nicht ausweichen können, ständig Stress macht?

Schritt 1: Bewerten Sie zunächst die Wahrscheinlichkeit, dass es zu einer guten Lösung kommt. Die Kernfrage lautet, ob die andere Seite bereit ist, zuzuhören, sich ändern mag, vernünftig verhandeln kann, ohne wütend oder trotzig zu werden, und sich schließlich auch an eine mögliche Verabredung halten wird. Das ist viel verlangt, und Sie drehen den Spieß natürlich anschließend um und stellen sich die gleiche Frage. Für Ihre Gefühle und Reaktionen sind nur Sie verantwortlich. Schuldzuweisungen können alle Schlichtungsversuche ruinieren, da sie auf die Gefühlsebene gehören. Schuldgefühle führen am Ende zu Ressentiments. Sie sollten sich auch fragen, wie tief die Sackgasse ist. Wenn Sie den Punkt der Nichtkommunikation erreicht haben oder schlimmer noch, sich gegenseitig die kalte Schulter zeigen, ist keine Lösung in Sicht. Sie müssen zuerst eine gewisse Kommunikationsebene wiederherstellen, bevor Sie sich an anderen Lösungsalternativen versuchen.
Schritt 2: Schreiben Sie die Vor- und Nachteile einer möglichen Lösung auf. Nehmen Sie sich die Zeit, Ihre Listen zu überarbeiten und zu ergänzen. Eine Lösung, die wirklich funktioniert, erfordert gründliches Nachdenken. Seien Sie so rational und objektiv wie möglich. Ein guter Ansatz ist, so zu tun, als ob nicht Sie das Problem haben, sondern ein Freund. Was würden Sie dem Freund über die Vor- und Nachteile dieser Lösung sagen? Prüfen Sie, ob die Lasten der Veränderung gleichmäßig verteilt sind.
Schritt 3: Präsentieren Sie am Ende Ihre beste Lösung. Bringen Sie die Liste jedoch nicht mit an den Verhandlungstisch und bieten Sie nicht mehrere Möglichkeiten an – das führt nur zur Verwirrung. Auch wenn es Ihnen um persönliche Probleme geht, sollten Sie sich davor hüten, dass das erste Klärungsgespräch zu einer Schimpfkanonade verkommt. Hier gibt es immer die Versuchung, alles auf den Tisch zu bringen, was überhaupt jemals schiefgelaufen ist. Widerstehen Sie dieser Versuchung. Meistens weiß die andere Person schon, dass es ein Problem gibt, und doch kommen die Worte »Wir müssen reden« wie ein Schock für den anderen Menschen. Im Allgemeinen ist es am besten, das erste Klärungsgespräch auf maximal 15 Minuten zu beschränken. Sie wollen ein bestimmtes Ziel erreichen – die

Lösung, die Sie im Kopf haben –, da verdient die andere Seite schon Zeit, das Geschehen aufzunehmen. Der Initiator des Wandels trägt immer die Verantwortung für die Verhandlungsführung. Das heißt, hier ist ein kühler Kopf gefragt und Fairness gegenüber dem Standpunkt des anderen. Wenn Sie nun diejenige sind, die die Lösungsphase einleiten wird, warten Sie bis zu dem Moment, wo nichts Gewichtiges hochkocht. Die schlimmste Zeit, um Probleme anzusprechen, ist, wenn man ohnehin streitet, wenn man kritisiert wird, unter dem Einfluss von Alkohol steht oder Schuldgefühle hat.
Schritt 4: Befolgen Sie im Falle einer Einigung Ihren Teil der Abmachung und bitten Sie die andere Seite, dasselbe zu tun. Verhandlungen gelingen nur dann, wenn beide Seiten das Gefühl haben, etwas gewonnen zu haben, sich sicher und angenommen fühlen und ihr Gesicht wahren können. Win-Win ist nicht bloß ein Ideal, sondern die einzig akzeptable Lösung. Im Win-Lose-Fall wird die Partei, die zurückstecken musste, mit der Zeit aufbegehren. Machen Sie sich indessen klar, dass Sie nur für Ihre Seite der Übereinkunft verantwortlich sind. Weder sollen Sie die andere Seite nerven oder ständig an ihre Vertragstreue erinnern. Nehmen Sie keine Schuldzuweisungen vor, wenn die Lösung nicht funktioniert. Wir alle fallen in alte Muster zurück, weil wir uns dem Wandel widersetzen. Deshalb ist es besser, gleich bei der Übereinkunft ein Folgegespräch zu vereinbaren. Auf diese Weise vermeidet man die Spannung, die entsteht, wenn man auf der Lauer liegt und prüft, ob die andere Seite auch wirklich ihre Zusagen einhält. Wenn die Lösung nicht klappt, seien Sie ehrlich zu sich. Verhandeln Sie neu und geben Sie nicht auf. Fragen Sie die andere Seite, wie ihr bester Lösungsvorschlag aussieht. Kompromisse lassen sich leichter erzielen, wenn man im Stadium »Wir haben es auf meine Weise versucht, wir haben es auf deine Weise versucht – was jetzt?« angelangt ist.

- *Sich mit einer unguten Situation arrangieren*

Die meisten Probleme verschlimmern sich, wenn sie vor sich hin schwelen, und doch neigen wir alle dazu, uns in misslichen Situationen einzurichten, sei es aus Passivität, Trägheit oder um einen

Konflikt zu vermeiden. Doch die missliche Situation *ist* im Grunde schon der Konflikt. Ihn totzuschweigen oder zu verdrängen macht die Sache nicht besser. Weil wir zu lange warten, kommt es irgendwann zu offener Feindseligkeit, und dann werden die Verhandlungen viel schwieriger. Der Grund, warum Paare ihre Differenzen nicht beilegen können, liegt in der Regel nicht daran, dass diese zu heftig sind, sondern daran, dass die Zeit für einfache Lösungen verstrichen ist. Wenn Sie sich angewöhnt haben, den Stress in Ihrer Beziehung oder bei der Arbeit zu ertragen, dann ist das Stadium der Lösungssuche für Sie eigentlich schon vorbei.

Allerdings gibt es auch Gelegenheiten, in denen die beste Lösung darin besteht, die bittere Pille zu schlucken. War die Suche nach einer Lösung vergeblich, dann müssen Sie sich wieder mit Bleistift und Papier hinsetzen und eine Liste der Vor- und Nachteile der Situation erstellen. Oft gibt es äußere Zwänge – die Kinder oder der Arbeitsmarkt. Niemand ist völlig frei und unbelastet. Vielleicht verwenden Sie bei Ihren Überlegungen Überschriften wie »Gut für mich«, »Gut für uns«, »Schlecht für mich« und »Schlecht für uns«. Emotional gesehen betrachten die meisten den Kompromiss als Verlust oder Niederlage oder sehen sich als Opfer oder Märtyrer. Man entkommt diesen Gefühlen nur schwer, zumal auch immer ein Körnchen Wahrheit daran ist, hat man es doch nicht geschafft, eine Lösung zu finden.

Deshalb ist es wichtig, sich auf die positiven Elemente des Dranbleibens zu konzentrieren. Ehepartner finden Wege, unter nicht ganz so glücklichen Umständen zusammenzuleben. Wichtig dabei ist, sich klarzumachen, dass es sich immer noch um die eigene Entscheidung handelt und keine Falle ist, in die man hineingetappt ist. Sie sollten mit Ihrer Entscheidung am Ende zufrieden sein, so weit das möglich ist. Unter den Überschriften »Gut für mich« und »Gut für uns« sollten echte Argumente stehen, keine fadenscheinigen Ausreden. Eine missliche Situation in Kauf zu nehmen, ist immer ein Kompromiss. Etwas aufzugeben fühlt sich doppelt so schlimm an, wenn Sie nicht hinter Ihrer Entscheidung stehen. Es macht einen Unterschied, ob man zehn Euro spendet oder ob einem zehn Euro gestohlen werden.

Prüfen Sie, ob Sie bei Ihrer Entscheidung dabeizubleiben, auf einen der folgenden schlechten Gründe setzen:
- Mir bleibt nichts anderes übrig.
- Ich habe Angst davor zu gehen.
- Ich komme allein nicht klar.
- Ich leide, aber das macht nichts.
- Ich muss loyal sein, egal was passiert.
- Das ist alles meine Schuld.
- Ich muss dem Ganzen nur mehr Zeit geben.

Diese verzweifelten Reaktionen haben eher mit Angst und Schuldgefühlen zu tun. Wenn Ihnen so etwas in den Sinn kommt, dann halten Sie inne und fragen Sie sich: »Ist das wirklich wahr?« Denken Sie daran, Sie haben sich zum Ziel gesetzt, zu einer Entscheidung zu gelangen, hinter der Sie stehen können, so wie es unter den gegebenen Umständen möglich ist.

- *Weggehen*

Die dritte Möglichkeit besteht darin, einen entscheidenden Durchbruch zu erzielen. Genau wie die Entscheidung, sich mit einer misslichen Lage zu arrangieren, kommt das Weggehen in aller Regel zu spät – es bleibt einem einfach keine andere Wahl, weil man an seine Grenzen gestoßen ist. Wir treffen hier keine abschließende Bewertung – es kann viele gute Gründe geben, wegzugehen, vor allem dann, wenn man beschlossen hat, nun für sich einzustehen. Gesucht wird auch hier eine Entscheidung, mit der wir uns gut fühlen, kein letzter Ausweg oder Akt der Verzweiflung.

Nehmen Sie wieder Bleistift und Papier und listen Sie die Vor- und Nachteile des Weggehens auf. Hier bietet sich im Übrigen an, eine dritte Spalte mit der Überschrift »Was passiert als Nächstes?« hinzuzufügen – die Folgen des Ausstiegs aus einer Partnerschaft oder eine Jobkündigung sind nicht unerheblich. Brüche verursachen immer Wunden und diese brauchen länger zum Heilen, als man glaubt. Ein Bruch kann sich auch positiv anfühlen, vergleichbar mit den Flitterwochen. Man ist nur noch erleichtert, die Spannung fällt ab, es gibt keine ständige Zwietracht, keine Feindseligkeiten mehr und der Stress reduziert sich. Wie so oft jedoch enden die Flitterwochen in einem gefühlsmäßigen Rückschlag, begleitet von Depressionen, Schuldgefühlen und Ängsten.

Wir wollen hier nicht schwarzmalen – es ist nur wichtig, dass man psychologisch gesehen realistische Erwartungen hat. Der emotionale Rückschlag beim Weggehen ist von Mensch zu Mensch ganz unterschiedlich. Leider liegt es in unserer Natur, dass mit dem Aufgeben auch egoistische Motive verbunden sind. Machen Sie sich bewusst, was wirklich in Ihnen vorgeht, denn solange man sich auf Wut und Rache als treibendes Motiv verlässt, gerät der Schmerz in den Hintergrund, der doch dringend der Heilung bedarf.

Mittwoch

ANTI-AGING

Das empfehlen wir heute – wählen Sie nur einen Punkt aus

TUN

- Meditieren Sie.
- Werden Sie Mitglied einer Selbsthilfegruppe.
- Stärken Sie die emotionale Bindung zu Familie und engen Freunden.
- Nehmen Sie ein Multivitamin- und Mineralstoffpräparat (wenn Sie älter als 65 Jahre sind).
- Achten Sie auf das Gleichgewicht zwischen ruhigen und aktiven Phasen.
- Entdecken Sie ein neues Interessengebiet.
- Suchen Sie sich ein geistig ansprechendes Betätigungsfeld.

LASSEN

- Sitzen Sie nicht so viel – stehen Sie immer wieder zwischendurch auf und bewegen Sie sich den ganzen Tag über.
- Untersuchen Sie Ihre negativen Gefühle.
- Heilen Sie für Sie bedeutsame Beziehungen, die Schaden genommen haben.
- Achten Sie darauf, ob Ihre Ernährung mangelhaft oder einseitig ist.

- Hinterfragen Sie negative Stereotypen und feindliche Einstellungen gegenüber dem Älterwerden.
- Denken Sie darüber nach, wie Sie die Angst vor dem Tod überwinden können.

Die gute Nachricht im Zusammenhang mit dem Älterwerden ist, dass es sich hinausschieben und sogar in gewisser Weise umkehren lässt. Die Zeit des Wunschdenkens ist vorbei. Die Medizin weiß zunehmend besser, womit wir es zu tun haben, wenn der Körper altert, was vorher nicht der Fall war – tatsächlich war das Altern lange Zeit ein ziemliches Rätsel. Altern reduziert sich nicht auf einen einzigen Prozess, sondern ist so vielschichtig wie das Leben selbst. Es wird die meisten Menschen überraschen, dass man das Altern gar nicht richtig definieren kann. Die meisten machen das Altern anhand seiner Symptome fest – dem Abbau von Muskelmasse, Falten, nachlassender Sehkraft und so weiter. Aber die Symptome einer Erkältung zu kennen ist nicht gleichbedeutend damit, deren Ursache zu kennen, und die Symptome des Alterns sind so weit von der Ursache entfernt wie eine laufende Nase von einem Erkältungsvirus.

Die aktuelle Forschung konzentriert sich momentan auf genetische Veränderungen als Hauptursache, und die lassen sich, wie wir gesehen haben, sehr gut durch den Lebensstil beeinflussen.

Die Menschen leben länger, und man möchte sagen, dass man mit 50 noch einmal ein zweites Leben vor sich hat. Während Kinder die ersten beiden Lebensjahrzehnte brauchen, um sich zu ganzen Menschen zu entwickeln, kann eine Fünfzigjährige die ganze Fülle ihres Wissens, ihrer Fähigkeiten und Erfahrungen in das zweite Leben einbringen, das sich vor ihr auftut. Mit einem Wort, je nachdem wie Sie *heute* altern – oder auch nicht – werden Sie im Alter aufblühen oder zunehmend verfallen. Trotz aller genetischen und biologischen Einflüsse liegt dieser Verlauf vor allem in Ihrer Hand.

Die universelle Erfahrung des Älterwerdens lässt sich aus heutiger Sicht nicht auf eine einzige Ursache oder ein einziges Ergebnis reduzieren. Was die Gesellschaft hinsichtlich des Alterungsprozesses und älterer Menschen annimmt, kann genauso wichtig sein wie das, was biologisch abläuft. Das Sprichwort »Man ist so alt, wie man sich fühlt« weist auf einen dritten Faktor hin, den psychologischen. Hier ein paar grundlegende Fakten, die allerdings von Mensch zu Mensch variieren:

- Früher nahm man an, dass der Alterungsprozess etwa ab 30 Jahren und mit einer körperlichen Verfallsrate von einem Prozent pro Jahr ein Leben lang fortschreitet. Heute wissen wir, dass diese Sicht vor allem auf den Alterungssymptomen basierte. Auf zellulärer und epigenetischer Ebene können Anzeichen einer Funktionsstörung nämlich durchaus früher auftreten.
- Der gesamte geistige Körper ist vom Altern betroffen, allerdings lässt sich das Tempo nicht vorhersagen.
- Weil der Alterungsprozess so unterschiedlich ist, sind manche Menschen biologisch jünger, andere dagegen älter als ihr chronologisches Alter.
- Das Altern führt durch den Zusammenbruch eines Systems (meist der Atemwege) zum Tode. Zum Zeitpunkt des Todes funktionieren die meisten Zellen noch ganz normal oder zumindest gut genug, um die Person am Leben zu erhalten.
- Was die typischen Zeichen des Alterns angeht, gibt es auch immer Beispiele von Menschen, die sich mit zunehmendem Alter diesbezüglich verbessern, auch was Gedächtnis, Muskelkraft und geistige Regsamkeit betrifft. Damit stellt sich natürlich die Frage, ob das Altern vielleicht gar nicht zwingend ist. Wenn das der Fall ist, warum altern wir dann?

Angesichts dieses uneinheitlichen Bildes kann man medizinisch beim Altern nicht von einer Krankheit sprechen, auch wenn ältere Menschen anfälliger für Krankheiten sind als junge. Der seit vielen Jahren heiß begehrte heilige Gral der Physik – die Weltformel –, eine einheitliche Erklärung aller fundamentalen Kräfte im Universum, steht in Bezug auf die Medizin des Alterns auf jeden Fall noch aus. Anders als eine Erkältung, deren typische Symptome zeitlich begrenzt sind und alle in gleichem Maße betreffen, vollzieht sich das Altern über Jahrzehnte, bis es sichtbar wird, wobei man keine zwei Siebzigjährigen finden wird, die genau gleich gealtert sind. Wir alle sind einzigartig, und das Altern unterstreicht nur noch unsere besonderen Eigenschaften.

Die Anti-Aging-Forschung hat in den letzten zwei Jahrzehnten einen Sprung nach vorn gemacht, als klar wurde, dass der Alterungsprozess vor allem mit der DNA zu tun hat. Heute wissen wir dank der Epigenetik, dass das Leben selbst die Genaktivität ständig beeinflusst und dort über lange Zeit Spuren und Abdrücke hinterlässt. Niemand kann mit Sicherheit sagen, ob ein bestimmter Marker über Jahre, Jahrzehnte oder ein Leben lang hält, aber eins ist gewiss: Ihr Lebensstil hat genetische Konsequenzen. Selbst eineiige Zwillinge, die mit dem gleichen Genom geboren wurden, zeigen im Alter von 70 eine so unterschiedliche Genaktivität, als seien sie ganz normale Geschwister; manchmal sind die Unterschiede so groß wie die zwischen völlig Fremden.

Zum jüngsten Durchbruch in der Anti-Aging-Forschung gehört die Erkenntnis, dass der Alterungsprozess schon in jungen Jahren beginnt. In einer Studie der Duke University unter der Leitung von Daniel W. Belsky von 2015 lag der Untersuchungsschwerpunkt auf dem biologischen Alter im Unterschied zum chronologischen Alter. Traditionell hat man den Alterungsprozess vornehmlich bei älteren Menschen untersucht, die bereits Symptome lebensstilbezogener Erkrankungen aufwiesen. Stattdessen nahm sich das Duke-Team nun 954 junge Menschen vor und untersuchte altersbezogene Biomarker zu drei verschiedenen Zeitpunkten zwischen 20 und 40: »Schon vor der Lebensmitte waren Menschen, die schneller alterten, körperlich weniger leistungsfähig, wiesen einen kognitiven Rückgang und eine Alterung des Gehirns auf. Darüber hinaus gaben sie selbst an, nicht ganz gesund zu sein und sahen älter aus.« Dieser Befund gibt dem ganzen Anti-Aging-Konzept noch einmal eine ganz neue Richtung, indem alles im Grunde Jahrzehnte vorverlegt wird, bevor sich die ersten Anzeichen von Krankheit und Gebrechen melden. Wie wir in diesem Buch gezeigt haben, haben viele Erkrankungen eine lange Vorgeschichte, und das Alter bildet da keine Ausnahme.

Welche Biomarker das Altern zuverlässig anzeigen, ist nach wie vor umstritten – die Möglichkeiten reichen von tieferen neuronalen Netzwerken über T-Zellen bis hin zu epigenetischen Markern. Nur wenn dieses Problem gelöst ist, kann auch Anti-Aging zuverlässig bewertet werden. Im Moment gibt es keinen alleingültigen Standard zur Messung der Alterung, was angesichts der Komplexität des Ganzen und der unterschiedlichen Ausprägungen bei den Menschen wenig überrascht. Was bleibt, ist die persönliche Verantwortung beim Anti-Aging, denn eine Wunderpille ist auch in Zukunft nicht in Sicht.

Was immer Sie auch unternehmen, Sie sollten eine Sache im Hinterkopf behalten: Wir altern unterschiedlich, also müssen auch unsere Anti-Aging-Maßnahmen entsprechend dazu passen. Je mehr wir den Alterungsprozess verstehen, desto individueller können wir ein Anti-Aging-Programm gestalten. Hier nun die wichtigsten Einzelfaktoren des Alterns, wenn es nach den neuesten Forschungserkenntnissen geht:

Die Top Ten des erfolgreichen Alterns

1. Gute Beziehungen zu Familie, Freunden und der Gemeinschaft
2. Emotionale Resilienz, die Fähigkeit, sich von Rückschlägen und Verlusten zu erholen
3. Stressmanagement
4. Entzündungen vermeiden, einschließlich »leicht entzündlicher« Emotionen wie Wut und Feindseligkeit sowie das Einhalten einer entzündungshemmenden Ernährung
5. Guter Nachtschlaf
6. Meditation, Yoga, achtsame Atmung
7. Angemessene körperliche Aktivität über den ganzen Tag verteilt. Immer wieder aufstehen und bewegen, um lange Sitzphasen zu unterbrechen
8. Eine positive Einstellung gegenüber dem Alterungsprozess und dem Vergehen der Zeit
9. Vermeidung von Giften, einschließlich schädlicher Genussmittel wie Tabak und Alkohol
10. Eine jugendliche Denkweise – neugierig sein, offen, immer wieder Neues lernen

Diese Faktoren, locker in der Reihenfolge ihrer Wichtigkeit aufgelistet, geben Aufschluss darüber, wie gut Menschen altern. Wir sollten jedoch auch noch die neueste Theorie des Alterns beachten, wonach hier vor allem Entzündungsprozesse eine Rolle spielen. Auch wenn es dafür noch nicht so viele eindeutige Belege gibt, könnte dieser Theorie doch die Zukunft gehören, wenn man bedenkt, dass so viele lebensstilbezogene Erkrankungen im Alter auftreten und mit einer niedriggradigen Entzündung einhergehen.

Wie bei allen anderen Aspekten eines gesunden Lebensstils, sollte man auch beim Alterungsprozess nicht warten, bis sich die ersten Symptome zeigen. Das Altern ist das Paradebeispiel für eine schleichende Veränderung, die zudem einer Vielzahl von Einflüssen unterliegt. Die Anti-Aging-Maßnahmen sind zwar auch kleinteilig, aber verfolgen eine klare Strategie: Maximieren Sie den positiven Input und minimieren Sie den negativen. *Input* ist ein etwas allgemeiner Begriff, aber die wichtigsten Forschungsergebnisse deuten darauf hin, worauf wir uns alle konzentrieren sollten. Sie sind in unseren Empfehlungen unter »Tun« und »Lassen« nachzulesen.

AUF DER »TUN«-SEITE

Auf unserer Liste findet sich nur ein unmittelbar altersbezogener Rat – und zwar die Einnahme eines Multivitamin- und Mineralstoffpräparats ab dem 65. Lebensjahr (mehr dazu und warum das so wichtig ist auf Seite 229). Alle anderen Tipps haben mit Ihrem Wohlergehen im Augenblick zu tun, denn ein glückliches Leben besteht nun einmal aus glücklichen Tagen. Die älteste Studie zum Thema Altern ist die Harvard Study of Adult Development. Sie gibt es bereits seit 80 Jahren und ihr Ergebnis lässt sich – so steht es auch auf der Webseite der Harvard Gazette – wie folgt zusammenfassen: »Gute Gene sind eine feine Sache, Lebensfreude ist aber besser«. Aufgelegt wurde die Studie 1938 in der Absicht, 268 Harvard-Erstsemester ein Leben lang zu begleiten. (Das Feld der Probanden wurde später erweitert und diversifiziert.

2017 waren nur noch 19 der ursprünglichen Probanden am Leben, aber deren 1300 Nachkommen werden zusammen mit Ehepartnern und weiteren Freiwilligen aus dem Stadtgebiet von Harvard weiterhin untersucht.)

Robert Waldinger, Psychiater und Professor an der Harvard Medical School, leitet die Studie und weiß zu berichten: »Uns hat überrascht, dass unsere Beziehungen und wie glücklich wir darin sind, einen starken Einfluss auf unsere Gesundheit haben. Die Pflege des Körpers ist wichtig, aber Beziehungspflege ist auch eine Form der Selbstfürsorge. Das ist die wichtigste Erkenntnis hier, glaube ich.« Dieser Befund passt zu dem, was wir zuvor über Herzerkrankungen berichtet haben: Sich in einer Gemeinschaft aufgehoben zu fühlen oder einen Ehepartner zu haben, der seine Liebe auch zeigt, sind ein wichtiger Indikator dafür, senkt das Risiko, Herzprobleme zu bekommen. Auf der anderen Seite gilt, um Dr. Waldinger zu zitieren, dass »Einsamkeit tödlich ist, und zwar genauso wie Rauchen oder Alkoholismus«.

Diese Ergebnisse sind ganz eindeutig und nicht etwa auf eine obere soziale Schicht beschränkt. Wie es im Artikel über die Harvard-Studie weiter heißt: »Enge Beziehungen sind es, die die Menschen ein Leben lang glücklich machen, und nicht unbedingt Geld und Ruhm, so die Studie. Bindungen schützen die Menschen vor den Herausforderungen des Lebens, tragen dazu bei, den mentalen und physischen Verfall zu verzögern, und sind insgesamt verlässlichere Einflusswerte für ein langes und glückliches Leben als die gesellschaftliche Klasse, der IQ und selbst die Gene. Dieser Befund hat sich auf breiter Front bestätigt, und zwar sowohl bei den Harvardianern als auch bei den Teilnehmern aus dem Stadtbereich von Harvard.«

Das haben wir natürlich sofort in die »Tun«-Liste aufgenommen. Soziale Unterstützung und Glück in Beziehungen sind ein Leben lang von Bedeutung. Früher in der guten »alten« Zeit waren die goldenen Jahre gleichbedeutend damit, dass man mit 65 Jahren ausgemustert wurde und in einem Schaukelstuhl festsaß. Die Menschen freuten sich darauf, endlich glücklich zu sein, wenn sie erst einmal Rentner waren. Das war ihr langfristiges Ziel und nicht das Glück im Hier und Jetzt. Man arbeitete hart in seinen besten Jahren, das Glück hatte Zeit bis nach der Pensionierung. Im »neuen« Alter, das sich gerade erst vor allem unter den Babyboomern herauskristallisiert, denkt man nicht ans Aufhören, zumindest solange nicht, wie die Arbeit sinnvoll und erfüllend ist. Auch deshalb wollen die Menschen so lange wie möglich gesund bleiben, am besten bis zum Schluss.

Wo das »neue« Alter noch Handlungsbedarf hat, ist im Bereich der sozialen Unterstützung und Beziehungen, denn Glück ist für die allermeisten immer noch eine rein individuelle Angelegenheit. Dabei steht der amerikanische Individualismus in krassem Gegensatz zur Gemeinschaftsorientierung Japans oder zu Sozialstaaten in Europa. Wir haben die Meditation zunächst zur alleinigen Durchführung empfohlen, aber selbst hier zeigt sich, dass Menschen, die in Gruppen meditieren, länger dabei bleiben.

Lebensqualität zeigt sich darin, wie glücklich jemand ist, wie erfüllt und zufrieden einen der eigene Lebensstil macht. Menschen, deren Karriere vor allem auf finanziellen Erwägungen fußt, mangelt es oft an den notwendigen Fähigkeiten, um eine glückliche Beziehung aufrechtzuerhalten. Dieses Problem können wir hier nicht erschöpfend behandeln, weil es unseren Rahmen sprengen würde, aber Deepak [Chopras] Buch *Die sieben Schlüssel zum Glück* verweist auf die folgenden zentralen Aspekte:

- Glück ist schwer vorherzusagen. Die Menschen meinen, sie wären glücklicher, wenn sie mehr Geld oder ein Baby hätten. Das sind im Grunde externe Faktoren, aber es gibt keinen Zusammenhang zwischen der Erfüllung dieser Wünsche und der tatsächlichen Zufriedenheit. Während genügend Geld und Sicherheit maßgeblich zum Glück beitragen, bedeutet mehr Geld nicht auch mehr Glück, ja es hat sogar oft den gegenteiligen Effekt – das Leben wird stressiger.
- Weil es so unberechenbar ist, sollten wir das Glück im Augenblick suchen und nicht auf die Zukunft verschieben.
- Jeder von uns hat einen emotionalen Sollwert – vergleichbar dem metabolischen Sollwert des Körpers –, und der bestimmt unsere Stimmung tagein tagaus. Nach einem schlimmen Ereignis, sei es eine traumatische Scheidung oder ein finanzieller Verlust, kehren

wir früher oder später zu unserem Sollwert zurück, in der Regel innerhalb von sechs Monaten.
- Selbst unter Berücksichtigung dieses emotionalen Sollwerts geht die psychologische Lehrmeinung davon aus, dass mindestens 40 bis 50 Prozent unseres Glücks mit dem Lebensstil zu tun haben.
- Geht es nach den Weisheitstraditionen der Welt, dann lässt sich die unbeständige Natur menschlichen Glücks nicht dadurch lösen, dass man nach äußeren Dingen strebt. Nur wenn wir inneren Frieden und Zufriedenheit erlangen, lässt sich das Problem des Unglücks lösen – so wie wir es im Kapitel über das Ende des Leidens beschrieben haben.

AUF DER »LASSEN«-SEITE

Unsere Auswahl im Bereich »Lassen« hat vor allem ein zentrales Thema: sich zu lösen. Was das Lebensgefühl angeht, müssen wir genauso resilient sein wie unsere Zellen. Wenn wir starr an Gewohnheiten, Verhaltensweisen und Einstellungen festhalten, dann wirkt das auch auf die Fähigkeit unserer Zellen zurück, angesichts der Herausforderungen des Lebens stark und flexibel zu bleiben. Denken Sie daran, dass der geistige Körper ein Ganzes ist, das rund um die Uhr in Hunderten Teilprozessen arbeitet. Nichts bleibt da unbeachtet. Die Faust zu ballen ist nichts anderes als den Geist »zu ballen« – irgendwann bekommt man einen Krampf.

Beginnen Sie heute damit, die folgenden negativen Einstellungen zu vermeiden, die mit fortschreitendem Alter eher noch zunehmen, wenn man nicht aufpasst:

- »Alt werden ist schrecklich. Es geht nur noch bergab.«
- »Die Aussicht auf den Tod ist schlimm.«
- »Die besten Jahre sind vorbei.«
- »Früher war alles besser.«
- »Man muss sehen, wo man bleibt.«

- »Man wird immer nur enttäuscht.«
- »Die Zeit läuft ab.«

Diese Einstellungen und Überzeugungen haben gar nicht immer etwas mit dem Erlebten zu tun, sie haben vor allem emotionale Gründe. Der Punkt ist: Wie wollen wir über das Leben und die Zukunft denken? Wenn wir schon den bloßen Gedanken ans Älterwerden schlimm finden, dann wird das Altern im Laufe der Zeit immer noch negativer besetzt sein. Jedes neue Indiz, ob graue Haare oder Gelenkschmerzen, wird diese negative Sichtweise nur bestärken. Doch einengende Vorstellungen sind das größte Hindernis beim guten Altern. Am besten für Körper, Geist und Seele ist, wenn wir uns immer wieder auf etwas freuen – heute, morgen –, und nicht der Vergangenheit nachtrauern.

Weil alle Vorstellungen von uns kommen, können wir sie auch wieder zurücknehmen. Am Donnerstag werden wir uns unseren Glaubenssätzen widmen und wie sie sich ändern lassen. Im Moment aber widmen wir uns bewusst dem Loslassen:

- Pflegen Sie ab heute Umgang mit älteren Menschen und lassen Sie sich von ihnen inspirieren.
- Plegen Sie ebenso Kontakte mit jungen Leuten.
- Vermeiden Sie Gespräche, in denen sich Menschen über ihr Alter beschweren.
- Allen negativen Vorstellungen über das Altern können Sie etwas Positives entgegenhalten:
  - *»Alt zu werden ist schrecklich. Von nun an gehts bergab.«*
  - Stattdessen: »Mein Leben ist ein aufstrebender Bogen, das Beste kommt noch.«
  - *»Die Aussicht auf den Tod ist schrecklich.«*
  - Stattdessen: »Angst ist immer ein schlechter Ratgeber, auch in diesem Fall.«
  - *»Die besten Jahre sind vorbei.«*
  - Stattdessen: »Ich kann meine Zukunft gestalten, ich muss nur wollen.«
  - *»Früher war alles besser.«*

- Stattdessen: »In der Vergangenheit zu leben beraubt einen der Gegenwart und Zukunft.«
- *»Man muss sehen, wo man bleibt.«*
- Stattdessen: »Mein ganzes Leben lang habe ich für andere gesorgt und sie für mich.«
- *»Die Leute lassen einen immer im Stich.«*
- Stattdessen: »Die Menschen tun eigentlich immer ihr Bestes.«
- *»Die Zeit läuft ab.«*
- Stattdessen: »Es bleibt immer genug Zeit.«

Da Vorstellungen und Überzeugungen mit Gefühlen zu tun haben, sagen wir nicht, dass positive Überzeugungen immer sachlich korrekt sind, sondern nur, dass sich Ihre Motivation in erster Linie aus Ihrem emotionalen Zustand ableitet. Hier liegt die Kraft, und das ist ein ganz wichtiger Teil des erfolgreichen Alterns. Eine positive Einstellung diesbezüglich macht einen Riesenunterschied, zumal es sich um mehrere Jahrzehnte des Lebens handelt. Positives Denken ist jedoch tendenziell oberflächlich und daher nicht so entscheidend wie Selbstakzeptanz. Wenn Sie die praktizieren, dann werden Sie selbst durch die schlimmsten Zumutungen des Alters – die wir natürlich vermeiden wollen – nicht in eine Abwärtsspirale gezogen. Ein gutes Selbstwertgefühl hilft Ihnen, den Stürmen des Älterwerdens zu trotzen.

DER TELOMER-EFFEKT

Wir wissen heute, dass Menschen unterschiedlich altern, aber warum ist das so? Weil es so komplex ist, wird es darauf wohl keine einfache Antwort geben. Aber für die zelluläre Ebene gilt das vielleicht nicht. Zellen haben ihre eigene Lebensspanne, angefangen von der Frühphase mit schnellem Zellumsatz – eine Zeitspanne, die Molekularbiologin Elizabeth Blackburn als üppiges Wachstum bezeichnet – bis hin zu der Phase, in der keine Teilung mehr stattfindet, die Zelle ermüdet und in ihrer Funktionalität fehleranfällig wird. Dies ist die Zeit der sogenannten Seneszenz. Eine alternde (seneszente) Zelle bricht an mehreren Fronten ein. Sie sendet fehlerhafte chemische Meldungen und interpretiert eingehende Meldungen nicht korrekt. Ihre Reparaturkräfte erlahmen und kommen schließlich zum Stillstand. Entzündungsfördernde Substanzen können durch die Zellmembran in das umliegende Gewebe und die Blutbahn austreten. Wenn unsere Zellen altern, so scheint es, tun wir es auch. Diese Theorie wird in der Genforschung besonders durch einen Abschnitt der DANN unterstützt, der als Telomer bekannt ist und ein Chromosom beendet wie der Schlusspunkt den Satz. Telomere sind »nichtkodierende« DNA, was bedeutet, dass sie keine besondere Funktion beim Aufbau von Zellen haben. Aber passiv sind sie deshalb nicht. Ihre Funktion scheint eher der Zellerhalt zu sein. Jedes Mal, wenn sich eine Zelle teilt, was immer irgendwo im Körper geschieht, werden ihre Telomere kürzer. Längere Telomere sind typisch für junge Zellen im Stadium des üppigen Wachstums; verkürzte oder ausgefranste Telomere sind typisch für erschöpfte alternde Zellen. Die führende Forscherin auf diesem Gebiet haben wir bereits kurz erwähnt – es ist die Molekularbiologin Elizabeth Blackburn. 2008 hat sie zusammen mit Carol Greider von der Johns Hopkins und Jack Szostak vom Massachusetts General Hospital den Medizinnobelpreis für die Entdeckung der Telomerase bekommen, das Enzym, das die Telomere wieder regeneriert. Mittlerweile leitet sie das Salk Institute in La Jolla, Kalifornien. Alle Aspekte der Zellalterung und -erneuerung hat sie in ihrem Buch *Der Telomer-Effekt* (2017), das sie zusammen mit ihrer langjährigen Forschungskollegin, der Gesundheitspsychologin Elissa Epel, verfasst hat, abgedeckt. Telomere und Telomerase-Spiegel gelten danach als der bislang beste Altersindikator. Dies bedeutet auch, dass sich eine gesunde Lebenserwartung im Grunde durch die Erhöhung des Telomerasespiegels – und damit einhergehend der Telomerverlängerung – erzielen lässt, die auf der Zellerneuerung basiert. In ihrem Buch zitieren Blackburn und Epel eine überraschende versicherungsmathematische Vorhersage. Derzeit gibt es weltweit rund 300 000 Hundertjährige, Tendenz steigend. Laut einer Schätzung wird das Erreichen des hundertsten Lebensjahres so alltäglich werden, dass dies für ein Drittel der in Europa geborenen

Kinder gilt – da bekommt die Frage des Zellschutzes eine ganz neue Dimension. Wir empfehlen dringend, das Buch von Blackburn und Epels zu lesen – seine Informationsfülle verdient eine eingehende Lektüre. Aber die entscheidende Frage ist, was für unsere Telomere gut ist und was nicht.

Hier decken sich die Untersuchungsergebnisse von Blackburn und Epel mit unseren Empfehlungen für einen heilsamen Lebensstil. Hier die Übersicht:

Ihre Telomere profitieren davon, wenn Sie

- keine Belastung durch starken Stress haben.
- noch keine Diagnose einer psychischen Erkrankung hatten.
- Vertraute haben, die Sie beraten, Freunde, die zuhören und bei denen Sie Ihr Herz ausschütten können, Beziehungen, in denen Liebe und Zuneigung zum Ausdruck kommen.
- mindestens dreimal pro Woche moderat oder intensiv Sport treiben, gerne auch mehr.
- mindestens sieben Stunden pro Nacht schlafen.
- dreimal pro Woche omega-3-reich essen; Fleischwaren, Limonade und verarbeitete Lebensmittel insgesamt meiden, wobei eine vollwertige Ernährung am besten ist.
- weder Zigarettenrauch, Pestiziden noch Insektiziden ausgesetzt sind.

Doch auch umgekehrt wird ein Schuh daraus. Ihre Telomere leiden, wenn Sie

- starken Belastungen ausgesetzt sind.
- bereits wegen einer Angststörung oder Depression in Behandlung waren.
- keine soziale Unterstützung durch Freunde, Familie und Angehörige erfahren.
- sehr viel sitzen und sich kaum, nicht einmal leicht bewegen, also nicht einmal mehr gehen.
- unter chronischer Schlaflosigkeit leiden oder ständig weniger als sieben Stunden pro Nacht schlafen.

- sich fettreich ernähren, viele verarbeitete Lebensmittel und zuckerhaltige Limonaden zu sich nehmen, ohne auf eine ausreichende Versorgung mit Ballaststoffen und Omega-3-Fettsäuren zu achten.
- Zigarettenrauch, Pestiziden, Insektiziden und anderen Giftstoffen ausgesetzt sind.

Bei all den unterschiedlichen Ergebnissen aus der Forschung lässt sich doch sagen, dass Stress mit zu den schädlichsten Faktoren überhaupt zählt. So hatten in einer Studie pflegende Angehörige von Alzheimer-Patienten so verkürzte Telomere, dass sich daraus eine verminderte Lebensdauer von circa fünf bis acht Jahren ergab.

Übrigens haben die Maßnahmen der Herzprävention – insbesondere das von Dean Ornish entwickelte strenge Programm (siehe Seite 74) –, einen positiven Einfluss auf die Telomerlänge. Und auch Krebspatienten profitieren davon, wie Ornish herausgefunden hat.

Dabei absolvierten Patienten mit Prostatakrebs im Frühstadium eine Variante des Präventionsprogramms von Ornish bei Herzerkrankungen: Sie ernährten sich fettarm und ballaststoffreich, gingen dreißig Minuten am Tag spazieren und nahmen regelmäßig an Selbsthilfegruppentreffen teil. Ferner wurde Stressmanagement in das Programm mit einbezogen sowie Unterricht in Meditation, leichtem Yoga, Stretching und Atmung. Nach drei Monaten hatte die aktive Gruppe höhere Telomerase-Spiegel als die Kontrollgruppe, was bedeutet, dass ihre Zellen besser alterten. Stress schien eine Schlüsselrolle zu spielen, denn der größte Anstieg der Telomerase trat bei den Männern auf, die sagten, dass sie weniger durch Gedanken über Prostatakrebs belastet seien. Ornish hat dann ein paar der Männer fünf Jahre lang nachverfolgt. Wer von ihnen weiterhin das Programm umsetzte, hatte um zehn Prozent längere Telomere, was dem normalen Alterungsprozess fundamental entgegensteht.

Wenn das Stressniveau bestimmt, wie gut oder schlecht unsere Zellen altern, dann sollte sich dies auch in Meditationsstudien zeigen, und das tut es auch. Blackburn zitiert zwei Studien, die im Rahmen von Meditations-Retreats durchgeführt wurden, die drei Wochen beziehungsweise drei Monate dauerten. Am Ende des dreimonatigen

Retreats hatten Meditierende im Vergleich zur Kontrollgruppe höhere Telomerase-Werte. Bei den dreiwöchigen Retreats wiesen die Meditierenden längere Telomere in ihren weißen Blutkörperchen auf als die Kontrollgruppe, bei der sich keine Veränderung zeigte.

Wie lange dauert es, bis diese Effekte auftreten, und wie intensiv muss man meditieren? Dazu gibt es keine definitive Antwort, aber die besten Hinweise stammen womöglich aus einer Studie, die wir gemeinsam mit Blackburn und anderen Spitzenforschern am Chopra Center in Carlsbad, Kalifornien, durchgeführt haben. Dabei wurden gesunde Frauen in zwei Gruppen eingeteilt. Die eine Gruppe machte einen typischen Wellness-Urlaub ohne weitere Anwendungen. Die andere Gruppe absolvierte ein von Deepak geleitetes Programm mit Meditationen und ayurvedischen Behandlungen. Am Ende der Woche berichteten alle, dass es ihnen besser gehe, was nur unterstreicht, dass die meisten Menschen ein angespanntes sympathisches Nervensystem haben. Eine Woche Urlaub kann schon was bewirken.

Darüber hinaus gab es Verbesserungen in der Genexpression (Aktivität) in beiden Gruppen und auch bei den Entzündungsaktivitäten und der Stressreaktion. Auch hatte die Meditation wohl eine Wirkung auf die Telomere und ihre schützenden Gene, vor allem unter erfahrenen Meditierenden. Die Tatsache, dass es nur eine Woche brauchte, um Ergebnisse nah an der Signifikanz zu erzielen, lässt den Schluss zu, dass Sie Ihren Zellen etwas Gutes tun, sobald Sie mit der Meditation anfangen, vor allem dann, wenn Sie das längerfristig tun.

Die Telomerforschung bestätigt nur, was wir in diesem Buch immer wieder propagieren: einen gesunden und heilsamen Lebensstil. Sie bestätigt auch, dass Zellen auf genetischer Ebene unmittelbar von einer bewussten Lebensweise profitieren. Blackburn beendet ihr Buch mit einem Telomer-Manifest, das dem Schutz unserer Zellen im Rahmen der Elternschaft, der sozialen Beziehungen, des Kampfes gegen Einkommensungleichheit und des Umweltschutzes Priorität einräumt. Wie alle Visionen hängt auch diese von individuellen Entscheidungen ab. *Der Telomer-Effekt* überzeugt umso mehr, weil Anti-Aging mit einer guten Zellerneuerung anfängt. Wenn das nicht ein Grund ist, dem Altern optimistisch zu begegnen?

Donnerstag

STEHEN, GEHEN, AUSRUHEN, SCHLAFEN

Das empfehlen wir heute – wählen Sie nur einen Punkt aus

TUN

- Stehen Sie auf und bewegen Sie sich einmal pro Stunde, wenn Sie am Computer oder am Schreibtisch arbeiten.
- Gehen Sie fünf Minuten für jede Stunde, die Sie mit Arbeit verbracht haben.
- Nehmen Sie die Treppe statt den Aufzug.
- Parken Sie das Auto weiter hinten auf dem Parkplatz, wenn Sie einkaufen oder zur Arbeit gehen.
- Schlafen Sie regelmäßig.
- Machen Sie Ihr Schlafzimmer zu einer Oase der Ruhe und Erholung (siehe Seite 281).
- Gehen Sie abends 20 bis 30 Minuten zu Fuß.
- Nehmen Sie sich zweimal täglich eine zehnminütige Auszeit, in der Sie vorzugsweise meditieren.
- Verbringen Sie mehr Zeit mit körperlich aktiven Freunden oder Familienangehörigen.

LASSEN

- Anstatt zehn Minuten auf dem Sofa zu sitzen und fernzusehen, machen Sie in dieser Zeit einen Spaziergang.

- Gewöhnen Sie sich ab, bis zum Wochenende zu warten, um den verlorenen Schlaf nachzuholen.
- Wenn Sie Alkohol trinken, tun Sie es früh am Abend – gehen Sie ohne Alkohol im Blut ins Bett.
- Ersetzen Sie die Kaffeepause am Vormittag durch einen Spaziergang.
- Tauschen Sie eine Fahrt gegen einen Gang.
- Wie lauten Ihre Entschuldigungen, dass Sie nicht aktiver sind?

Nicht genügend Schlaf zu bekommen treibt viele Menschen um, aber da steckt noch mehr dahinter. Das heutige Thema ist deshalb dem Komplex von Ruhe und Aktivität insgesamt gewidmet. Als Gesellschaft befinden wir uns schlaftechnisch in einer Situation, die dem Biorhythmus überhaupt nicht gerecht wird. Wir sitzen den ganzen Tag über ohne nennenswerte körperliche Bewegung und sind dann »zu müde, um ins Bett zu gehen«, weil der Rhythmus von Schlaf und Aktivität gestört ist. Durch die Forschung wissen wir, wie sehr unser Bedürfnis nach Ruhe und Aktivität miteinander verwoben ist. Um den Biorhythmus synchron zu halten, müssen vier Voraussetzungen gegeben sein:

Stehen: Das mag einfach klingen, aber die menschliche Physiologie hängt von der Schwerkraft ab. Schon in den Dreißigerjahren haben zukunftsweisende Forschungen gezeigt, dass College-Athleten den Muskeltonus im Gegenwert eines mehrmonatigen Trainings verloren, sofern sie nur zwei Wochen das Bett hüteten. Selbst das Aufstehen von nur wenigen Minuten am Tag hält den Muskeltonus aufrecht. Es scheint auch die Genesung nach der Operation zu unterstützen, weshalb Patienten auch nicht mehr zu konstanter Bettruhe geraten wird, sondern nach Möglichkeit aufzustehen und herumzugehen.
Gehen: Obwohl Bewegung umso mehr Vorteile bringt, je intensiver und häufiger man trainiert, ist doch das Gehen die Grundlage aller Aktivität. Die Forschung hat gezeigt, dass medizi-

nisch gesehen der Unterschied zwischen denen am größten ist, die nicht vom Sofa runterkommen, und denen, die etwas tun, und sei es auch noch so bescheiden. Im Übrigen gehört Gehen heute nach schweren Krankheiten und Operationen zur gängigen Genesungspraxis.

Ruhe: Nach starker körperlicher Anstrengung ist Ruhe notwendig, damit sich die Muskeln regenerieren können und das innere Gleichgewicht wiederhergestellt wird. Die meisten Menschen haben damit kein Problem, fühlen sie sich doch nach schwerer Arbeit oder Bewegung erschöpft. Der Wunsch nach geistiger Erholung wird jedoch erst in jüngster Zeit ernst genommen. Mentale Ruhe mit Lethargie und Trägheit gleichzusetzen ist irreführend. Menschen, die zum Beispiel meditieren – was unter anderem den Geist beruhigt –, sind danach insgesamt wacher. Meditation macht weder geistig träge noch schläfrig. Ganz im Gegenteil, während der Meditation lassen sich vermehrt Alphawellen messen, die mit Kreativität in Verbindung stehen, und die zu etwas führen, was die Neurowissenschaft bis dato nicht kannte: zu einem entspannten Wachzustand.

Schlafen: Immer noch wissen Forscher nicht, warum wir überhaupt schlafen, nur dass wir es tun, steht zweifelsfrei fest. Die neueste Theorie besagt, dass der Schlaf es dem Gehirn ermöglicht, sich von tagsüber angelagerten Giftstoffen zu befreien. Dazu gehört die Entfernung von senilen Plaques, die Alzheimer verursachen können, in der Tiefschlafphase. Auch verdichten wir im Tiefschlaf das, was wir den ganzen Tag über im Kurzzeitgedächtnis gelernt haben, zu Inhalten des Langzeitgedächtnisses. Ohne diese Aktivitäten kann unser Gehirn (und auch der Körper insgesamt) Schaden nehmen, der durch Schlafmangel und schlechten Schlaf verursacht wird.

Lassen Sie uns hier jedoch noch etwas tiefer gehen. Das Erste, was wir alle bemerken, sobald wir eine schlaflose Nacht hatten, ist, dass wir uns morgens müde und schlapp fühlen, was den ganzen Tag über anhalten kann. Dies hört man immer wieder von Schlaflosen, aber selbst wenn jemand sagt: »Ich habe letzte Nacht kein Auge zugemacht«, zeigen Traumstudien, dass auch hier kurzzeitige Schlafphasen vorkommen, sind sie auch noch so unruhig und leicht. Wenn jemand indessen gezwungen ist, die ganze Nacht wach zu bleiben, zum Beispiel in einem Schlaflabor, treten am nächsten Tag sehr deutliche Defizite auf, etwa mangelhafte motorische Koordination und Aufmerksamkeit – beides eine häufige Ursache für Kraftfahrzeugunfälle. Ein chemisches Ungleichgewicht zeigt sich vor allem bei den Hormonen. Sie unterliegen dem Tages-und-Nacht-Rhythmus. Nicht genügend Schlaf zu bekommen, kann auch den Appetit stören, weil das Gleichgewicht von Leptin und Ghrelin, den beiden Hormonen, die Hunger und Sättigung steuern, durcheinandergerät.

Außer in einem Schlaflabor wollen nur wenige Menschen mehr als eine Nacht Schlafmangel riskieren, zu stark ist der Schlafbedarf des Hirns. Kommt es dennoch dazu, führt dies zu Kopfschmerzen, Muskelschwäche, Zittern, Halluzinationen und anderen ernsten Symptomen. Auch wenn Sie so etwas nie erleben, heißt das nicht, dass Sie nicht auch unter Schlafmangel leiden. Wie bei den niedriggradigen Entzündungen und chronischem Stress führt ständiger leichter Schlafmangel schleichend zu Problemen. Menschen, die immer wieder zu wenig schlafen, haben etwa ein höheres Risiko, Angststörungen und Depressionen zu erleiden. Vor diesem Hintergrund raten deshalb Psychiater ihren depressiven Patienten, für guten Schlaf zu sorgen. Schlaflosigkeit hat sich als Frühindikator eines beginnenden depressiven Schubs bewährt. Das geht so weit, dass über eine einfache Korrektur des unregelmäßigen Schlafmusters der Beginn einer Depression verhindert werden kann. Auch der Konsum von Drogen wie Kokain führt oft zu schlechtem Schlaf, was dann in der Folge zu Depressionen und Ängsten führt, was wiederum den Wunsch nach Drogen weckt. So entsteht ein Teufelskreis.

In einem Übersichtsartikel aus dem Jahr 2003 in der Zeitschrift *Behavioral Sleep Medicine* wird über weitreichende psychologische Effekte berichtet: »Schlaflosigkeit war durchwegs ein Indikator für Depressionen, Angststörungen, andere psychische Erkrankungen,

Alkoholmissbrauch/-abhängigkeit, Drogenmissbrauch/-abhängigkeit sowie Selbstmord, was darauf hinweist, dass Schlaflosigkeit einen Risikofaktor diesbezüglich darstellt.« In seiner leichten Form kennen wir zumindest alle das nächtliche sorgenvolle Wachliegen. Der Übersichtsartikel führt ferner aus, dass Schlaflosigkeit mit einer verminderten Immunantwort verbunden ist, und womöglich auch mit einem erhöhten Risiko für Herz-Kreislauf-Erkrankungen, wobei hier die Datenlage nicht eindeutig war. Schlafstudien sind in der Regel klein, und die Definition von Schlaflosigkeit ist ziemlich weit gefasst. Beunruhigend ist indessen, dass der regelmäßige Gebrauch von Schlaftabletten ein Risiko darstellt (das heißt mit einer verkürzten Lebensdauer einhergeht). Eine Studie aus dem Jahr 2012 von Scripps Health in San Diego hat bekannte verschreibungspflichtige Schlaftabletten mit einem fünffach erhöhten Risiko eines frühzeitigeren Todes in Verbindung gebracht, und zwar sowohl bei Gelegenheits- wie auch bei Dauernutzern.

Eine alte Bekannte, die Entzündung, spielt hier wohl ebenfalls eine Rolle. In einer Studie aus dem Jahr 2010 wurden die Probanden 24 Stunden und länger wach gehalten. Danach wiesen sie erhöhte Entzündungsmarker (Zytokine) auf. Die Ergebnisse waren nicht signifikant genug, um als krankheitserregend eingestuft zu werden – aber es ist bemerkenswert, dass erhöhte Entzündungsmarker auch bei Probanden auftauchten, die man nach nur zwei bis vier Stunden Schlaf geweckt hat. Für die erhöhten Entzündungsmarker konnte zunächst keine direkte Ursache gefunden werden. Man spekuliert auf eine »autonome Immunaktivierung und Veränderungen im Stoffwechsel«, die wir vereinfacht als Überaktivität des sympathischen Nervensystems beschrieben haben (siehe Kapitel 5). Mit anderen Worten, das sympathische Nervensystem wurde unter Stress gesetzt.

Durch Stress und die Belastung des modernen Lebens wird das sympathische Nervensystem chronisch stimuliert. Wenn man sich schlaflos hin und her wälzt, dann mag man das auf das Gedankenkarussell schieben, auf Verspannungen und Angespanntheit oder einfach darauf, dass man eben nicht einschlafen kann. Aber all diese Symptome haben damit zu tun, dass wir uns mit unserem sympathischen Nervensystem auf der Überholspur befinden. Irgendetwas hat mal wieder die Stressreaktion ausgelöst, und erhöhte Wachsamkeit ist die Folge – so reagieren wir nun mal auf Bedrohungen von außen. Bei akutem Stress weiten sich die Pupillen, die Herzfrequenz steigt schnell an, und das Anfluten des Adrenalins erfordert sofortiges Handeln – entweder Kampf oder Flucht. Eine leichte Stressantwort ist zunächst nicht so dramatisch, aber auf jeden Fall verhindert sie das Einschlafen. Stress und Schlaflosigkeit bilden einen Teufelskreis, und wenn Sie dann noch wegen Ihrer Schlaflosigkeit gestresst sind, wird alles noch schlimmer. Unsere Empfehlungen zum Stressabbau werden Ihnen deshalb ein gutes Stück weiterhelfen.

AUF DER »TUN«-SEITE

Babys und Kleinkinder schlafen ganz mühelos ein. Das hat vor allem mit ihrem sehr aktiven Tag zu tun. Wir hingegen verbrauchen immer weniger Kalorien pro Tag durch körperliche Aktivität. Studien haben gezeigt, dass das Sitzen am Computer etwa 80 Kalorien pro Stunde verbraucht. Acht bis zehn weitere Kalorien können Sie verbrauchen, indem Sie viermal pro Stunde fünf Minuten lang auf und ab gehen, was auf lange Sicht hilft, eine beständige Gewichtszunahme gerade im Alter zu vermindern. (Zehn verbrauchte Kalorien pro Stunde an einem achtstündigen Arbeitstag würden im Jahr 20 000 Kalorien weniger bedeuten, was dem Gegenwert von knapp drei Kilo Körpergewicht entspricht.) Stehpulte werden auch immer beliebter und haben ihre Fürsprecher. Allerdings verbraucht das Stehen im Vergleich zum Sitzen nur zwei Kalorien mehr pro Stunde. Der Trend hin zu weniger Kalorienverbrauch wird in Zukunft wahrscheinlich noch zunehmen, was den einfachsten Weg zum gesunden Schlaf verbaut. Unsere Empfehlungen konzentrieren sich daher auf einige grundlegende Änderungen des Lebensstils. Sie werden sich vielleicht fragen, warum wir nicht die amtliche Standardempfehlung eines moderaten bis intensiven Trainings von je dreißig Minuten an drei bis fünf Tagen in der Woche aufgenommen haben. Die Antwort hat mit dem Dranbleiben zu tun. In Studien hat sich gezeigt, dass Amerikaner zwar etwas mehr Sport treiben als in der Vergangenheit, die sporttreibende Gruppe aber eher jung ist, und zwar zwischen 19 und 29 Jahre alt. Danach geht die Beteiligung in den folgenden Altersgruppen stetig zurück. Die am wenigsten aktive Gruppe sind ältere Menschen, und das muss sich ändern. Langlebigkeit und gute Gesundheit im Alter nehmen mit zunehmender Aktivität zu und sinken bei Menschen, die aufgeben und den ganzen Tag über sitzen. Jeder gesunde über 70-Jährige profitiert von einem leichten Herz-Kreislauf-Training und einem leichten Krafttraining bis in seine Neunziger hinein. Damit man später dranbleibt, muss man rechtzeitig anfangen. Wenn Sie also so einfache Dinge wie Stehen und Gehen zur Gewohnheit machen, ist es eher wahrscheinlich, dass Sie dies auch im höheren Alter beibehalten. Für die geistige Wachsamkeit empfiehlt sich Meditation, da man so in den Zustand der entspannten Aufmerksamkeit gelangt, etwas, das weder mit Schläfrigkeit zu tun hat noch langweilig ist. Hier ist der Geist ganz wach, aber nicht stimuliert. Dies zu üben ist für alle Altersgruppen sinnvoll.

Ihre Schlafumgebung: Hier eine Checkliste, mit der Sie das Schlafzimmer in einen idealen Schlafplatz vewandeln.

In 12 Schritten zum guten Schlaf

1. Machen Sie den Raum so dunkel wie möglich, entweder mit Verdunkelungsrollos oder mithilfe einer Schlafmaske.
2. Machen Sie den Raum so leise wie möglich.
3. Wenn Sie Ihr Bett mit jemandem teilen, der schnarcht, tragen Sie Ohrenstöpsel.
4. Arbeiten Sie nach Möglichkeit nicht im Bett.
5. Schreiben Sie nicht im Bett.
6. Das Schlafzimmer sollte sich auf der kühleren Seite der Wohnung/des Hauses befinden.
7. Hören Sie mindestens eine Stunde vor dem Schlafengehen auf zu fernsehen.
8. Der Fernseher sollte sich nicht im Schlafzimmer befinden.

9. Gestalten Sie den Raum sinnlich ansprechend mit Farben und Düften. Das Schlafzimmer sollte der Raum im Haus sein, den Sie mit Entspannung verbinden.
10. Kaufen Sie eine bequeme Matratze mit ausreichender Rückenunterstützung – je fester, desto besser für die meisten Menschen.
11. Verwenden Sie ein hypoallergenes Kissen.
12. Waschen Sie die Bettwäsche häufig, damit sich kein Staub bildet.

Absolut geboten ist ein dunkles, nach Möglichkeit stockdunkles Schlafzimmer. Dafür gibt es einen physiologischen Grund. Die Zirbeldrüse ist, tief im Gehirn vergraben, für einen regelmäßigen und gesunden Schlaf entscheidend, da sie lichtempfindlich ist. Während wir schlafen, schwankt die Gehirnaktivität, doch nach sieben bis acht Stunden werden wir in mehreren Wellen allmählich wach. Bis auf die letzte Welle, die uns schließlich ganz wach werden lässt, merken wir davon nichts. Wenn nun aber das Schlafzimmer von der Morgensonne beleuchtet wird, werden wir tendenziell zu früh wach, auf einer zu flachen Welle. Die kleine Störung lässt sich schnell beheben, wir stecken den Kopf zurück in die Kissen und schlafen wieder ein. Weil wir aber keinen ununterbrochenen sieben- bis achtstündigen Schlaf hatten, sind wir auch tagsüber müde. (Wenn Sie häufig reisen, werden Sie vielleicht schon bemerkt haben, wie gut man in Hotelzimmern schläft. Das liegt daran, dass diese Verdunkelungsvorhänge haben, die den Raum deutlich dunkler machen als das in einem normalen Schlafzimmer der Fall ist.)

Das Ausblenden von Fremdgeräuschen ist aus zwei Gründen wichtig: Lärm hindert uns am Einschlafen oder lässt uns zu früh (auf einer dieser flachen Wellen) aufwachen. Eine weitere Empfehlung neben der Verbesserung des Schlafklimas ist die abendliche Einnahme einer Aspirin-Protect (zur Vorbeugung eines Herzinfarkts und mancher Krebsarten). Wie bereits erwähnt, können leichte Schmerzen, die tagsüber unbemerkt bleiben, nachts irritieren. Die Einnahme von Aspirin hilft, diesen oft übersehenen Faktor der Schlaflosigkeit zu beseitigen.

AUF DER »LASSEN«-SEITE

Während das Nichteinhalten das Haupthindernis auf unserer »Tun«-Liste darstellt, ist im Bereich des »Lassens« die Trägheit unser Feind. Gewohnheiten verfestigen sich mit der Zeit. Wenn Sie zum Beispiel einen Tag gar keinen Sport machen oder sich nicht bewegen, dann werden Sie sich am nächsten noch schwerer tun, die Bewegung nachzuholen. Und so gehen Ihnen Tag für Tag die Vorteile der Bewegung verloren. Die Trägheit führt zu einer Abwärtsspirale. (Am Rande sei bemerkt, dass dieses Muster auch für ein gutes Sexualleben gilt. Die Menschen, die am ehesten befriedigenden Sex haben, sind einfach die, die nie damit aufgehört haben. Sex zu haben ist selbstverstärkend, keinen zu haben ebenso.)

Wir glauben, dass der Kampf gegen den inneren Schweinehund bei anstrengenden Tätigkeiten, wie etwas jeden Tag zu joggen, besonders schwierig ist. Von 100 Menschen, die sich dafür entschieden haben, bleiben nur wenige ein Leben lang dabei. Es kommt der Tag, an dem man aufhört zu laufen, und dann gibt es einen steilen Abfall, bis man zu den Menschen zählt, die nie laufen und es auch nicht mehr vorhaben. Doch umgekehrt lehrt das Beispiel des täglichen Zähneputzens, dass einfache und unkomplizierte Dinge sehr wohl zu einer Gewohnheit werden können: Folgt man nun ein Leben lang dem Prinzip des Stehens, Gehens, Ausruhens und Schlafens, dann tut man jeden Tag etwas für die Gesundheit. Mit unseren »Lassen«-Empfehlungen wollen wir Sie deshalb sanft dazu anleiten, dem schleichenden Trend Richtung Trägheit zu widerstehen.

Der Grund, warum Menschen, die abnehmen wollen, nach den ersten Bemühungen dann wieder mit dem Sport aufhören, ist, dass es einfach nicht funktioniert. Nicht nur, dass sie nicht abgenommen haben. Bewegung ist, was den Stoffwechsel angeht, körperliche Arbeit, und die macht hungrig, und folglich nimmt man zu. (Trainiert man regelmäßig und ambitioniert, zum Beispiel für einen Marathon, kann es zu einer Gewichtszunahme kommen, da beim Training Fett abgebaut und Muskeln aufgebaut werden. Diese aber wiegen mehr als Fett. Natürlich sieht der schwerere Körper eines Marathonläufers besser aus als der Körper eines Couchpotato gleichen Gewichts.)

Lange Zeit hat man diese Tatsache ignoriert, bis die Genetik herausfand, dass manche Menschen – biologisch bedingt –, ihre Stoffwechselrate während des Trainings erhöhen, was Kalorien verbrennt, andere Menschen diese Veranlagung jedoch nicht haben. Ganzheitlich gesehen wissen wir natürlich, dass Gene nur ein Teil der Wahrheit sind. Was Sie essen und wie Sie essen, beeinflusst den Stoffwechsel, ebenso wie das Stressniveau und die Hormone, die Hunger und Sättigung kontrollieren. Auch hier haben wir es einmal wieder mit einer Gemengelage zu tun.

Aber lassen wir einmal das Gewicht beiseite, auch wenn es neben dem Aussehen die Menschen am meisten motiviert, mit dem Sport anzufangen. Körperliche Aktivität hat ganz unterschiedliche Auswirkungen: Am einen Ende finden sich diejenigen, die das berühmte Runner's High bekommen, am anderen Ende Menschen, die einfach nur sehr müde werden, wenn sie laufen. Der Gedanke an anstrengende Bewegung ist für Sportasse sicherlich eine positive Verstärkung. Die bleibt aber aus, wenn sie den Schulsport gehasst haben und nie in eine Mannschaft aufgenommen wurden.

Am Ende müssen Sie entscheiden, was Sie unter körperlicher Aktivität verstehen. Es gibt kein Bewegungsprogramm für alle, auch wenn die amtlichen Bewegungsrichtlinien das anders sehen. Wir wollen die Lücke schließen, und zwar mit unserer Lösung, der Steh-, Geh-, Ruhe- und Schlafformel. Wenn Sie mehr machen wollen, wunderbar. Aber eines sollten Sie beachten: Stehen, gehen, ausruhen und schlafen ist keine Minimalanforderung für Faule. Es ist das gesunde Mittelmaß, das man ein ganzes Leben lang durchhalten kann, auch wenn der coole High-School-Quarterback mittlerweile einen Bierbauch bekommen hat, so wie seine Freunde.

Freitag

GLAUBENSSÄTZE

Das empfehlen wir heute – wählen Sie nur einen Punkt aus.

TUN

- Schreiben Sie sich fünf Glaubenssätze auf und begründen Sie, warum sie für Sie gelten.
- Setzen Sie einen Glaubenssatz in die Tat um.
- Lesen Sie ein Gedicht oder etwas aus einer heiligen Schrift oder etwas allgemein Spirituelles zur Inspiration.
- Unterhalten Sie sich in Ihrer Familie darüber, welche Glaubenssätze ein jeder hat.
- Schreiben Sie auf, für welchen Glaubenssatz Ihr Vorbild steht.

LASSEN

- Schauen Sie sich Ihre negativen Glaubenssätze an, da sie mit Angst und Misstrauen in Verbindung stehen.
- Tauschen Sie sich einmal mit Menschen aus, die gänzlich andere Werte vertreten als Sie.
- Wenn Sie in einem negativen Glaubenssatz gefangen sind, spielen Sie des Teufels Anwalt und argumentieren Sie dagegen.
- Hören Sie auf, in Kategorien wie etwa »wir gegen die da« zu denken.

Am heutigen Tag geht es um Ihre substanziellen Überzeugungen, solche, die man über längere Zeiträume in sich trägt. Diese können eine gute und heilsame Wirkung haben, aber auch das Gegenteil bewirken, denn Glaubenssätze werden in Gedanken, Worte und Handlungen überführt, auf die der geistige Körper reagiert. Jeder hält an seinen persönlichen Überzeugungen fest, ist auf die eine oder andere Weise emotional mit ihnen verbunden. Aber nicht alle Überzeugungen sind gleich. Bei manchen handelt es sich nur um Meinungen, schnell erworben und genauso schnell wieder abgelegt. Andere Einstellungen stammen aus zweiter Hand. Wir nehmen Sie im Lauf des Lebens auf, angefangen in der Kindheit mit den Überzeugungen unserer Eltern (wie etwa bei der Wahl der Glaubenszugehörigkeit). Studien zeigen, dass 70 Prozent der Erstwähler für dieselbe Partei stimmen wie ihre Eltern, und dann bleiben sie tendenziell bei ihrer Wahl.

Diese Art von Überzeugungen sind allenfalls Nebenaspekte eines gesunden und heilsamen Lebensstils, auf einer tieferen Ebene jedoch werden Gesundheit und Wohlbefinden stark von dem beeinflusst, was wir Glaubenssätze nennen. Glaubenssätze geben die Perspektive bei elementaren Fragen vor:

- Ist das Leben gerecht?
- Gibt es eine höhere Macht im Universum?
- Siegt das Gute über das Böse?
- Soll ich das Beste hoffen oder mich auf das Schlimmste vorbereiten?
- Sollte ich entspannt oder lieber auf der Hut sein?
- Bin ich abgesichert?
- Werde ich geliebt, umsorgt und gefördert, oder kann ich mich nur auf mich selbst verlassen?
- Bin ich gut genug und klug genug?

Wie sich Ihr Leben entwickelt, hängt von den Antworten auf diese Fragen ab. In der heutigen Zeit liegt die Verantwortung für deren Beantwortung bei jedem selbst. Ob man ganz bewusst auf einem spirituellen Weg ist oder nicht, unser ganzes Leben lang suchen wir Antworten auf höhere Fragen. Im Zeitalter des Glaubens hingegen gab die Religion unumstößliche Antworten. Hier geht es nicht um die philosophische Seite der Glaubenssätze, sondern darum, wie sie den geistigen Körper – den beseelten Leib – beeinflussen. Wenn man sich zum Beispiel in der Welt unsicher fühlt, wird das Leben psychologisch gesehen anders sein als das von jemandem, der sich sicher fühlt. Je nachdem, wie bedrohlich jemand die Welt wahrnimmt, kann das sehr viel Stress bedeuten.

Wir haben bereits über die Möglichkeit berichtet, dass die Weltsicht eines Säuglings auf epigenetischer Ebene mitbestimmt wird (Seite 204). Sicher ist jedoch, dass hier wieder unsere bereits bekannte Gemengelage an Gründen mit im Spiel ist. Unsere Grundüberzeugungen sind vielfältigen, nicht immer ganz klaren Einflüssen ausgesetzt, wobei sich für viele Menschen der Nebel nie lichtet. Nehmen Sie die erste Frage auf unserer Liste »Ist das Leben gerecht?«. Hier kann man zu höchst unterschiedlichen Antworten gelangen.

Person A hat immer und immer wieder gehört, dass das Leben ungerecht sei, und findet das auch so. Wenn sie sich umsieht, sieht sie, wie gute Menschen verletzt werden und schlechte straflos davonkommen. Rückblickend sieht sie auch, dass ihr oft übel mitgespielt wurde – der Junge, den sie liebte und verlor, die Beförderung, bei der sie übergangen wurde, das Geschäft, aus dem nichts wurde, weil jemand in letzter Minute ausstieg. Überall ist von ungesühnten Verbrechen die Rede, Juryentscheidungen sind einseitig und Schuldige kommen frei. Wer will behaupten, dass das Leben im Lichte all der großen Ungleichheiten in der Welt auch nur im Entferntesten gerecht ist?

Person B hat zwar kein Traumleben, aber auch keine größeren Rückschläge erlitten. Aus dieser Perspektive war ihr Leben mehr als gerecht – es war sogar reich und großzügig. Als Kind geliebt, heiratete sie jemanden, den sie liebte und traf die richtigen Entscheidungen. Die Kinder sind gesund und glücklich. Dass es hässlich und ungerecht zugeht in der Welt, weiß B, aber ihr katholischer Glaube sagt ihr, dass Gott allein der Richter ist und seine Wege unergründlich sind. Gott hat im Grunde ein gütiges Universum geschaffen und erlöst die Menschheit von ihren Sünden. Diese übergeordnete Sichtweise wiegt die Schwächen und menschlichen Makel auf.

A und B sind aus allen möglichen Gründen zu ihrem jeweiligen grundlegenden Glaubenssatz gelangt. Durch keine mathematische Gleichung der Welt wird man je voraussagen können, welcher Einfluss überwiegt, da sich die Gemengelage möglicher Motive im Lauf der Zeit ändert. Uns kann es im Grunde egal sein, ob A oder B tatsächlich richtig liegen, denn Glaubenssätze sind keine Wiedergabe der Realität im engeren Sinne; Glaubenssätze haben, wir erwähnten es bereits, vor allem mit der persönlichen Realität zu tun. Dennoch gibt es welche, die Gesundheit und Wohlbefinden fördern und solche, die das nicht tun. Hier die relevanten Faktoren:

Ein Glaubenssatz ist förderlich, wenn er ...

- flexibel, tolerant und offen für Veränderungen ist.
- das Glück fördert.
- liebevoll und freundlich ist.
- das Selbstwertgefühl stärkt.
- Ihnen und anderen keinen Stress bereitet.
- den Glauben nicht missbraucht, um Wut, Angst und mentale Erregungszustände zu schüren.
- Sie ermutigt, sich mit Familie, Freunden oder einer Gemeinde zu verbinden.
- eine optimistische Weltsicht fördert.

Wie Sie sehen können, verwenden wir hier einen recht breiten Ansatz angesichts dessen, was heilsam und förderlich ist. Viele Leute finden, dass Positives irgendwie besser ist als Negatives, aber positives Denken im engeren Sinne ist unsere Sache nicht – wir wollen eine heilsame Haltung sich selbst gegenüber fördern. Eine Grundhaltung, die Stress verursacht oder Entzündungen fördert, ist schlechter Input für die Datenautobahn des Körpers. Der Unterschied zwischen einer Entzündung durch einen Schnitt in die Haut und einer, die durch Ärger beim abendlichen Nachrichtenschauen verursacht wird, ist aus der Sicht der Zelle, die es mit Entzündungsbotenstoffen im Blut aufnehmen muss, minimal.

Niemand wird sich freiwillig eine Lebensmittelvergiftung zuziehen, doch warum dulden wir dann selbstverursachte Schäden am geistigen Körper? Ein Grund ist womöglich das, was Psychologen als sekundären Nutzen bezeichnen. Darunter versteht man einen psychologischen Mechanismus, um Schmerz zu ertragen – ein bisschen wie der Lutscher, der einem Kind nach einer Impfung angeboten wird. Oder eine Abfindung, die den Schock der Entlassung mildern soll. Auf den ersten Blick mag der sekundäre Nutzen dabei helfen, Schmerzen und Unglück zu überwinden, wenn er jedoch missbraucht wird, kann aus ihm leicht eine schlimme Verleugnung werden. Hält ein negativer Zustand lange genug an, dann tun wir alles dafür, um einen Ausweg zu finden. Chronische Angstzustände sind ein perfektes Beispiel. Kürzlich ist herausgekommen, dass Angststörungen schon bei ganz jungen Menschen ein ernsthaftes Problem sind, also in einem Alter, das man früher gar nicht mit Ängsten in Verbindung gebracht hat. Tatsächlich kann Angst schon im Alter von vier Jahren zu einem chronischen Problem werden, und heute weiß man, dass jede schwere psychische Störung im Erwachsenenalter auf Ängste in der Kindheit zurückgeht.

So beunruhigend das ist, der Grund, warum Kindheitsängste so lange selbst professionellen Therapeuten verborgen geblieben sind, liegt daran, dass Kinder Meister darin sind, sie zu kaschieren, sogar vor sich selbst. Sie schieben die Gefühle weg, sie kompensieren sie mit Spiel und Ablenkung – Fernsehen! –, und das alles, um die Aufmerksamkeit von ihrer Angst weg auf andere negative Verhaltensweisen wie Bettnässen zu lenken; oder sie lernen früh, dass Mami und Papi nichts über derlei Gefühle wissen wollen. Angst ist als Dauerzustand so schlimm, dass der Verstand um jeden Preis einen Ausweg finden muss.

Vieles davon läuft im Übrigen unbewusst ab und mündet irgendwann in sinnlosen Gewohnheiten. Nehmen Sie den Hass auf den politschen Gegner oder den nervigen Nachbarn, der plötzlich zum Feind wird. Warum kommt es zu einer solchen Entwicklung, wo man doch weiß, dass sie ganz und gar ungesund ist? Es läuft darauf hinaus, dass man einfach immer und immer wieder ins gleiche Muster fällt und nicht abwägt, was das am Ende bedeutet. Die negative Einstellung wird auf diese Weise immer wieder bestärkt. Betrachten wir zum Beispiel eine Wutreaktion. Der Grund, warum Menschen an Wut und Feindseligkeit festhalten, hat unmittelbar mit den Glaubenssätzen und Überzeugungen zu tun.

Glaubenssätze, die einen in innere Aufruhr versetzen

- Ich habe das Recht, mich so zu verhalten, wie es mir passt.
- Das sind böse Menschen und ich habe allen Grund wütend zu sein.
- Durch Wut kann man ganz schön Dampf ablassen.
- Ich kann nichts dafür, mein Temperament geht mit mir durch.
- Rechtschaffener Zorn ist moralisch in Ordnung.
- Die menschliche Natur ist im Grunde schrecklich.
- Man hat mich provoziert, und das hat mich wütend gemacht. Ich kann auch nichts dafür.
- Ich tue ja niemandem weh mit meiner Wut.
- Wenn man wütend ist, bekommt man eher, was man will, und alle wissen, wer der Chef im Ring ist.

Alle diese Überzeugungen haben mit Selbstgerechtigkeit zu tun. Sie sind selbstverstärkend, denn je länger man an ihnen festhält, desto stärker werden sie verankert. Glaubenssätze sind stabilisierend und fühlen sich authentisch an: »So bin ich nun einmal.« Aber in Wirklichkeit läuft man vor sich selbst davon und die Wut schadet einem selbst. Ein Wutausbruch ist nicht nur stressig, sondern auch entzündungsfördernd. Doch um klar zu sehen, benötigt man Selbsterkenntnis. Wut kann eine Waffe sein in der Absicht, andere anzugreifen, aus Notwehr, aus aufgestautem Frust oder als Einschüchterungstaktik, um das zu bekommen, was man will. (Eine Minderheit, vor allem tyrannische Typen, mögen das Gefühl der Wut.) Diese sekundären Vorteile fühlen sich gut an oder sind im Laufe der Zeit so zur Gewohnheit geworden, dass der entstandende Schaden in den Hintergrund tritt.

Nun hat nicht jeder ein Wutproblem, das ist klar, aber wir alle neigen dazu, ungutes Verhalten zur Gewohnheit werden zu lassen. Wenn zum Beispiel Kinder in einer Familie erleben, wie ihr Vater die Mutter physisch oder psychisch misshandelt, halten sie dieses Verhalten irgendwann für ganz normal. Kinder aus Familien, in denen regelmäßig Missbrauch stattfand, haben ein deutlich höheres Risiko, selbst Missbrauchstäter zu werden, auch wenn sie sich innerlich vom Missbrauch distanzieren. Die Macht der Konditionierung ist groß. In ihren Köpfen gibt es eine doppelte Botschaft, die lautet: »Papa schlägt Mama, Papa liebt Mama.« Der Widerspruch zwischen diesen beiden Eindrücken lässt sich nur sehr schwer auflösen.

Am heutigen Tag möchten wir, dass Sie ganz bewusst in Kontakt mit alten unbewussten Prägungen treten und sie an die Oberfläche holen. So können sie untersucht und geheilt werden.

AUF DER »TUN«-SEITE

Glaubenssätze haben immer ein dichtes Wurzelgeflecht, und nur Sie können sie entwirren. Sicherlich haben wir es mit gewissen universellen Einflüssen zu tun, etwa familiären Prägungen, Erziehung, Religion, Gruppenzwang und allem, was wir in der Schule aufgenommen haben. Dennoch kann man von außen nicht abschätzen, warum eine Person überaus stark von einer bestimmten Erfahrung betroffen ist, während die gleiche Erfahrung an jemand anderem einfach abperlt. Nun wollen wir bestimmt nicht, dass Sie sich hier psychoanalysieren, geschweige denn, sich irgendwie als schlecht, falsch, minderwertig und so weiter verurteilen. Unser Ziel ist es einfach, bestimmte Einstellungen ans Licht zu bringen, sodass Sie Ihr Leben insgesamt freier gestalten können. Selbsterkenntnis ist eine heilende Kraft. Sie bringt keine Spontanheilung, aber sie bringt uns auf den Weg.

Sobald wir verstehen, warum wir bestimmte negative Überzeugungen hegen, können wir den geistigen Körper umstimmen. Mit der Zeit werden dann Prägungen aus der Vergangenheit keinen so starken Einfluss mehr auf unser Denken, Fühlen und Verhalten haben. Das Umstimmen und Neulernen ist keine Zauberei, es unterliegt einzig und allein unserem Einfluss. Wann immer wir merken, dass uns ein bestimmter Gedanke im Griff hat, wir angespannt, wütend, beschämt oder voreingenommen sind, gehen wir die folgenden Schritte durch:

1. Machen Sie einen negativen Gedanken aus und schauen Sie ihn sich genau an.
2. Sagen Sie innerlich zu diesem Gedanken: »Ich brauche dich nicht mehr. Du kannst gehen.«
3. Wenn es sich bei dem Gedanken um eine negativ besetzte Erinnerung handelt, sagen Sie sich: »Ich bin inzwischen eine ganz andere Person.«
4. Manchmal sind negative Gedanken so hartnäckig, dass sie nicht sofort verblassen. Wiederholen Sie die eben genannten Affirmationen noch ein paar Mal. Legen Sie sich hin, machen Sie ein paar tiefe Atemzüge und konzentrieren Sie sich. (In einer Arbeitssituation suchen Sie, wenn das geht, einen ruhigen Ort auf und zentrieren Sie sich dort.)
5. Atmen Sie weiter und lassen Sie Ihre Aufmerksamkeit ohne Widerstände umherschweifen. Bitten Sie um Entspannung. Machen Sie so lange weiter, bis Sie spüren, wie die Spannung oder das Unbehagen nachlassen.
6. Um dem eigentlichen Inhalt des negativen Gedankens etwas entgegenzusetzen, ersetzen Sie ihn durch einen realistischen Gedanken, der zugleich optimistisch ist. Wenn also der Gedanke »Ich bin hilflos, das werde ich nie schaffen« lautet, geht es hier um eine Opferhaltung und Hoffnungslosigkeit angesichts einer stressigen Hürde. Um sich umzustimmen, schreiben Sie alles auf, was diesem Gedanken widerspricht.
   Hier könnten die Gegenargumente – sie sollten realistisch und optimistisch sein – folgendermaßen lauten:
   - »Ich bin gar nicht so hilflos. Es gibt Lösungen, wenn ich nach ihnen suche.«
   - »Ich habe schon schlimmere Krisen durchgemacht.«
   - »Hilflosigkeit ist nur ein Gefühl, kein zuverlässiges Maß, um eine Situation richtig zu beurteilen.«

- »Ich muss das nicht ganz allein schaffen. Es ist in Ordnung, wenn ich mir Hilfe, Rat, Anleitung oder Ähnliches von anderen erbitte.«
- »Ich will allein aufstehen. Ich sehe dies als Gelegenheit zum Wachstum.«

Solch eine Neuinterpretation ist absolut notwendig, wenn es zu einem echten und nachhaltigen Wandel kommen soll. Glaubenssätze sind wie Eisberge, man sieht lediglich ihre Spitze. Wer zu selbstschädigendem Verhalten neigt, bei dem kommt dies immer aus den Tiefen der Psyche. Das ist wie ein verbauter Mikrochip, der beständig das gleiche Signal aussendet. In seinen Memoiren *Born to Run* spricht Bruce Springsteen ungewöhnlich offen über den Ursprung seines Wunsches, ein Rockstar zu werden, was durchaus gewürdigt wurde. Springsteen wuchs mit einem Vater auf, der ein schwerer Trinker war, ein düsterer Mann, der seinem Sohn weder Ermutigung noch Unterstützung zukommen ließ. Springsteen schreibt, dass seine wichtigste Erinnerung an seinen Vater darin besteht, dass dieser im Dunkeln in der Küche saß, trank und nie sprach. Springsteen glaubt, dass sein Vater kaum mehr als tausend Worte in seiner Kindheit gesprochen hat.

Dieser starke Eindruck hatte weitreichende Folgen, allerdings nicht nur negativer Art. Der zum Klassiker gewordene Rocksong »Born to Run« wurde zu einem legendären Springsteen-Hit. Er handelt von seiner ureigenen Motivation im Leben, dem Weglaufen von einem emotional unfähigen Vater, der Suche nach einem authentischen Selbst, davon, etwas aus seinem Talent zu machen und vor allem weiterzumachen. Zu den ganzen Emotionen kam noch eine verlässliche Quelle der Liebe in Form seiner Großmutter. Diese hatte ihre Tochter durch einen tragischen Autounfall – sie war auf die Straße gerannt und überfahren worden – verloren, als diese noch ganz klein war. Die Trauer darüber hat sie nie richtig überwunden, und als Bruce kam, schenkte sie ihm ihre starke mütterliche Liebe.

Weil Bruce' Eltern arm waren und beide arbeiten mussten, blieb er in der Obhut seiner Oma. Von ihr umsorgt und innig geliebt, wurde Springsteen dann ein richtiger kleiner Prinz (oder Tyrann).

Auf diese Jahre blickt Springsteen mit gemischten Gefühlen zurück. Seine Großmutter hat mit ihrer Liebe das Loch in seinem Herzen gestopft. Doch er sieht auch die obsessive und unrealistische Seite dieser Liebe. In der Psyche gibt es keinen Ausgleich zwischen positiv und negativ wie bei einer Waage, wo die eine Seite die andere überwiegt. Stattdessen gibt es nur die schon bekannte Gemengelage, die recht schwer zu definieren und zu fassen ist.

Für Springsteen gab es immer einen starken Drang zur Flucht, die Musik wurde seine Rettung. Aber wenn wir noch einmal auf die Harvard-Studie über das Altern zurückkommen, dann kam auch er an den Punkt, dass Geld und Ruhm keine engen, liebevollen Beziehungen ersetzen können. Springsteen war nicht wirklich fähig, eine enge Beziehung aufrechtzuerhalten, immer fand er Mittel und Wege, Freundinnen zu vertreiben. Mit großem Einblick zeigt er die Dynamik auf, die dem zugrunde lag. Im Grunde glaubte er, nicht liebenswert zu sein; wenn ihm jemand zu nahe kam, schlug er zu und bestrafte die andere Person, weil sie die Frechheit besaß, ihn lieben zu wollen.

Schließlich entdeckte Springsteen, dass er in einer Zwickmühle steckte: Das, was ihn heilen könnte, die Liebe, war genau das, was er am meisten fürchtete und immer wieder wegstieß. Nach einer längeren Psychotherapie hatte er das Glück, eine Frau zu heiraten, die ihn »in Form brachte«, wie er es ausdrückt. Mit anderen Worten liebte sie ihn so sehr, dass sie sich einfach nicht wegstoßen ließ. Es braucht wahrhaft Mut, um die alte Vorstellung, dass man nicht liebenswert sei, unschädlich zu machen. Oft hat das mit der prägenden Erfahrung zu tun, dass die Menschen, die einen lieben sollten – die eigenen Eltern – zugleich der Quell tiefsten Schmerzes sind. Springsteen war ein verlassenes Kind, auch wenn die Liebe seiner Großmutter das zum Teil wiedergutmachte. Doch leider ist Kompensation nicht dasselbe wie Heilung. Mittlerweile hat Springsteen die 65 überschritten. Auftreten muss er immer noch, er braucht den künstlerischen Ausdruck, aber Selbsterhalt spielt auch eine Rolle. Springsteen hat den Weg der Selbsterkenntnis eingeschlagen, aber die Schwere seines frühen emotionalen Missbrauchs fordert immer noch ihren Tribut in Form heftiger depressiver Schübe.

Was können wir aus dieser Geschichte lernen, abgesehen davon, dass sie von einer Berühmtheit handelt? Für uns steht die Geschichte dafür, wie Heilung funktioniert. Je früher man seinen alten Wunden ins Auge blickt, desto besser. Weglaufen und Ausleben helfen nur vorübergehend und sind auf Dauer keine Lösung. Doch mit einer genügenden Portion Selbsterkenntnis ist Heilung immer möglich. Alles beginnt mit dem Wunsch nach Heilung und dem Glauben, dass man sie auch verdient.

AUF DER »LASSEN«-SEITE

Wenn es um Zwickmühlen geht, liegen Tun und Lassen eng beieinander. Niemand entkommt dem Griff tief sitzender Überzeugungen, und wenn man Heilung sucht, gibt es alte Prägungen, die zunächst getilgt werden müssen, damit neue Überzeugungen gut Wurzeln schlagen können. Eine Neuausrichtung bedeutet immer auch, dass etwas »rückgängig« gemacht werden muss. Dafür aber muss man sich lösen, und das steht auch im Zentrum unserer »Lassen«-Liste. Ungute Überzeugungen sind keineswegs folgenlos. Sie haben Konsequenzen für unsere Zellen, vielleicht sogar für unser Epigenom; sie sind für unseren Stresslevel und unsere Entzündungsreaktionen bedeutsam; sie bestimmen die Reflexe, und am Ende fließen sie ein in unsere Stimmung, Gefühle und die Lebenseinstellung insgesamt.

An dieser Stelle müssen Sie sich zu einer inneren Wandlung verpflichten. Achtsamkeit und Meditation machen den Weg frei, indem sie mehr Distanz schaffen und die Selbstwahrnehmung schärfen. Ganz allmählich kultiviert man eine Ebene des Geistes, auf der nicht ständig Wut, Angst, Stress, und Drama herrschen. Sich einem höheren Bewusstsein zu öffnen dauert ein Leben lang. Glaubenssätze sind da nur ein Aspekt, wobei sie uns als gutes Beispiel dienen, wie man vom Guten angezogen und zugleich vom Schlechten abgestoßen wird.

Wir möchten, dass Sie Abstand nehmen von Engstirnigkeit, von laschen Gewohnheiten, überholten Haltungen, Einstellungen, die Stress für Sie und andere bedeuten, sowie einem Denken in Gegensätzen. All dies lässt sich nur mit sehr viel Selbsterkenntnis rückgängig machen.

Um ganz ehrlich zu sein, hat die Selbsterkenntnis auch ihre Kritiker. Gesellschaftlich steht die Parole, »Was du nicht weißt, macht dich nicht heiß« hoch im Kurs, auch wenn das, wie wir wissen, einfach nicht stimmt. Die Trägheit hält uns zurück. Aus Angst, uns mit der nicht so schönen Seite unseres Verhaltens zu beschäftigen, streiten wir lieber alles ab. Sind wir erst einmal im Verteidigungsmodus, glauben wir eh, dass Problemkonfrontation zu noch mehr Schmerzen führt. Doch wenn es bei der Heilung bloß darum ginge, den Schmerz der Vergangenheit aufzuwirbeln, würde niemand diesen Weg auf sich nehmen wollen. Aber es geht ja auch um weit mehr. Sobald wir uns unserer unseligen Bilder bewusst werden, ist das damit verbundene Unbehagen nicht wie der ursprüngliche Schmerz – diesmal können Sie über ihn nachdenken und ihn bewusst ansprechen. Schmerzen, die uns im Griff haben, sind viel schlimmer als Schmerzen, die wir im Griff haben. Auf der anderen Seite ist die Erfahrung des inneren Friedens etwas sehr Schönes. Man empfindet keinen Schmerz und akzeptiert sich. Das motiviert ungemein.

Nun gibt es endlose Möglichkeiten, an dieses oder jenes zu glauben, aber allen negativen Glaubenssätze – so glauben wir – ist eines gemein: die negative Selbstbewertung. Diese ist so schmerzlich, dass Menschen fast alles dafür tun, um ihr zu entrinnen. Als Bruce Springsteen tief in sich entdeckte, dass er die Frauen dafür bestrafte, dass sie ihn zu lieben wagten, hatte er damit eine der schlimmsten Formen der Selbstverurteilung überhaupt erkannt. Selbstverurteilung berührt den Kern dessen, wie man sich selbst sieht, die eigene Identität.

Was man über sich glaubt, hat sowohl positive als auch negative Auswirkungen. Wenn Sie tief im Inneren glauben, dass »ich um jeden Preis erfolgreich sein muss«, kann das eine starke Motivation sein, was positiv ist. Wenn Sie aber glauben, dass Erfolg nur durch Rücksichtslosigkeit, Egoismus und verletzendes Verhalten möglich ist, dann kehrt sich Ihre Motivation ins Negative. Das ist damit gemeint, dass wir unsere Vorstellungen kontrollieren sollen und nicht umgekehrt. Mit der Aussage »Ich werde erfolgreich sein und brauche niemanden, der mich liebt« immunisiert man sich zunächst einmal gegen den Verdacht, in Wahrheit nicht liebenswert zu sein. Andere Selbstbewertungen lauten: »Ich muss für mich selbst sorgen, weil es sonst niemand tut« oder »Ich will nicht, dass jemand sieht, wie schwach ich bin, also bleibe ich immer in der Offensive«.

Liebe ist etwas, das jeder ganz natürlich geben und empfangen will, es sei denn, negative Selbstbewertungen stehen diesem Ansinnen im Weg. Vier Grundüberzeugungen gibt es, die die Selbstverurteilung zu heilen vermögen:

- Ich bin liebevoll und liebenswert.
- Ich bin würdig.
- Ich habe Vertrauen und bin in Sicherheit.
- Ich bin erfüllt.

Natürlich haben Sie bereits Ihre Glaubenssätze, was Liebe, Selbstwertgefühl, das Gefühl der Sicherheit und der Erfüllung angeht. Für die meisten Menschen allerdings kommen diese Gefühle nicht klar und rein zur Geltung, sondern sind irgendwie verzerrt und entstellt. Durch Selbsterkenntnis aber können Sie Klarheit erlangen, indem Sie eine Ebene des Geistes finden, wo Liebe, Selbstwertgefühl, Sicherheit und Erfüllung unmittelbar ohne den Hauch eines Zweifels erlebbar sind. Im friedlichen Zustand nach einer Meditation etwa gibt es keinerlei Selbstbewertung. Das Gleiche gilt beim morgendlichen Erwachen oder vor dem Einschlafen. In all diesen Fällen hat sich Ihre Persönlichkeit, das ganze »Ich, ich, ich« zurückgezogen, Ihr Bewusstsein jedoch nicht. Hier erleben Sie Wachheit als einen Zustand des Gleichgewichts. Wir werden diesen Zustand am Sonntag, dem Tag der Evolution, noch näher erläutern (siehe Seite 311). Im Moment möchten wir nur, dass Sie wissen, eine Abkehr von der negativen Selbstbewertung ist möglich und gar nicht so schwer. Denn der Wachzustand ist der einfachste und natürlichste Zustand überhaupt.

Wenn Sie in den Spiegel schauen, wie sieht es da mit dem Gefühl des Geliebtwerdens und der Liebenswürdigkeit, der inneren Sicherheit und dem Gefühl der Erfüllung aus? Viele Menschen würden privat zugeben, dass sie in diesen Bereichen einen Mangel empfinden, aber sie wissen nicht, wie sie vorgehen müssen. Machen Sie sich erstens klar, dass niemand mit Glaubenssätzen auf die Welt kommt. Liebe, Selbstwertgefühl, Sicherheit und Erfüllung entwickeln sich mit der Zeit. Weil die Gesellschaft wenig Orientierung bietet, müssen wir die Glaubenssätze auf der Ebene des privaten Selbst erarbeiten. Dabei hilft uns das höhere Selbst. das uns Visionen und Lebenssinn vermittelt. Emotionen ziehen uns hoch und runter, mal hierhin und mal dorthin. Das höhere Selbst bringt uns immer ins Zentrum zurück.

Deshalb kommt ihm bei der Heilung negativer Glaubenssätze auch allerhöchste Bedeutung zu. »Höher« hat hier übrigens nichts mit Unerreichbarkeit zu tun. Wir werden später noch darauf zu sprechen kommen. Im Moment sei nur gesagt, dass Liebe, Selbstwertgefühl, Sicherheit und Erfüllung zu finden, ein Prozess ist. Wenn Sie die ersten Schritte auf diesem Weg machen, werden Sie alles Notwendige in sich finden, und zwar ohne Kampf und Druck. Ihr höheres Selbst wird Ihnen den Weg des Herzens weisen. In diesem Sinne ist die Heilung von negativen Glaubenssätzen letztlich eine Frage der Rückbesinnung auf die eigene wahre Natur. Was könnte uns hoffnungsfroher stimmen?

Samstag

KAMPFLOS GLÜCKLICH

Das empfehlen wir heute – wählen Sie nur einen Punkt aus.

TUN

- Seien Sie offen.
- Begegnen Sie einer Situation ohne Widerstand.
- Handeln Sie würdevoll.
- Übernehmen Sie Mitverantwortung.
- Unterstützen Sie alles, was in Fluss ist.

LASSEN

- Hören Sie damit auf, Widerstand zu leisten, wo es nicht nötig ist.
- Lassen Sie jemand anderen seinen/ihren Willen.
- Tragen Sie dazu bei, einen Konflikt zu vermindern.
- Beseitigen Sie Hindernisse anderer.
- Setzen Sie sich für weniger Konkurrenzverhalten und für mehr Zusammenarbeit ein.

Kampflos glücklich zu sein umfasst drei Dinge: Aufgeben, Akzeptieren und im Flow (Fluss) sein. Aufgeben bedeutet, sich von Bindungen zu lösen, zum Beispiel von Kummer (Beispiel für eine negative Anhaftung), oder von einem Wunsch, der nie in Erfüllung geht (Beispiel für eine positive Anhaftung). Ob das Anhaften positiv oder negativ ist, ist nicht entscheidend, sondern einzig, dass man dadurch auf der Stelle tritt. *Akzeptanz* hat damit zu tun, dass die Realität nie falsch ist. Im menschlichen Leben ist die Realität dynamisch und immer in Bewegung. Welche Richtung sie auch immer einschlägt, ist die entscheidende, selbst wenn wir Widerstand leisten, weil wir meinen, dass es die falsche Richtung ist. *Flow* bedeutet, das Leben als einen sanften, selbstgesteuerten Strom zu betrachten.

Wenn Aufgeben, Annehmen und im Flow sein zusammenkommen, führt man ein Leben frei von Kämpfen. Theoretisch klingt das sehr ansprechend, aber unsere gesellschaftlichen Werte weisen in eine ganz andere Richtung. Besonders im Westen bedeutet Aufgeben, dass man einen Kampf verloren hat. Akzeptanz wird mit Resignation gleichgesetzt, dem Gefühl, nicht zu bekommen, was man möchte. Und im Flow zu sein hat nichts mit der harschen Realität zu tun.

Hinter diesen negativen Konnotationen steht etwas viel Größeres, nämlich die Vorstellung, dass man kämpfen muss, um zu überleben. Der Kampf hat seine mythische Begründung schon im Alten Testament, der Vertreibung von Adam und Eva aus dem Paradies als Strafe dafür, dass Eva Adam überredete, die Früchte vom Baum der Erkenntnis zu essen. Plötzlich schämten sich die ersten Menschen ihrer Nacktheit. Sie hatten gesündigt, weil sie Gott nicht gehorcht hatten. Die Vertreibung aus dem Paradies war eine Katastrophe – Gott bestrafte Adam und Eva und verurteilte sie zu einem Leben in Fron und Leid.

Abgesehen von den religiösen Implikationen erklärt die Geschichte der Vertreibung aus dem Paradies den menschlichen Zustand, und da kommt der Kampf ins Spiel. Tief in unserem Inneren stecken Bilder, die uns sagen, wie das Leben ist und wie es sein muss. Der letzte Satz ist wichtig, denn wenn das Leben »so sein muss«, haben wir nicht die Macht, es zu ändern. Nehmen Sie die drei Kennzeichen des Glücks, die Gallup verwendet, um das Wohlbefinden zu messen (siehe Seite 192): leiden, kämpfen und gedeihen. Zweifellos gibt es in der Welt immenses Leid, aber das ist nicht dasselbe, wie wenn man sagt, dass es in der Welt Leiden geben muss. Nicht, wenn die innere Einstellung es einem so vorsagt.

Heute möchten wir, dass Sie ergründen, wie es um Ihr Verhältnis zum Kampf als einer Notwendigkeit bestellt ist. Ironischerweise haben Menschen, die ihr Leben lang kämpfen, auf ihre ganz eigene Weise etwas akzeptiert und sich darin ergeben, nämlich dass der Kampf unvermeidlich ist. Die entgegengesetzte Weltanschauung wäre so etwas wie der Buddhismus, der davon ausgeht, dass Schmerz und Lust unweigerlich miteinander verbunden sind. Der Weg, das Leiden zu überwinden, besteht deshalb darin, dem Zyklus von Lust und Schmerz zu entsagen. Um dies zu erreichen, muss man eine Ebene der Selbsterkenntnis erreichen, die für immer gleich ist, für immer friedlich und ungestört von der unaufhörlichen Aktivität des Geistes.

Diese Weltanschauung, die den Weg zu einer Existenz ohne Kämpfe öffnet, hat auch ihre Bedingungen: Der Suchende muss achtsam sein, dem Streben nach Vergnügen den Rücken kehren, die bewusste Wahrnehmung seiner selbst vertiefen und akzeptieren, dass das Ziel, kampflos glücklich zu sein, möglich ist. Der Grund, warum die meisten Menschen das Ziel nicht erreichen, ist kein Geheimnis: Den damit verbundenen »Zwängen« zu folgen ist gleichfalls schwierig. Lassen wir hier die genauen Lehren des Buddhismus außer Acht. Man kann es auch ganz einfach fassen, die Menschen wollen nicht mehr kämpfen. Deshalb bedarf es keiner höheren Lehre oder Doktrin – die simple Erfahrung, wie es ist, mit dem Kopf durch die Wand zu wollen, ist Motivation genug.

Halten wir einen Moment inne. Denken Sie an einen Lebensbereich, in dem Sie in Schwierigkeiten stecken. Hier die wichtigsten Bereiche, in denen Sie suchen können:

- Mit sich selbst kämpfen
- In Beziehungen kämpfen
- Kämpfen, um materiell vorwärts zu kommen
- Kampf gegen die Welt und äußere Kräfte

Ihre Kämpfe, ob groß oder klein, werden wahrscheinlich in diese vier Kategorien fallen, und Sie werden sicher noch andere Beispiele finden, wenn Sie weitersuchen. Jemand in den Fängen von Sucht oder

Depression steckt in einem krassen Kampf mit sich selbst – der Kampf spielt sich »hier drin« ab. Jemand anders widersteht seinen Wutausbrüchen oder versucht, religiösen Idealen gerecht zu werden (zum Beispiel Sünde und Versuchung zu meiden), das ist dann irgendwo dazwischen. Wieder jemand anderes hat vielleicht ein hohes Maß an Selbstakzeptanz und viel Selbstwertgefühl, ist aber in kleinere Kämpfe involviert, wie dem Wunsch, das Gewicht zu halten oder jung zu bleiben. Kurz gesagt, kein Leben kommt ohne Kämpfe aus, auch das jener nicht, die in Gallup-Umfragen höchste Zufriedenheitswerte angeben.

Weil es so viele Kämpfe gibt, sehnen sich die Menschen nach einer Antwort auf die wichtigste Frage: Sind all diese Kämpfe überhaupt notwendig? Doch ungeachtet dieser Frage leben die Menschen so, als ob die Antwort ja lauten würde. Sie kämpfen, weil sie das Gefühl haben, es ginge nicht anders. Um den genauen Mechanismus zu verstehen, betrachten Sie die folgende Liste, die die psychologischen Einstellungen hinter dem täglichen Kampf aufdeckt.

Warum strampeln Sie sich immer noch ab?

- Ich weiß keinen Ausweg.
- Ich bin emotional nicht genügend gefestigt (deprimiert, ängstlich, hilflos).
- Ich bin innerlich unsicher und verwirrt.
- Die Situation ist kompliziert.
- Ich habe falsche Entscheidungen getroffen, und nun sitze ich in der Falle – die Uhr kann man nicht zurückdrehen.
- Das war schon immer so, seit ich denken kann.
- Ich habe Angst, mich zu wehren.
- Ich kann nichts dafür, aber das Leben ist eben hart.
- Ich bin zu tief involviert und fühle mich überfordert.
- Jemand anderes hat die Kontrolle über die Situation.
- Ich habe niemanden, an den ich mich wenden kann.
- Ich verdiene es nicht anders.

Dies sind die häufigsten Gründe, warum man sich in Kämpfe verstrickt, ganz zu schweigen von dem Leiden, das damit verbunden ist. Wenn man sich in einer problematischen Situation befindet und mit den normalen Bewältigungsstrategien nicht mehr weiterkommt – wie zum Beispiel in einem üblen Scheidungsverfahren oder beim Konkurs der Firma –, dann geht einem womöglich alles aus der Liste abwechselnd im Kopf herum. Halten Sie einen Moment inne und versetzen Sie sich mental in eine schwierige Zeit Ihres Lebens. Kommen Ihnen Dinge auf der Liste bekannt vor, Situationen, in denen Sie weder ein noch aus wussten und gedanklich völlig gelähmt waren?

Wir wollen weder Ihnen noch jemand anderem die Schuld für Ihre Kämpfe in die Schuhe schieben. Manche Situationen sind einfach unvermeidlich und natürlich spielen die äußeren Faktoren eine wichtige Rolle. Eine Kündigung zu erhalten oder Eltern mit Demenz zu pflegen, ein drogenabhängiges Kind zu haben – das Leben ist voller Herausforderungen. Aber machen Sie die Sache nicht noch schlimmer, indem Sie auch noch einem imaginären »Muss« Folge leisten. In die Zone des Nicht-Kampfes gelangt man nur, wenn man Schluss macht mit dem ewigen »Müssen«.

AUF DER »TUN«-SEITE

Das Leben fließt, wenn Sie es nur lassen – das ist der Kern der heutigen Empfehlungen. Der geistige Körper ist auf einen ungehinderten Fluss hin angelegt. Informationen bewegen sich frei überallhin, Prozesse sind miteinander verwoben, alle Zellen folgen dem gleichen Ziel: leben und gedeihen. Wenn der Strom blockiert ist, stößt der geistige Körper auf Widerstand und Hindernisse. Dies spielt sich allerdings im Inneren ab – aus irgendeinem Grund meinen wir kämpfen zu müssen. Sobald es ein »Müssen« gibt, kommt es auch zum Tragen. Unsere Einstellung überträgt sich auf andere, und weil unser »Müssen« darauf beharrt, seinen eigenen Weg zu gehen, spiegeln die äußeren Situationen unser Innenleben wider.

Umgekehrt wird sich die äußere Realität an unsere Innenwelt anpassen, sobald wir dem Leben trauen, weil es gut für sich sorgen kann und unsere Zellen dies auch wissen. Optimismus, eine gewährende Haltung, Toleranz, Selbstakzeptanz – können ebenfalls Gestalt annehmen. Das lässt sich untersuchen, und Soziologen haben sich auch bereits mehr schlecht als recht daran versucht. Eine der größten Datenbanken im Hinblick auf Lebensstilfaktoren ist die Framingham Heart Study, die 1948 mit den 5200 Einwohnern der Stadt Framingham in Massachusetts ihren Anfang nahm. Auch wenn das Hauptziel der Studie die kardiovaskuläre Gesundheit war, ergab die Durchsicht der Daten einen unerklärlichen Befund.

Das Gesamtrisiko eines Herzinfarkts hat auch mit dem familiären Hintergrund zu tun. Jemand, der in einem Haushalt aufgewachsen ist, in dem geraucht, sich wenig bewegt wurde und Familienangehörige fettleibig waren, tendiert auch selbst dazu. Das Gleiche gilt für den Freundeskreis. Seltsam ist, dass die Ähnlichkeit des Lebensstils auch noch für die Freunde von Freunden gilt. Die Tendenz einer bestimmten Wahl beim Lebensstil, etwa das Rauchen, nimmt außerhalb des eigenen Zirkels noch zu. Wenn die eigenen Eltern, man selbst und die Freunde rauchen, dann ist die Wahrscheinlichkeit erhöht, dass auch die Bekannten von Eltern und Freunden ebenfalls rauchen, auch wenn man sich nie gesehen hat. Mit anderen Worten, eine Gewohnheit kann sich ausbreiten.

Weil es sowohl gute als auch schlechte Gewohnheiten gibt, ist es bloß ein kleiner Schritt, um zu prüfen, ob Sie in einer liebevollen Familie aufgewachsen sind. Damit würde sich nicht bloß Ihr Herzinfarktrisiko vermindern, auch Sie wären liebevoller, hätten liebevolle Freunde, die wiederum *selbst* liebevolle Freunde haben. Darauf weisen jedenfalls die Daten der Framingham Heart Study hin, ohne dass man erklären kann, warum das so ist. Worauf wir hinauswollen ist, dass wenn man sich in Hingabe, Akzeptanz und dem Fließenlassen der Dinge übt, auch dieser Effekt virulent werden kann. Die Realität um Sie herum wird dann weniger von Kampf geprägt sein.

Überprüfen Sie doch selbst einmal anhand unserer Positivliste für heute, ob das stimmt. Wenn Sie sich also heute in einer Situation wiederfinden, die danach schreit, dass Sie eingreifen, dazwischen gehen, die Kontrolle und volle Verantwortung übernehmen, anderen sagen, wie sie sich zu verhalten haben und so weiter und so fort, dann ist das die perfekte Gelegenheit, um zu prüfen, ob es auch ohne Ihr Einschreiten gut ausgehen kann. Auch wenn das Ergebnis nicht perfekt sein mag, werden Sie überrascht sein, wie gut alles funktioniert, wenn Sie dem Kampf entsagen. Der Flow ist ein echtes Phänomen, und richtig angewandt, werden Sie schon bald erkennen, dass das ewige »Müssen« und Kämpfen gar nicht nötig ist. Man kann es einfach lassen.

AUF DER »LASSEN«-SEITE

Wenn der Flow ein echtes Phänomen ist, warum erleben wir ihn dann so selten? Vielleicht, weil wir innere Widerstände und Straßensperren errichten, um das Leben in bestimmte Bahnen zu lenken. Das wäre ziemlich menschlich, weil wir evolutionsbedingt so ausgerichtet sind. In unserer schnelllebigen Welt ist das Überleben immer noch wichtiger geworden, jedenfalls für die meisten. Ob realistisch oder nicht, kontrollieren wollen wir die Welt um uns herum auf jeden Fall. Unsere heutigen Empfehlungen drehen sich deshalb darum, dass Sie einmal schauen, wo und wann Sie Widerstand leisten. Ganz konkret stoppen Sie den Flow immer dann, wenn

- Sie sich und anderen Stress machen.
- Sie darauf bestehen, recht zu haben und andere nicht.
- Sie voreingenommen sind.
- es entweder nach Ihnen oder gar nicht geht.
- Sie keine anderen Meinungen gelten lassen.
- Sie jemanden vor anderen bloßstellen.
- Sie anderen Ihre Werte aufzwingen.

Achten Sie heute darauf, ob sich solche Verhaltensweisen bei der Arbeit, in Ihren Beziehungen oder im Familienleben einschleichen.

Da wir alle zu Rechtfertigungen neigen, lässt sich ein solches Verhalten bei anderen beobachten. Da immer zwei zum Streiten gehören, fragen Sie sich im zweiten Schritt, welche Rolle Sie dabei gespielt haben.

Wann immer Sie feststellen, dass Sie den Flow blockieren, halten Sie inne und gehen Sie ihm aus dem Weg. Das kann ein physisches Aus-dem-Weg-Gehen sein oder eine Verhaltensänderung. In den Weisheitstraditionen spiegelt die Realität »da draußen« immer die Realität »da drinnen« wider. Vielleicht können Sie sich mit dieser Vorstellung nicht so recht anfreunden. Was Sie aber tun können, ist, Hindernisse zu beseitigen und aufzuhören, Widerstand zu leisten. Sehen Sie selbst, ob sich danach in Ihrer äußeren Situation etwas ändert.

»DAS LEBEN KANN GANZ GUT AUF SICH SELBST AUFPASSEN«

Wenn sich der geistige Körper dahin entwickelt hat, dass er in jeder Hinsicht für sich sorgen kann, gilt das dann auch in anderen Bereichen? Die Frage weist in eine spirituelle Richtung, denn sie wirft die Frage auf, ob das Leben selbst dazu bestimmt ist, den Menschen zu dienen. Sind wir so besonders? In den spirituellen Traditionen des Ostens wie des Westens lautet die Antwort Ja. Sehr, sehr viele Weise, Heilige und geistige Führer lehren, dass die Seele oder das höhere Selbst real ist. Wahr ist auch:

- Nichts ist zufällig. Jedes Erlebnis passt in einen größeren Plan.
- Der größere Plan ist in das Bewusstsein eingebettet.
- Jeder ist mit dem größeren Plan verbunden, ob man es nun weiß oder nicht.
- Um zu verstehen, wo man in diesem größeren Plan steht, muss man sein Bewusstsein erweitern.

Egal, wie man »den größeren Plan« definiert, ist dieses Wissen in unserer säkularen Gesellschaft völlig in den Hintergrund getreten. Weder die Vorsehung Gottes, die Erlösung der Seele, Karma oder Nirvana passen in die moderne säkulare Welt. Zwei Weltanschauungen prallen hier aufeinander, was bis in den Alltag hinein Auswirkungen hat. In der spirituellen Welt werden Menschen vom Universum geschätzt, denn es wird selbst von einem kosmischen Geist regiert; gemäß der säkularen rationalen Weltanschauung sind Menschen bloß ein Staubkörnchen in der schwarzen Leere des Weltraums, nicht anders als Wasserstoffatome oder die Milchstraße – ein reines Zufallsprodukt, nach dem Urknall entstanden. Zwischen diesen beiden gegensätzlichen Weltanschauungen ist keine Verständigung möglich, es gibt nur ein Entweder-oder.

Weil es sich hierbei nicht bloß um ein theoretisches Problem handelt, sitzen viele Menschen nun zwischen den Stühlen, was diese unterschiedlichen Sichtweisen angeht. Wie oft haben Sie nicht auch schon die folgenden Bemerkungen gehört?

- »Es gibt keinen Zufall.«
- »Alles hat seinen Grund.«
- »Achte auf deine Wünsche.«
- »Der Fluch der guten Tat.«
- »Wie du säst, so wirst du auch ernten.«

Man kann all dem zustimmen und trotzdem auf dem Boden der Tatsachen bleiben. Unser Verstand ist in beiden Wirklichkeiten zu Hause und wechselt von einer zur anderen, ganz nach Belieben. Sagt jemand: »Alles geschieht aus einem bestimmten Grund«, dann heißt das, dass es im Alltag ein verborgenes Muster gibt. Dieses versteckte Muster ist manchmal für einen Augenblick sichtbar, mehr aber nicht. Wir kennen den Begriff *Synchronizität*, der Zufällen eine Bedeutung zuweist. Freud, überzeugter Atheist und Wissenschaftler, sah keinen Nutzen für höhere Kräfte, eine Seele, spirituelle Erfahrungen oder Synchronizität. Sein rebellischer Anhänger Jung indessen, der den Begriff Synchronizität geprägt hat – definiert als zwei Ereignisse, die sinnvoll verbunden sind, aber in keinem kausalen Zusammenhang stehen –, konnte ihn nicht überzeugen.

Hierzu ist auf der Webseite des Physics Forum zu lesen:

> *»Die erste wirkliche Krise ihrer Freundschaft machte sich im Frühjahr 1909 durch den folgenden Vorfall bemerkbar. Jung besuchte Freud in Wien und erkundigte sich, was dieser von Präkognition und Parapsychologie hielte. Freud jedoch war gänzlich materialistisch orientiert und lehnte diese Dinge in einer Weise ab, die Jung verärgerte. Dann passierte etwas Seltsames. Als Freud ging, fühlte Jung ein Brennen im Zwerchfell, während gleichzeitig das Bücherregal neben ihnen ein lautes Knarzen von sich gab. Dies sei, so Jung, ein perfektes Beispiel für ein paranormales Phänomen. Doch Freud wollte nichts davon wissen. Nun sagte Jung voraus, dass es in einem Moment wieder so ein lautes Geräusch geben würde. Und er hatte recht; wieder war im Bücherregal ein lautes Knarzen zu hören. Freud war ratlos, doch weckte dieser Vorfall sein Misstrauen gegenüber Jung.«*

Was ist an diesem Tag wirklich passiert? Die Grenze zwischen Synchronizität und Paranormalität war immer schon diffus, doch das Hauptproblem lautet so: Beeinflusst unser Verstand die Realität »da draußen«? Menschen beantworten dies indirekt mit Sprüchen wie »Gib acht auf deine Wünsche«. Könnten Sie zum Beispiel folgende Aussagen unterschreiben?

- Gott hört immer zu.
- Wir leben in einem bewussten Universum.
- Der menschliche Geist ist ein Spiegelbild des kosmischen Geistes.
- Kein Gebet bleibt unerhört.
- Wenn man dranbleibt, gehen Träume in Erfüllung.

Wenn man auch nur ein klein wenig daran glaubt, dass die Welt »da draußen« widerspiegelt, wer man ist und was man sich insgeheim wünscht, dann kann man selbst ausprobieren, ob es stimmt. In diesem Kapitel haben wir die Abkehr vom Kampf als etwas Wahres und Realistisches vorgestellt. Wenn Sie Tag für Tag all die Kämpfe betrachten, dann sehen Sie doch, dass diese Kämpfe nicht stattfinden *müssen.* Diese Erkenntnis gehört mit zu den wichtigsten Etappen auf dem Weg zu einem höheren Bewusstsein. Den Weg des kampflosen Glücklichseins können Sie selbst beschreiten, zumal die Trennung zwischen »hier drin« und »da draußen« ohnehin nie existiert hat. Auf äußerst kluge Weise lehrt uns der geistige Körper, dass das Leben tatsächlich für sich selbst sorgen kann. Ein weiterer Nachweis ist nicht erforderlich. Es mag abgehoben klingen, wenn man sagt, dass jemand auf dem Weg zu einem höheren Bewusstsein ist, aber in Wahrheit ist das Ganze viel bescheidener. Der Weg führt uns zu Vertrauen, Akzeptanz und in den Flow, der alle Zellen erhält.

Sonntag

ENTWICKLUNG

Das empfehlen wir heute – bitte wählen Sie nur einen Punkt

TUN

- Halten Sie nach Synchronizitäten (bedeutsames Zusammentreffen) Ausschau.
- Gestalten Sie Ihren inneren Monolog positiver.
- Suchen Sie nach Gelegenheiten, Mitgefühl zu zeigen.
- Zeigen Sie offen Liebe und Wertschätzung.
- Seien Sie großzügig im Geiste.

LASSEN

- Hören Sie nicht auf die Stimme der Angst.
- Wenn Sie wieder einmal mit dem Schlimmsten rechnen, treten Sie einen Schritt zurück und bleiben Sie neutral.
- Wenn Ihnen immer wieder ein bestimmter negativer Gedanke kommt, fragen Sie sich, ob dieser förderlich oder bloß ein Relikt der Vergangenheit ist.
- Wenn Sie innerlich aufgewühlt sind, suchen Sie sich einen ruhigen Ort und versuchen Sie, innerlich wieder zur Ruhe zu kommen.
- Suchen Sie die Gesellschaft von Menschen, die Sie inspirieren und aufbauen.

Sonntag ist genau der richtige Tag, um über die eigenen höchsten Werte nachzudenken. Ein jeder Mensch hegt Hoffnungen. Wir alle möchten ein bedeutsames, sinnerfülltes Leben führen, wobei es bei manchen Wünschen Jahrzehnte dauern kann, bis sie in Erfüllung gehen. Am Ende aber genießt derjenige eine höhere Lebensqualität im Alter, dessen Leben erfüllt ist, und nicht jemand, der bei gleicher Lebenslänge nur Bedauern, Frustration und Nostalgie empfindet. In diesem Buch haben wir immer wieder darauf hingewiesen, wie sich Stress und Entzündungen im Lauf der Zeit immer mehr aufbauen. Aber das gilt auch für persönliches Wachstum. Die Seele reift immer weiter Tag für Tag, und das Leben ist wie ein aufsteigender Bogen, von Anfang bis Ende. Wie aber lässt sich dieses Bild praktisch umsetzen?

Unser ganzheitlicher Ansatz begleitet uns ein Leben lang. Der letzte Schritt unserer Reise heißt nun, einen ganzheitlichen Zugang zum Leben selbst zu finden. Aber das geht nur mithilfe einer Vision. Die Religion ist dafür wie gemacht. Ein wahrhaft Gläubiger könnte folgende Aussagen in Bezug auf das Leben treffen:

- Alles liegt in Gottes Hand.
- Der Glaube trägt mich.
- Gott verzeiht alles.
- Was der Mensch sät, wird er ernten.
- Der Mensch denkt, Gott lenkt.

Dies sind übergeordnete Bekenntnisse des Glaubens, die, wenn man hinter ihnen steht, in einer Weise Orientierung bieten, wie sie der Atheismus nicht zu geben vermag. Der hat seine eigenen Leitsätze:

- Das Universum wird vom Zufall bestimmt.
- Wunder gibt es nicht.
- Religion ist irrationaler Aberglaube.
- Entscheidungen müssen auf Vernunft und Logik basieren.

Ganzheitliche Lebensbetrachtungen sind, wie man nicht vermuten würde, gar nicht so selten anzutreffen. Abgesehen von der Religion können sich viele Leute auf Dinge verständigen, wie »Die Familie ist alles« oder »Erfolg besteht zu zehn Prozent aus Inspiration, der Rest ist harte Arbeit.« Gibt es solche Losungen auch in Hinsicht auf Heilung? Kann man auch im Tagesgeschäft an einer allumfassenden Vision des Lebens festhalten?

Die beste Vision in diesem Zusammenhang ist die Evolution, eine Theorie, die jede Lebensform berücksichtigt, angefangen von Einzellern und blau-grünen Algen (beide Milliarden Jahre alt), über ein Baby, das im Krankenhaus geboren wird, bis hin zum Lesen dieses Satzes. Wenn man sich ein Leben lang persönlich weiterentwickelt, dann ist das auch die Umsetzung einer großen Vision. Heute konzentrieren wir uns bei unseren Empfehlungen auf persönliches Wachstum/Evolution und wie man das Beste daraus machen kann. Zunächst einmal sollten wir die darwinistische Evolution beiseite lassen, die sich auf das Überleben und Aussterben von Arten, also großen Gruppen beschränkt. Zwar erklärt der Darwinismus, wie sich der Säbelzahntiger von seinen primitiven Vorfahren heraus entwickelte, lebte und irgendwann ausstarb. Aber der Darwinismus sagt uns nichts über den Säbelzahntiger als Individuum.

Überleben und Aussterben wird von genetischen Veränderungen bestimmt, die sich im Pflanzen- und Tierreich zutragen. Führt die Mutation zu einem Überlebensvorteil, wird sie Teil der Spezies. Die Menschen aber haben dieses System längst überwunden. Anstatt dass nur die Stärksten überleben, sorgen wir für die Schwachen (zum Beispiel durch Krankenkassen und Rentensysteme). Und der Wettstreit um eine Partnerin wird nicht mehr durch Kämpfen ausgetragen. Ob Dichterin oder Gewichtheber: Beide haben die gleiche Chance, das Herz eines geliebten Menschen zu gewinnen. Was die Heilung angeht, ist jedoch ein Punkt kritisch – die persönliche Entwicklung des Einzelnen. Die Evolution des Individuums findet genau in diesem Augenblick statt. Im Abschnitt über Epigenetik haben wir dies bereits zu belegen versucht und gezeigt, wie Erfahrungen ein Leben lang bestimmte Marker prägen, die die Genaktivität beeinflussen. Manche Forscher sind sogar der Meinung, dass epigenetische Marker von der Mutter oder dem Vater die Lebenseinstellung ihres Kindes beeinflussen können (siehe Seite 204).

Dieser Ansatz weist in die richtige Richtung, genauso wie die Entwicklung des menschlichen Gehirns. Traditionell geht man davon aus, dass das Gehirn aus drei Teilen besteht, beginnend mit dem ältesten Teil bis hin zum jüngsten. Man kann sich das Gehirn wie das Personal eines englischen Herrenhauses vorstellen. Im Herrenhaus ist immer etwas los, wir sind Herr oder Herrin des Hauses und für die Überwachung der Diener, also der verschiedenen Hirnregionen, zuständig. Im Erdgeschoss rumort der älteste Teil des Gehirns, der Hirnstamm oder das Reptiliengehirn, er ist fast 500 Millionen Jahre alt. Organisiert ist es um die Überlebensinstinkte herum, etwa Kampf oder Flucht, den Fortpflanzungsinstinkt und so weiter, die zuerst bei Fischen und einfachen Reptilien auftauchten. Auf halbem Weg nach oben befindet sich das limbische System, das um Emotionen und Bindungen herum organisiert ist. Dieses entstand bereits vor 250 Millionen Jahren mit den ersten Säugetieren, die, soweit wir wissen, Emotionen haben, die den menschlichen ähneln (so trauern etwa Elefanten um ihre Toten und Tümmler eilen kranken und verletzten Tieren zu Hilfe). Irgendwie hat dann das limbische System die Fähigkeit erworben, sich angenehmer oder schmerzhafter Erfahrungen zu erinnern, und seitdem verspüren wir den Drang, Angenehmes zu wiederholen und Schmerzhaftes zu vermeiden.

Auf dem obersten Treppenabsatz befindet sich die jüngste Hirnregion, der Kortex, wo die besten Diener dem Herrn des Hauses zu Diensten stehen. Alles, worüber wir nachdenken und entscheiden, wird hier verwaltet. Der Kortex umgibt das Gehirn wie die Rinde den Baum (*Cortex* ist lateinisch und bedeutet »Rinde«). Wenn man tief in Gedanken ist, legen wir die Stirn in Falten, und seltsamerweise haben erst Furchen, Spalten und Rillen im Gehirn den Homo sapiens zum Denker werden lassen. Bei Ratten und Mäusen etwa ist der Kortex noch glatt, bei Katzen wird die Oberfläche schon unregelmäßig, und bei Primaten entstehen allmählich Furchen. Entwickelte Arten – höhere Primaten und Delfine etwa – haben tiefere, komplexere Furchen. Aber nichts geht über das biologische Origami der Großhirnrinde des Menschen. Sie ist zu einer komplizierten Karte gefaltet, die dem Reichtum unserer geistigen Aktivität entspricht. Hier sind Sprache, Musik und Kunst angesiedelt. (Shakespeare und Mozart sind buchstäblich den Furchen entsprungen!)

Allerdings möchten wir auch betonen, dass das eigentliche Selbst nichts mit den Aktivitäten in diesen Hirnregionen zu tun hat. Das eigentliche Selbst ist der Herr des Hauses, der all diese Aktivitäten beobachtet – alle Gefühle, Gedanken und Wege des Geistes. Was die höheren Hirnfunktionen mit der persönlichen Evolution verbindet, ist ziemlich einzigartig und zugleich mysteriös. Es ist die Fähigkeit, über sich selbst nachzudenken. Die Selbsterkenntnis umfasst das riesige Gebiet zwischen »Wer bin ich?« und »Das ist mein wahres Ich«, zwischen Selbstzweifel und Selbstbeherrschung. Die menschliche Erfahrung, das sind all die vielen Posen vor dem Spiegel. Weil wir uns selbst erkennen, können wir auch alle möglichen pychologischen Ausrichtungen annehmen:

- Selbstgefällig, überheblich, egoistisch und unfähig, eigene Fehler zu erkennen
- Von Selbstzweifeln geplagt, demütig, uneigennützig und der eigenen Mängel bewusst
- Introvertiert, reflektiert, kontemplativ und zurückgezogen
- Extrovertiert, aggressiv, wettbewerbsorientiert und gesellig

Diese Eigenschaften gibt es in diversen Mischungen, und sicherlich auch immer in gewissen Extremen. Weil es so viele Kombinationsmöglichkeiten gibt, kann man jedem Menschen auf der Erde ein einzigartiges Profil zuweisen. Ohne Selbsterkenntnis üben wir Verrat an unserer Einzigartigkeit und erstarren in Stereotypen und Konformität. Gewohnheit und Konditionierung statt Achtsamkeit. Durchwursteln als Normalzustand. Gewinnen diese äußeren Kräfte die Oberhand, dann ist der Mensch nicht viel mehr als ein ferngesteuerter biologischer Roboter.

Weil wir uns unserer selbst bewusst sind, leben wir nicht einfach so dahin: Wir beobachten auch, wie sich unser eigenes Leben entfaltet. Zwar ist es nicht möglich, in das Nervensystem eines Buckelwals, einer Giraffe oder eines Panda einzudringen, aber in gewisser Weise haben sie ihre eigene Art von Bewusstsein. Nicht nur die körperliche Ähnlichkeit macht Tiger und Löwen zu Mitgliedern derselben Familie, oder die Hauskatze, die Spatzen im Garten jagt. Sie sind durch ihr Verhalten miteinander verbunden, und dieses hat damit zu tun, wie Katzen die Welt wahrnehmen. Sie sind Jäger, Streuner. Listig und geduldig liegen sie auf der Lauer und schlagen dann blitzschnell zu.

Unsere heutigen Empfehlungen kreisen um das Thema Teilhabe am Bewusstsein der menschlichen Spezies. Das klingt ein bisschen hochtrabend, wir sind uns dessen bewusst, aber letztendlich hängt das Schicksal der Erde vom menschlichen Bewusstsein ab: ob es sich entwickelt oder nicht. Vielleicht lässt sich die globale Erwärmung stabilisieren und möglicherweise umkehren. Wenn sich das menschliche Bewusstsein nicht entwickelt, werden wir durch Nichtstun in große Gefahr geraten.

AUF DER »TUN«-SEITE

Um weiterzukommen, sollten Sie einmal nach ungewöhnlichen, noch ungeahnten Perspektiven Ausschau halten. Die heutigen Empfehlungen haben mit genau solchen veränderten Sichtweisen zu tun. Sobald man seinen gewohnten Standpunkt verlassen hat, werden ganz neue Bewusstseinsebenen möglich. Jeder kann dann die Geschichte, die man im Kopf hat, ausleben. Jeder gute Tag fügt so einer Geschichte etwas Positives hinzu; ein schlechter Tag untergräbt sie ein wenig. Die Höhen und Tiefen des täglichen Lebens hängen von den Themen so einer Geschichte ab, etwa Gewinnen versus Verlieren, Lieben versus Hassen, Führen versus Folgen. Die Themen, nach denen wir leben, sind bekannt und ziemlich standardisiert, schließlich haben wir sie von unserer Familie, Freunden und der Gesellschaft übernommen.

Jeden Tag vertiefen Sie folgende Themen:

- Achtsam oder achtlos sein
- Optimistisch oder pessimistisch sein
- Gewinnen oder verlieren
- Gut klarkommen oder sich immerfort abstrampeln
- Aktiv oder passiv sein
- Praktiker oder Theoretiker
- Einzelgängerisch oder gesellig sein
- Häuptling oder Indianer
- Wachsam oder entspannt sein
- Akzeptieren oder nicht hinnehmen
- Geben oder nehmen
- Fördernd oder abhängig sein
- Liebevoll oder nicht liebevoll sein
- Attraktiv oder unattraktiv sein
- Hilfsbereit sein oder Steine in den Weg legen
- Hungrig oder satt sein
- Nach Neuem suchen oder an Altem festklammern
- Fortschritt oder Trägheit
- Selbstbewusstsein oder Schüchternheit
- Entscheidungsfreudig oder unentschlossen sein

Man lebt das Leben, indem positive oder negative Themen Verstärkung finden. Nur sie verleihen der eigenen Lebensgeschichte Struktur. Ohne Themen wäre sie völlig formlos. Doch positive und negative Themen sind gleichermaßen schlecht, denn sie binden uns an die eigene Geschichte. Gewinnen ist da besser als verlieren. Doch hören wir auf die Weisheitstraditionen der Welt, dann sind Sieg und Niederlage Gegensätze, die einander bedingen. Auch Gewinner werden irgendwann Verluste erleiden, Optimismus wird irgendwann vergehen und die Liebe enttäuscht werden. Evolution findet dann statt, wenn man aufhört, sich mit diesen Dingen zu identifizieren – mit dem Zustand, der Dualität genannt wird – und anfängt, sein Leben in einer nichtdualen Weise zu bewerten, unabhängig von dem Denken in Gegensätzen. Wovon wir hier sprechen, das sind die wahren Grundeigenschaften des Bewusstseins. Sie sind tief in unserer Wahrnehmung verankert.

Die Grundeigenschaften des Bewusstseins

- Intelligent
- Kreativ
- Evolutionär
- Selbstorganisierend
- Selbstbewusst
- Selbsttragend
- Lebendig
- Dynamisch
- Wissend
- Mitfühlend
- Wahrheitsgetreu
- Schön

Der Mensch entwickelt sich dann bewusst, wenn er begreift, dass diese Eigenschaften real und tatsächlich erreichbar sind. Das wollten wir mit unseren Empfehlungen zeigen. Wenn Sie sich an einer bestimmten Eigenschaft ausrichten – und das haben wir vor allem mit unseren Empfehlungen bezweckt –, werden Sie Ihre persönliche Entwicklung selbst steuern können.

Allerdings muss es sich dabei um mehr als eine Ego-Entscheidung handeln, denn Ego-Entscheidungen basieren auf dem Prinzip der Dualität. Das Ego sucht immer einen Nutzen, so auch in diesem Fall: Besser die Wahrheit sagen als lügen, lieber kein Risiko eingehen. »Was ist für mich drin?« lautet die Grundfrage des Egos. Doch das Bewusstsein weist im Wesentlichen über die persönliche Identität hinaus. Es hat mit dem Geist zu tun, der reinen Essenz des Lebendigen und Bewussten.

Entscheiden Sie sich heute, Ihre eigene Geschichte auf dem Fundament des wahren Bewusstseins aufzubauen, und nicht auf dem, was die meisten Menschen ohne nachzudenken einfach so leben. Der Dualismus ist keine sichere Bank. Was gegeben wird, kann genauso schnell auch wieder genommen werden. Was man sich am meisten wünscht, verwandelt sich irgendwann in eine große Enttäuschung. Neigungen werden zu Abneigungen und umgekehrt. Hinzu kommt die menschliche Veranlagung, die eigene Geschichte zu vereinfachen, nach dem Motto »Ich bin ein Gewinner« oder »Ich bin ein richtiger Optimist«. Auf die eine oder andere Weise sind die Geschichten, an die wir uns binden, immer Konstrukte.

Heute wollen wir eine übergeordnete Sicht auf die Dinge einnehmen und dabei sehen, wie wir gemäß unseren inneren Regieanweisungen leben. Nur dann haben wir wirklich eine Wahl, nur dann basiert die eigene Geschichte auf unverrückbaren Werten. Dann können Mitgefühl entstehen, Liebe und Wertschätzung. Damit wir uns wirklich verändern, muss dies auch die innere Geschichte tun, doch die braucht dazu unser Bewusstsein.

AUF DER »LASSEN«-SEITE

Jeder glaubt seine eigene innere Geschichte, auch wenn sie nicht der Realität entspricht. Denken Sie nur an verunsicherte Models, die meinen, nicht attraktiv genug zu sein. Ihr Selbstwertgefühl wird von einem Pickel oder der ersten Falte erschüttert. Denken Sie an einen Profi-Baseballspieler, der sich, obwohl seine Mannschaft dauernd verliert, immer noch wie ein Gewinner fühlt, denn dieses Gefühl war es, das ihn am Anfang in die Major League geführt hat. Weil wir aus emotionalen Gründen an unseren alten Geschichten festhalten, soll es heute darum gehen, sich von emotionalen Bindungen zu befreien. Die Bande, die dazu führen, dass wir uns verunsichert, nicht sicher, ängstlich, pessimistisch, frustriert und unerfüllt fühlen, stehen unserer Entwicklung im Weg.

Ein nützliches Konzept ist hier der »Emotionalkörper«. Das sind all die eingefahrenen Emotionen, die uns genauso ausmachen wie die Zellen den physischen Körper. Manche Menschen fühlen sich in ihrem emotionalen Körper heimisch, sie haben das Gefühl, geliebt, sicher, geborgen und optimistisch zu sein, andere hingegen tun das nicht. Wenn Sie an Ihrer inneren Geschichte arbeiten wollen, dann sollten Sie sich idealerweise auf die Grundeigenschaften des Bewusstseins stützen, die wir gerade besprochen haben. Das geht allerdings nur, wenn der Emotionalkörper unversehrt ist. Sonst ist die Lücke zu groß.

Auch der Emotionalkörper lässt sich heilen. Die Wunden, die wir in der Vergangenheit erlitten haben, können wieder heilen, ein lohnender Prozess. Zu den Symptomen, die leicht zu erkennen sind, gehören alle immer wieder auftretenden negativen Gedanken. Schauen wir nun, wie sich die Negativität am besten aus dem Gefühlskörper entfernen lässt.

1. Fangen Sie Ihre Negativität frühzeitig ab.

Haben Sie erst einmal richtig düstere Vorahnungen und Ängste, ist es nicht so einfach, da wieder herauszukommen. Seien Sie deshalb auf der Hut. Sobald Sie einen Stimmungsumschwung in Richtung Reizbarkeit, Wut, Frustration, Sorge oder Pessimismus erkennen, halten Sie inne. Atmen Sie ein paar Mal tief ein und aus, konzentrieren Sie sich. Lassen Sie die Gefühle vorüberziehen, suchen Sie einen ruhigen und angenehmen Ort auf oder machen Sie einen Spaziergang.

2. Vermeiden Sie externe Stressfaktoren.

Düstere Gedanken treten normalerweise unter Stress auf. Versuchen Sie, wenn es sich einrichten lässt, die Stressquelle zu meiden, das kann eine negative Person sein, eine angespannte Arbeitssituation oder schlechte Nachrichten im Fernsehen. Dunkle Gedanken setzen ein, wenn sie Verstärkung finden. Also lassen Sie sich nicht die Stimmung vermiesen, wenn Sie die Möglichkeit dazu haben.

3. Führen Sie einen unterstützenden inneren Dialog.

Etwa 75 bis 80 Prozent der Menschen führen Selbstgespräche, eine kleine Minderheit sogar mit verteilten Rollen. Wenn die Stimme im Kopf mal wieder Dinge sagt, die Sorgen, Angst, Gefühle der Wut, Schuld, Scham oder mangelndes Selbstwertgefühl bei Ihnen auslösen, dann sagen Sie zu dieser Stimme: »Ich bin das nicht mehr«. Wiederholen Sie das so lange, bis die dunklen Gedanken weg sind. Sie können es auch mit: »Ich brauche das nicht mehr. Das bringt mir nichts« versuchen.

4. Suchen Sie Kontakt zu positiven und optimistischen Menschen.

Wir alle kennen Freunde und Familienangehörige, die uns herunterziehen. Entweder sind sie pessimistisch oder sie beschweren sich andauernd, auch sehen sie das Schlimmste hinter jeder Ecke lauern. Aus Gewohnheit bleiben wir bei ihnen, manchmal geht es auch nicht anders. Aber man kann bewusst Freundschaften mit positiven, optimistischen Menschen pflegen. Soziologische Studien haben gezeigt, dass man eher positive Einstellungen und Verhaltensweisen annimmt, wenn man mit Freunden unterwegs ist, die eine optimistische Lebenseinstellung haben.

5. Versuchen Sie es mit einer »Gedankenersatz«-Therapie.

Eine Technik, die häufig in der kognitiven Verhaltenstherapie Verwendung findet, besteht darin, negative Gedanken zu hinterfragen, indem man prüft, ob sie tatsächlich wahr sind. Nehmen wir an, Sie sind frustriert und denken: »Ach, was nützt das schon? Das klappt doch nie«. Dann sollten Sie einmal den Faktencheck machen, ob das wirklich immer so stimmt. Sagen Sie sich: »Eigentlich klappt es schon manchmal. Außerdem habe ich Durchhaltevermögen und das hilft mir weiter. Jetzt könnte eine dieser Situationen sein, wo es klappt.«

Das Geheimnis ist, hier genau und ehrlich vorzugehen. Wenn ein negativer Gedanke auftaucht, hinterfragen Sie ihn. Statt »Niemand liebt mich« sagen Sie sich »Meine Mutter liebt mich, und meine guten Freunde auch. Mit Übertreibung und Selbstmitleid tue ich mir keinen Gefallen.« Sobald Sie sich an die Gedankenersatztherapie gewöhnt haben, werden Sie über die Wirkung staunen. Stimmungen sind gedankenabhängig. Deshalb reagieren wir auch erfreut, wenn wir merken, dass mehr auf dem Konto ist als gedacht, und genervt, wenn es deutlich stärker überzogen ist als erwartet.

6. Achten Sie darauf, gefestigt und losgelöst zu sein.

Losgelöstheit kann ein positiver Zustand sein; es hat nichts mit Gleichgültigkeit oder Langeweile zu tun. Man ist einfach zentriert, kann Situationen eher wie ein Zeuge betrachten und wird nicht emotional erfasst und durchgeschüttelt. Losgelöstheit entwickelt sich auf ganz natürliche Weise, wenn man regelmäßig meditiert. Haben wir erst einmal erfahren, wie es ist, gefasst, ruhig und gefestigt zu sein, dann können wir allmählich immer besser willentlich auf diese Ebene des Geistes gelangen.

7. Bringen Sie »klebrige« Emotionen in Bewegung.

Wie wir bereits festgestellt haben, haben negative Gefühle eine Verbindung zum geistigen Körper, die man körperlich spüren kann. Nach einem Wutanfall oder einem Weinkrampf dauert es eine Weile, bis sich der Körper beruhigt hat. Das hat mit verschiedenen Hormonen, der Stressreaktion und anderen Botenstoffen zu tun, die sich nicht sofort abbauen. So unterstützen Sie den Abbauvorgang:

- Tief und gleichmäßig atmen
- Liegen und Ausruhen
- Draußen spazieren gehen
- »Töne machen«, dabei gibt man spontan Laute von sich (leises Stöhnen, Klagen, Schreien etc.)
- Mehrmals tief seufzen

Uns allen stehen diese kleinen Bewältigungstechniken zur Verfügung, und diese hier gehören zu den besten. Lassen Sie nicht zu, dass düstere Gedanken Ihnen den Tag vergällen. Sie haben gute Möglichkeiten, da wieder herauszukommen.

DIE HÖCHSTE ENTWICKLUNGSSTUFE

Millionen Menschen haben in den letzten Jahrzehnten den spirituellen Weg beschritten. Dass die organisierten Religionen nach dem Ende des Zweiten Weltkriegs an Bedeutung verloren haben, bedeutet nicht, dass die gegenwärtige Generation weniger spirituell ist. Spiritualität bedeutet, über die Vereinigung von Körper und Geist hinaus zur Vereinigung von Körper, Geist und Seele überzugehen. Wenn Menschen sich auf den spirituellen Pfad begeben, wollen sie immer wissen, wie sie das verändern wird, ob ihr Leben besser oder ihre dunkle Seite mit Licht erfüllt sein wird und so weiter.

Wir haben Fragen wie diese hier aus praktischen Gründen nicht so richtig angeschnitten. Rudy und Deepak akzeptieren beide die Existenz der Seele, des Geistes, des höheren Bewusstseins und des kosmischen Verstandes. Aber das sind allesamt umstrittene Begriffe, die auf umstrittenen Glaubensvorstellungen basieren. Da es sich um menschliche Konstrukte handelt, ist nicht garantiert, dass sie auch wirklich substanziell sind. Was ist mit der Transzendenz, eine Erfahrung jenseits der Dualität? Aus praktischen Erwägungen haben wir die Spiritualität aus der Diskussion herausgelassen, aber Spiritualität lässt sich nicht von der Realität abtrennen. Jede Erfahrung wird durch den geistigen Körper vermittelt einschließlich der höchsten spirituellen Erfahrungen. Jemand, der die Gegenwart des Göttlichen spürt, tut dies durch das gleiche Nervensystem, das wir alle haben. Ein heilsamer Lebensstil, der Körper und Geist vereint, eröffnet in dieser Hinsicht unendliche Möglichkeiten.

Obwohl die menschliche Evolution Überlebensstrategien, emotionale Bindungen und die Vernunft hervorgebracht hat, steht sie immer noch vor neuen Ufern. Die höchste Entwicklungsstufe erfordert nur eines: Selbstwahrnehmung, und die ist in den höheren Gehirnanteilen bereits ausgedrückt. Es gibt viele Möglichkeiten, die höchste Stufe der Evolution zu beschreiben – die Vereinigung mit der Seele, den Zustand der Gnade, die Vereinigung mit Gott, die Erlösung, Satori, den Weg in den Himmel. Der älteste Begriff, vor Jahrtausenden in Indien geprägt, ist *Erleuchtung*. Doch alle Begriffe werfen immer noch die Frage auf, wie es sich *anfühlt*, diesen höchsten Zustand zu erreichen. Die Besonderheit des spirituellen Weges besteht darin, dass man nicht weiß, wohin man geht, wenn man anfängt. (Deshalb spricht die indische Tradition vom weglosen Weg.) Immer wieder verschiebt sich das Ziel und manchmal verschwindet es sogar.

Unserer Meinung nach ist die Unvorhersehbarkeit des Weges unausweichlich. Das Selbst, das den ersten Schritt getan hat, ist nicht das Selbst, das zum Ziel kommt. Das gilt auch für das ganz normale Leben – das Selbst, das Sie als Säugling, Kindergartenkind, Schulkind und Jugendlicher waren, ist verschwunden. Da ist es nicht verwunderlich, wenn sich das Selbst, mit dem man sich heute identifiziert, ebenfalls verwandeln wird. Trotz aller Lasten der Vergangenheit mit ihren alten Wunden und üblen Erinnerungen sind wir doch mit jeder Zelle auf Erneuerung angelegt. Neue Gedanken und neue Zellen ersetzen beständig die alten.

Das Maß aller Dinge, das Erreichen der höchsten Stufe der Evolution bedeutet: Man fühlt sich als man selbst, ein für allemal. Werden, der man *ist*. Auf eine distanzierte, doch zugleich mitfühlende Weise können wir nun unsere Instinkte beobachten, unsere Ängste, Wünsche und zufälligen Gedanken, wie sie auftauchen und wieder verschwinden. Wenn uns das ganz leicht gelingt, dann bleiben wir auch nicht mehr in der unaufhörlichen Aktivität des Geistes verhaftet. Ein altes indisches Gleichnis handelt davon, wie das wahre Selbst durch diese ständige Aktivität verdeckt wird: Eine Kutsche, von sechs Pferden gezogen, fährt die Straße hinunter. Aus dem Inneren des Wagens flüstert eine leise Stimme: »Halt«. Der Kutscher ist erstaunt, hat er doch diese Stimme noch nie gehört. Ärgerlich peitscht er die Pferde, schneller zu machen. Wieder flüstert es leise aus dem Innern der Kutsche: »Halt«. Der Kutscher, noch ärgerlicher, schlägt die Pferde fester. Allerdings dämmert es ihm nun, dass er den Besitzer der Kutsche noch nie gesehen hat und derjenige im Inneren der Kutsche der Besitzer sein muss. Er zieht die Zügel an, und die Kutsche kommt zum Stehen.

Im Gleichnis ist der Kutscher das Ego, die sechs Pferde stehen für die fünf Sinne und den Geist. Erst wenn sie zum Stillstand kommen, merken sie, dass der Herr über alles die Seele ist. In der Meditation kann man die entscheidende Erfahrung machen, den Geist zu beruhigen und so dem wahren Selbst zu begegnen. Man weiß ganz intuitiv, dass dies eine besondere Erfahrung ist, auch wenn es Zeit braucht, wirklich zu erwachen. Eine weitere Metapher ist »das Licht des Bewusstseins«. Manche Menschen sehen tatsächlich ein inneres Licht – vor allem in der Meditation, aber nicht notwendigerweise –, und dieses Licht hat eine starke Anziehungskraft. Ohne diese könnte das wahre Selbst niemals die mentale Aktivität überwinden, die alles verdeckt. Das Ego und die fünf Sinne fordern unsere Aufmerksamkeit. Das wahre Selbst hingegen verführt sanft.

Es ist schon seltsam, dass die Weisheitstraditionen der Welt so viel aus diesem stillen Geist machen. An sich gibt es keine Tugend des Schweigens – psychologische Beobachtungen deuten darauf hin, dass etwa 20 Prozent der Menschen keine geistige Stimme in ihrem Kopf vernehmen. Niemand weiß, warum das so ist oder ob das gut oder schlecht ist. Stille wird nur dann wertvoll, wenn man erkundet, was dort drinnen ist. In dem Maße, wie sich das Bewusstsein erweitert, blüht die Stille sozusagen auf. Darin eingebettet sind die bereits oben aufgeführten Grundeigenschaften des Bewusstseins: Kreativität, Intelligenz, Wissen und alles andere besitzen wir von Geburt an. Sie lassen sich nie ganz unterdrücken, geschweige denn auslöschen. Allein indem man sich ihrer bewusst ist, besitzt man sie, aber es braucht den Akt des Erwachens, um gewahr zu werden, wo sie sich befinden – in unserer inneren Quelle. Im Gegensatz zu den anderen Formen des Selbst ist das wahre Selbst diese reine Quelle, reines Bewusstsein, reines Sein.

Das Bewusstsein benutzt unser Gehirn, um die Welt zu erschaffen, die wir im Augenblick erleben. Unsere Realität beschränkt sich auf das, was wir erfassen und was wir erleben. Alle Menschen haben an einem Bewusstsein teil, und das ist unendlich vielfältig. Aber die höchste Stufe der Evolution besteht darin, in der Realität zu leben, die perfekt zu einem passt. Dies ist die ultimative Heilung, der Zustand völliger Ganzheit. Aber kann man das beweisen? Die Weisheitstraditionen der Welt lehren, dass nur der Einzelne es sich beweisen kann. Wie? Indem man das Selbstbewusstsein zu einem Zustand der Achtsamkeit hin entwickelt, das sogenannte »Beobachten«. (In einigen Schriften wird es auch die »zweite Aufmerksamkeit« genannt.)

Wenn Sie alles aus einer unbeteiligten Position heraus beobachten, haben Sie nicht mehr das Bedürfnis, alle Details Ihres Lebens kontrollieren zu wollen, sich Sorgen zu machen und ständig um alles zu kämpfen. Das hört sich nach völliger Passivität an, und das wäre es auch, wenn Sie versuchen würden, diese Position des Beobachtens zu konstruieren. Sie wollen unbedingt in ein bestimmtes Restaurant und dann hat es zu; Sie wollen einen Wettkampf gewinnen und verpassen knapp den ersten Platz; Sie fühlen sich zu jemandem hingezogen, werden aber nicht erhört. Nun zu sagen: »Das macht mir gar nichts, da kann ich nichts machen«, wäre gewollt und stünde im Widerspruch zu Ihren eigentlichen Gefühlen. Das wahre Beobachten ist tief im Geist verankert, an der Quelle. Es begutachtet alle Erfahrungen aus einer Position der ruhigen Meisterschaft heraus. Für Verlust oder Enttäuschung gibt es keinen Platz, und zwar aus den folgenden Gründen:

- Jede Erfahrung ist auf einer subtilen Ebene von Glückseligkeit durchdrungen.
- Man erlebt das Allumfassende, nicht das Spiel von Licht und Schatten.
- Man hat kein persönliches Interesse an der Welt.
- Ihre volle Aufmerksamkeit ist auf das Spiel des Bewusstseins in all seinen Facetten gerichtet.
- Einfach gesagt sind wir der Zirkusdirektor im Zirkus.

Wäre das Beobachten nicht ein natürlicher Geisteszustand, wäre nichts von dem wahr. Es würde sich lediglich um spirituelle Märchen und Wunschdenken handeln. Doch woran erkennt man, ob spirituelle Erfahrungen real sind? Wir haben eine Antwort auf diese uralte Frage.

IM »SOG DES SELBST«

Spirituelle Erfahrungen werden, wie alle anderen auch, bestätigt, indem man sie hat. Heilige und Weisen sind keine separate Spezies; sie wurden mit dem gleichen Nervensystem geboren wie wir auch. Der Grund, warum sie ein höheres Bewusstsein erlangt haben, hat nichts mit Magie zu tun. Was sie indessen spüren, ist ein innerer Drang, man könnte ihn den Sog des Selbst nennen. Da ist also nichts Übernatürliches. Jeden Tag aufs Neue entscheiden diese Menschen sich aktiv für Friedfertigkeit statt Streit, Aufmerksamkeit statt Verdrängung, Liebe statt Nichtliebe, allesamt attraktive Werte, die uns ebenfalls anziehen.

Aber auch andere Kräfte ziehen uns an. Die moderne Gesellschaft kennt so viel Stress und Hektik, dazu die vielen Formen der Ablenkung. Ein achtsamer Lebensstil wirkt da fast ein bisschen wie aus der Zeit gefallen. Der Meditations-Retreat steht im krassen Gegensatz zu all dem Trubel, und anschließend nimmt einen der Alltag gleich wieder gefangen.

Betrachten Sie einmal Ihren Tag heute. Wie viel Zeit opfern Sie Ihren familiären und beruflichen Verpflichtungen? Wie müde werden Sie nach all der Eile und Hektik sein? Wie sehr sehnen Sie sich nach Ablenkung, um wenigstens in Gedanken zu fliehen? So sieht der Sog des ganz normalen Alltags aus. Der Geist ist ständig mit irgendwas beschäftigt, um bloß alles zu schaffen. Eine Meditationssitzung allein reicht nicht aus, um dem Sog zu entgehen, der einen wegzieht von der innerern Stille und Selbstwahrnehmung.

Auch die alten Weisheitstraditionen kannten Hindernisse dieser Art. Denn im Grunde spielt es keine Rolle, ob man zur Zeit des Buddhas im alten Indien oder heute inmitten einer lauten Großstadt lebt; unruhige Gemüter gab es immer schon. Die Lösung bestand immer schon im Sog des Selbst. Richten wir uns an diesem inneren Magnetismus aus, dann können wir unsere Inspiration über Jahrzehnte, ja ein Leben lang bewahren und mit ihr wachsen.

Der Sog des Selbst zieht die Aufmerksamkeit von den äußeren Situationen ab, was allerdings nicht bedeutet, dass man die Außenwelt ignoriert oder ihr entsagt. Ignorieren heißt verleugnen; Widerstand leisten verstärkt nur den Klammergriff dessen, was man wegzustoßen versucht. Worum es geht, ist eine neue Beziehung zwischen den zwei Welten, der einen »hier drin«, der anderen »da draußen«. Beide sind die Extreme eines fließenden Spektrums.

An dem einen Ende dominiert der Sog der äußeren Welt, was sich so darstellt:

- Ein allgemeines Lebensgefühl der Unsicherheit; ständig muss man auf der Hut sein, um sich vor der nächsten Bedrohung von außen zu schützen.
- Das Gefühl der Bedeutungslosigkeit angesichts der titanischen Naturkräfte.
- Man passt sich aus Selbstschutzgründen sozialen Normen an.
- Ständiges Bedürfnis nach äußerem Vergnügen, weil man nur dadurch Freude am Leben findet.
- Angst vor Krankheit, Altern und Tod.

Das ist sicherlich ein Extremfall und mag etwas weit hergeholt scheinen, doch haben wir nicht alle schon einmal Angst gehabt und Stress empfunden, uns ohnmächtig gefühlt angesichts der Leere des Universums? Weil die Außenwelt uns in Beschlag nimmt, setzen wir die physische Realität an die erste Stelle. Das Leben gerät zu einem Kampf um Sicherheit und Glück, und doch kann alles jeden Augenblick zusammenbrechen. Natürlich können wir unsere Unsicherheit verbergen, im Rausch des Nervenkitzels, in der Hypnose der Dauerunterhaltung oder der Sucht nach Erfolg. Doch auf diese Weise stehen wir weiterhin im Banne des äußeren Treibens.

Am anderen Ende des Spektrums finden wir die totale Hingabe, das Leben in erleuchtetem Zustand:

- Ruhig in der eigenen Mitte zu verweilen ist ein Zustand, der sich durch äußere Vorgänge nicht erschüttern lässt. Dies führt zu einem Gefühl völliger Geborgenheit.
- Das eigene Bewusstsein bietet ein erfülltes und freudiges Leben.
- Der Wandel ist nicht mehr bedrohlich, denn man sieht sich selbst

am stillen Mittelpunkt der bewegten Welt. Die Erfahrung geht durch uns hindurch, ohne uns in unserem Sein zu verändern.

- Man lebt im ewigen Jetzt. Altern und Tod sind nicht mehr relevant – auch sie sind eine Illusion der Veränderung.
- Indem man von der eigenen Quelle zehrt, dem eigenen wahren Selbst, ist man beständig in Verbindung mit seiner Kreativität und neuen Möglichkeiten.
- Es gibt weder innere Konflikte noch solche mit anderen Menschen. Die Ganzheit des reinen Bewusstseins macht das Spiel der Gegensätze obsolet, kein Licht gegen Dunkel, kein Gut gegen Böse.

Dieses Extrem mag weit hergeholt scheinen, geradezu aus der Welt gefallen. Doch alles, was uns in so eine Richtung zieht, geschieht durch den Sog des Selbst. Wenn wir einmal darauf achten, gibt es durchaus viele Momente, in denen wir uns sicher und geborgen fühlen, das Leben schön anmutet, der Geist still und ruhig ist; kein Bedauern, keine Sorgen; die Vergangenheit ist unbelastet, das Leben und die Menschen darin schön und gut; eine innere Freude steigt auf, man meint beinahe, umhüllt zu sein von einer höheren Macht.

So eine Erfahrung wissen wir instinktiv zu schätzen, ganz gleich ob sie zwei Tage anhält oder bloß zwei Minuten – zeitlos ist die Erfahrung allemal. Man schlüpft aus der Zeit an einen anderen Ort, ist einfach nur im Hier und Jetzt.

Wenn man sich weiterentwickeln möchte, dann sind Meditation und die richtigen Weichenstellungen im Leben wichtig. Aber eine Entwicklung wird es so lange nicht geben, wie man nicht auf den Sog des Selbst achtet. Wir sind keine Roboter, die sich einfach neu verkabeln lassen. Unser Gehirn lässt sich nicht einfach so an Meditation, Gebete, positives Denken oder den Einfluss weiser Lehrer und Mentoren anschließen. Das heißt nicht, dass die Autoren diese Dinge nicht schätzen würden, ihnen gebührt ein Ehrenplatz in den Weisheitstraditionen dieser Welt. Aber im normalen Leben hat uns nun mal die Außenwelt im Griff, manchmal laut und unruhig, manchmal glücklich und dann wieder traurig, schmerzlich und freudvoll – und ganz sicher nicht im Voraus steuerbar. Der Sog des Selbst dagegen ist ruhiger, er kennt kein ständiges Auf und Ab. Nicht-Veränderung inmitten von Veränderung war immer schon Inbegriff der Evolution des Bewusstseins. Im Sog des Selbst liegt das Geheimnis, wie die Nicht-Veränderung tatsächlich lebbar wird.

Indem wir unsere Aufmerksamkeit auf die Realität »hier drinnen« lenken, beglaubigen wir sie zugleich, ganz einfach und natürlich. Esoterischer Lehren bedarf es dabei nicht. Jede spirituelle Erfahrung ist ein kurzer Blick, den man auf das wahre Selbst erhascht. Erst beobachtet man, dann nimmt man es an und schließlich wird man es. Die Wandlung ist wie ein sanfter Fluss, kein Widerstand ist nötig.

Damit ein Buch über Heilung vollständig ist, muss das wahre Selbst zum Ziel des Lebens erhoben werden. Wir sprachen vorhin darüber, dass sich die ewige gedankliche Aktivität wie die Diener in einem Herrenhaus ausnimmt. Befördert man die Diener sanft hinaus, kann der Herr des Hauses das Anwesen in seiner ganzen Pracht genießen. Die Außenwelt gehört ihm so wie die Domäne des Geistes. Keine Einschränkungen mehr, der Geist erstrahlt in der Freude absoluter Freiheit. Um die berühmten Zeilen aus T.S. Eliots Gedicht »Little Gidding« zu zitieren:

»Wir lassen niemals vom Entdecken
Und am Ende allen Entdeckens
Langen wir, wo wir losliefen, an
Und kennen den Ort zum ersten Mal.«

Der Ort, den er meint, ist in uns, dort, wo wir die Essenz dessen finden, wer wir sind und immer waren. Das ist unser wahres Selbst, das heilende Selbst.

ALZHEIMER HEUTE UND MORGEN

von Rudy Tanzi

Eigentlich wollte ich in meiner Schlussbemerkung ein starkes Zeichen der Hoffnung setzen, dass man eine Krankheit heilen kann, bei der bislang selbst die beste Selbstfürsorge und alle medizinischen Möglichkeiten vergeblich waren. Für die meisten Menschen ist das Altern trotz der großen Fortschritte, die wir gemacht haben, mit ambivalenten Gefühlen verbunden. Es steht im düsteren Schatten der Alzheimer-Erkrankung. Nun nimmt die Lebensdauer beständig zu, die Gesundheitsspanne eines Menschen dagegen – die Jahre, die man in guter Gesundheit verbringt – ist oft um bis zu zehn Jahre kürzer. Das hat nicht nur etwas mit Alzheimer zu tun, vor allem Krebs gehört zu den Erkrankungen, die bevorzugt im Alter auftreten. Doch von ihnen ist keine so gefürchtet wie Alzheimer. So ergab eine Meinungsumfrage des Marist-Instituts unter mehr als 1200 Teilnehmern im Jahr 2012, dass für 44 Prozent der Befragten Alzheimer die größte Sorge war, gefolgt von Krebs mit 33 Prozent. Auf die Frage, was sie am meisten bei Alzheimer fürchteten, gaben 68 Prozent an, eine Belastung für Familie und Angehörige zu sein, gefolgt von der Angst, die Erinnerung an das eigene Leben und geliebte Menschen zu verlieren (32 Prozent).

Da ich mein ganzes Berufsleben als Forscher der Suche nach der Ursache und möglichen Heilung von Alzheimer gewidmet habe, möchte ich die Krankheit kurz etwas genauer erläutern. Alzheimer ist ein wahrer Krimi, der gerade in jüngster Zeit eine womöglich entscheidende Wendung genommen hat.

Kaum eine Erkrankung ist so schlimm wie Alzheimer. Von der Wiege bis zur Bahre verbringen wir unser Leben damit, Dinge zu beobachten, zu lernen, kreativ zu erschaffen und zu lieben. Das ist wie eine Reise, bei der sich eine Erfahrung an die andere reiht. Erfahrungen prägen uns als Individuen und formen unsere Persönlichkeit. Über sie definiert sich, wie unsere Freunde und geliebten Menschen uns sehen. Neuronale Netzwerke im Gehirn erfassen all unser Tun als Erinnerung. Alles, was wir sehen, hören, berühren, schmecken und riechen, wird dank eines dichten Gewebes aus neuronalen Verbindungen und Interaktionen in einen Kontext gestellt – das macht uns im Kern aus. Durch dieses dichte Gewebe haben wir einen Zugang zur Welt; tatsächlich hängen Gesehenes, Klang, Berührung, Geschmack und Geruch in ihren Eigenschaften von der Fähigkeit des Gehirns ab, neuronale Rohdaten in das Bild einer dreidimensionalen Welt zu überführen.

Doch dann schleicht sich, wenn wir alt werden, ein übler Vandale ein, der keine Gnade kennt. Er fängt an, das neuronale Gewebe in einzelne Stränge zu reißen, so lange, bis wir Freunde und Familie nicht mehr erkennen. Die stehen da und müssen hilflos zusehen, wie ihr geliebter Mensch verschwindet. Alzheimer ist ein hartherziger und unerbittlicher Dieb des Geistes. Er reißt die Persönlichkeit des Opfers hinfort. Körper und Geist bleiben zurück, abgetrennt vom Gehirn, das sie einst lebendig erhielt. Während Alzheimer-Patienten im frühen bis mittleren Stadium ein relativ gutes Langzeitgedächtnis haben können – da erinnert sich jemand noch an alle Details der Hochzeit – ist ihr Kurzzeitgedächtnis weitgehend zerstört. Da mit jeder neuen Erfahrung sensorische Informationen ins Gehirn gelangen, haben Alzheimer-Patienten Schwierigkeiten, diese in einen Kontext zu stellen und sie mit der Zeit wieder aufzurufen. In der Spätphase gelingt das nur noch für wenige Sekunden.

Im Ergebnis kommt es zu folgenden Symptomen (dazu mehr auf der Webseite des Bundesministeriums für Familie, Senioren, Frauen und Jugend www.wegweiser-demenz.de):

1. Probleme mit dem Gedächtnis, die die Aktivitäten des täglichen Lebens beeinträchtigen und insbesondere das Kurzzeitgedächtnis betreffen
2. Verminderte Problemlösungsfähigkeit, etwa beim Zusammenzählen von Geldbeträgen
3. Schwierigkeiten mit vertrauten Aufgaben, wie zum Beispiel beim Spiele spielen oder beim Nachkochen des Lieblingsrezepts
4. Verwechslung von Zeit und Ort, wie etwa Jahreszeiten oder Monaten, oder wie man zu bestimmten Orten gelangt
5. Schwierigkeiten beim Lesen, Fahren mit Verkehrsmitteln oder Bestimmen von Entfernungen
6. Schwierigkeiten, Gesprächen zu folgen oder das richtige Wort zu finden
7. Dinge werden verlegt und tauchen an seltsamen Orten wieder auf, etwa Autoschlüssel im Kühlschrank
8. Schlechtes Urteilsvermögen oder Entscheidungsfindung, Hereinfallen auf aggressive Telefonwerbung
9. Rückzug aus sozialen Aktivitäten; Hobbys werden aufgegeben, der favorisierte Sportverein wird aufgegeben
10. Die Betroffenen sind misstrauisch, werden paranoid oder haben Angst, das Haus zu verlassen

Beschrieben wurde die Krankheit erstmals 1906 von Dr. Alois Alzheimer, einem deutschen Psychiater und Neuropathologen, bei der 55-jährigen Auguste Deter. Deter war in eine psychiatrische Anstalt in Frankfurt namens Irrenschloss eingeliefert worden. Sie litt unter dem, was wir heute als früh einsetzende Alzheimer-Erkrankung bezeichnen. Dabei tritt die Erkrankung noch vor dem sechzigsten Lebensjahr auf. Zumeist wird diese seltene Form der Erkrankung (sie tritt in weniger als fünf Prozent der Fälle auf) durch die Mutation dreier verschiedener Gene (die für das Amyloid-Vorläuferprotein Presenilin 1 und Presenilin 2 kodieren) ausgelöst. Diese wurden in den Achtziger- und Neunzigerjahren von meinen Kollegen und mir am Massachusetts General Hospital und der Harvard Medical School entdeckt. In der Tat waren das die ersten Alzheimer-Gene überhaupt, die man entdeckt hat; sie tragen über 250 verschiedene Genmutationen in sich und sind für einen frühen Ausbruch der Erkrankung in der Regel deutlich vor dem sechzigsten Lebensjahr verantwortlich.

Heute wissen wir, dass Auguste Deter eine Mutation im Presenilin-1-Gen hatte, genau wie Alice in dem Buch *Mehr als nur ein halbes Leben* von meiner Harvard-Kollegin, der Neurowissenschaftlerin Dr. Lisa Genova. In seinem Tagebuch schrieb Dr. Alzheimer, dass Auguste Deter, als er ihr Zimmer betrat, auf dem Bett saß. Wie er in einer Befragung feststellte, litt sie an Gedächtnisverlust und Halluzinationen. Spät in der Nacht, notiert Dr. Alzheimer, wurden Mitinsassen und Personal oft wach durch ihr verzweifelten Ruf »Oh Gott! Ich habe mich selbst verloren!« Damit ist diese schreckliche Krankheit im Grunde genommen perfekt definiert: Sie raubt einem das Leben. Derzeit breitet sich die Alzheimer-Erkrankung zügig aus. In den USA und anderen entwickelten westlichen Ländern erreicht sie epidemische Ausmaße. Im Jahr 2016 gab es in Deutschland circa 1,6 Millionen Demenzkranke, davon 60 Prozent vom Typ Alzheimer. 2050 werden es circa drei Millionen sein. Die Kosten für die weltweiten Gesundheitssysteme sind enorm. Im Alter von 85 Jahren liegt das Alzheimer-Risiko bei 30 bis 40 Prozent. Da sich in den USA allein 71 Millionen Babyboomer ins Hochrisikoalter bewegen, hat Alzheimer das Potenzial, das gesamte Gesundheitssystem im Alleingang zu sprengen.

In der Regel erlahmen unsere geistigen Kräfte, wenn wir älter werden. Wenn wir die 50 oder 60 überschritten haben, haben wir vielleicht Probleme, uns an Namen oder bestimmte Wörter zu erinnern. Vielleicht vergessen wir auch, wo wir etwas hingelegt haben, und erleben den ein oder anderen »Ich hab wohl Alzheimer«-Moment. Aber nur weil unser Gehirn in seiner Leistungsfähigkeit nachlässt, heißt das nicht, dass wir in Panik verfallen sollten. Die Defizite des Alterns werden ausgeglichen, indem wir weiser, sanfter und ruhiger werden.

Die Menschen würden ruhiger schlafen, wenn sie wüssten, dass Vergesslichkeit nicht unbedingt der Beginn einer Alzheimer-Erkrankung ist. Das Verlegen der Schlüssel ist völlig in Ordnung – es ist eher ein Zeichen dafür, dass man abgelenkt ist oder einfach nicht aufgepasst hat. Wenn die Schlüssel im Auto stecken, das nach dem Einkauf mit laufendem Motor in der Garage steht, dann sollte man sich allerdings schon Sorgen um die Hirngesundheit machen.

Manche Experten sind jedoch der Ansicht, dass die Ursachen kleine pathologische Veränderungen sind, die uns alle irgendwann ab 40 ereilen. Mein Kollege, der Harvardneurologe Kirk Daffner, hat es so ausgedrückt: Wir werden alle älter und haben »ein bisschen Alzheimer«. Das ist so, als hätte man leichte Gefäßablagerungen am Herzen, aber deswegen nicht gleich eine Herzinsuffizienz.

Das klingt alles nicht so schön, aber die gute Nachricht ist, dass wir »ein bisschen Alzheimer« im Gehirn durchaus handhaben können, ohne dass es zu einer Demenz kommt. Wir nennen das Resilienz, und hier kommt die Kompensationsfähigkeit des Gehirns ins Spiel. Dr. David Bennett, ein Alzheimer-Spezialist an der Rush University, zieht gern den Vergleich der »Umgehungsstraßen« heran, wenn es »auf der Autobahn zu einem Unfall gekommen ist. Erst kommt es zum Stau, dann fährt man runter und schlängelt sich auf der Umgehungsstraße weiter entlang. Ans Ziel kommt man trotzdem.« Es dauert zwar länger, aber man kommt trotzdem an. Bennett verweist zudem auf Menschen, die trotz einem per Bildgebung festgestellten Alzheimer-Befund weder kognitive Beeinträchtigungen noch eine Demenz haben. Solche Menschen haben oft »einen Sinn im Leben, zeichnen sich durch Gewissenhaftigkeit aus, pflegen soziale Verbindungen und sind geistig aktiv – alles Dinge, die anscheinend das Gehirn befähigen, mit der Erkrankung umzugehen«.

Um zu verstehen, wie die Hirnresilienz gegenüber Alzheimer trotz vorhandener Alzheimerschäden beschaffen ist, muss man den eigentlichen Krankheitsvorgang etwas näher beleuchten. Der Dreischritt der Alzheimer-Pathologie sieht folgendermaßen aus:

1. *Senile Plaques* lagern sich um die Nervenzellen im Gehirn herum an. Diese Belege bestehen aus Beta-Amyloid.
2. *Tauknäuel* bilden sich innerhalb von Nervenzellen und lassen sie absterben.
3. *Neuroinflammation* ist eine Entzündungsreaktion des Immunsystems im Hinblick auf Plaques, Tauknäuel und abgestorbene Nervenzellen.

Diese Entzündung soll zwar als Teil der Immunantwort Zellschrott abtragen helfen, führt aber letztlich dazu, dass weitere Nervenzellen durch »Eigenbeschuss« abgetötet werden.

Jahrzehntelang wussten wir nicht, wie diese drei Krankheitselemente miteinander zusammenhängen oder was am Anfang steht. Dieses Rätsel hatte mit der Art der frühen Versuche zu tun, in denen man Pathologie und Symptome der Alzheimer-Krankheit an Mäusen rekonstruierte. Die Forscher nahmen eine menschliche Genmutation – die führt zu einem familiär gehäuften frühen Ausbruch der Krankheit – und setzten sie in das Genom der Maus ein. Die Mäuse bekommen Hirnablagerungen, jedoch keinen Gedächtnisverlust. Dies führte zu einer zwanzig Jahre andauernden Kontroverse dahingehend, ob es die Plaques sind, die zum Gedächtnisverlust führen. All diese von mir und anderen entdeckten Alzheimer-Gene deuteten darauf hin, dass Alzheimer mit Plaques anfing, die zu den Tauknäueln führten. Dies aber konnte man in den Mausmodellen nicht nachweisen.

Die Kontroverse ging weiter. Waren die Amyloid-Plaques tatsächlich für Alzheimer verantwortlich? Die typischen Alzheimer-Gene wiesen alle darauf hin, die Mausstudien jedoch nicht. Das aber hatte Auswirkungen auf Behandlung und Prävention der Krankheit. Schon 2001 habe ich in meinem Buch *Decoding Darkness: The Search for the Genetic Causes of Alzheimer's Disease* [Die Dunkelheit entschlüsseln: Die Suche nach den genetischen Ursachen der Alzheimer-Krankheit] darüber geschrieben. Seitdem sind wir sehr viel weiter gekommen. Damals habe ich eingewandt, dass wir uns nicht allein auf Alzheimer-Mausmodelle verlassen können. Schließlich sind Menschen keine 75-Kilo-Mäuse! Dann, 2014, beschlossen mein Harvard-Kollege Doo Yeon Kim und ich, das Problem ein für alle Mal zu lösen. Wir erfanden etwas, was die *New York Times* »Alzheimer in der Petrischale« nennen sollte, die Entwicklung einer Stammzelltechnologie zur Züchtung von winzigen menschlichen Gehirnorganoiden (eine künstlich gezüchtete Masse von Zellen oder Geweben) in winzigen Miniaturhirnschalen. Zuvor haben wir frühzeitig Alzheimer-Genmutationen in das künstliche Hirngewebe eingebracht. Wundersamerweise bildeten die

Minihirne in ihrer Petrischale zum ersten Mal überhaupt echte senile Plaques, und das in nur sechs Wochen. Noch wichtiger im Hinblick auf die laufende Kontroverse war, dass sich zwei Wochen nach der Bildung der Plaques die menschlichen Nervenzellen mit den toxischen Tauknäueln anreicherten. Als Doo und ich das Gehirn mit Medikamenten behandelten, die die Plaques stoppten, stoppten sie auch die Tauknäuel.

Als unsere Studie in der renommierten Fachzeitschrift *Nature* veröffentlicht wurde, stellte niemand unseren Befund infrage. Ende der Debatte. Senile Plaques verursachen die toxischen Knäuel, und diese lassen Nervenzellen absterben. Die *New York Times* nannte den Durchbruch »wegweisend« und »völlig neuartig«. Jetzt könne die Entdeckung von Alzheimer-Medikamenten zehnmal schneller und zehnmal billiger erfolgen als bei Mäusen. (Für diese Entdeckung wurden Dr. Kim und ich 2015 mit der höchsten Auszeichnung der Nation für Innovation und Erfindung, dem Smithsonian American Ingenuity Award, geehrt, und ich stand 2015 plötzlch auf der Liste der »100 einflussreichsten Menschen der Welt« des *Time Magazine*.)

Um also auf eine entscheidende Frage zurückzukommen: Was macht eine Person widerstandsfähig gegen Alzheimer? Als ein Faktor gilt die »kognitive Reserve«, auf die wir gleich am Anfang des Buches eingegangen sind (siehe Seite 11). Je mehr Wissen man erworben und je mehr man gelernt hat, zum Beispiel durch Hochschulbildung, desto größer ist die Anzahl der Synapsen im Hirn. Da der Grad der Demenz bei Alzheimer-Patienten am ehesten mit dem Verlust von Synapsen korreliert, gilt: Je mehr Synapsen jemand hat, desto mehr kann man verlieren, ohne dass es zu Problemen kommt. Daher ist es sehr wichtig, auch in fortgeschrittenem Alter immer noch Neues zu lernen. Wenn Sie Ihren Ruhestand planen, dann sollten Sie genauso an die kognitive Reserve denken wie an die finanzielle.

Die interessantesten Informationen, was die Resilienz angeht, stammen von Menschen, die zwischen 80 und 90 Jahren ohne kognitive Probleme zu haben sterben, bei deren Autopsie jedoch alzheimerverdächtig viele Plaques und Tauknäuel zutage treten. Was haben diese glücklichen Menschen gemeinsam? In all diesen resilienten Gehirnen gibt es keine Anzeichen einer entzündlichen Veränderung der Nervenzellen (Neuroinflammation). Trotz reichlich vorhandener Plaques, Tauknäuel und untergegangener Nervenzellen hat das Immunsystem des Gehirns nicht mit einer Entzündungsreaktion reagiert, und somit kam es auch nicht zu einer Alzheimererkrankung. Im Jahr 2008 haben wir ein neues Alzheimergen, das CD 33, entdeckt, welches ein Rezeptorprotein namens »siglec-3« auf der Oberfläche bestimmter Immunzellen kodiert. Meine Kollegin Ana Griciuc und ich haben später herausgefunden, dass dieses Gen bei Alzheimer der Schalter ist, der die Neuroinflammation in Gang setzt. Darüber hinaus fanden wir Genmutationen, die entweder das Risiko für Alzheimer erhöhen oder es verringern können, indem sie mehr oder weniger entzündliche Vorgänge als Reaktion auf die Plaques und Tauknäuel nach sich ziehen, die sich normalerweise ab dem Alter von 40 Jahren im Gehirn zeigen.

Als Ergebnis dieser Studien entwickeln viele Pharmaunternehmen heute Medikamente, die auf diese Gene abzielen, um die Neuroinflammation einzudämmen. Ein solches Medikament wäre nicht nur zur Behandlung von Alzheimer nützlich, sondern auch bei anderen neurologischen Erkrankungen wie Parkinson oder Schlaganfällen.

Zusammenfassend lässt sich sagen, dass die Plaques das berühmte Streichholz sind. Kopfverletzungen können im Übrigen bei anderen Formen der Demenz ebenfalls eine Streichholzfunktion haben, wie zum Beispiel bei der Chronisch-traumatischen Enzephalopathie (Boxerenzephalopathie). Die Tauknäuel und absterbenden Nervenzellen hingegen sind mit einem Buschfeuer vergleichbar, das sich in den Lern- und Gedächtnisbereichen des Gehirns ausbreitet. Setzt dann die Neuroinflammation ein, ist das wie ein richtiger Waldbrand. Die schlimmen Symptome des völligen geistigen Verfalls und der Demenz treten in Erscheinung.

Dank dieser Erkenntis wissen wir heute, dass wir zuerst die Amyloid-Plaques stoppen müssen. Bildgebende Studien an Gehirnen zeigen, dass sich Plaques zehn bis zwanzig Jahre vor Auftreten von Demenzsymptomen bilden. Dies erklärt auch, warum so viele klinische Studien, die auf Plaques abzielten, gescheitert sind. Die Probanden hatten bereits Symptome, und damit war es für die Art der Behandlung mindestens zehn Jahre zu spät. Das ist wie bei jemandem, der nach einem Herzinfarkt an einer Herzinsuffizienz leidet und sich dann dazu entschließt, den Cholesterinspiegel zu senken. Das hätte man zehn Jahre früher machen müssen. Heute werden Therapien gegen Plaques in ganz leichten Fällen von Alzheimer getestet, sogar bei Patienten, die noch gar keine Symptome haben, dafür aber reichlich Plaques aufweisen und damit ganz am Anfang der Erkrankung stehen.

Ich warne allerdings davor, dass wir bei diesen Behandlungen die Amyloid-Plaques vollständig eliminieren. Mein australischer Kollege Rob Moir und ich haben mit finanzieller Unterstützung des Cure Alzheimer's Fund herausgefunden, dass die klebrigen Amyloid-Plaques tatsächlich dazu beitragen, das Gehirn vor Viren und anderen Infektionen zu schützen. Tatsächlich führen Viren, Bakterien und Hefen schnell zur Bildung von reaktiven Plaques, was wiederum zu einer neuen Theorie über die Ursache der Alzheimer-Erkrankung führt. Danach bilden sich Plaques als natürliche Reaktion auf infektiöse Mikroben zum Schutz des Gehirns.

Was bedeutet nun diese neue Theorie für die Prävention und Behandlung von Alzheimer? Eines Tages können wir vielleicht sehr früh im Leben Infektionen ins Visier nehmen, die die Ablagerung von Amyloid-Plaques im Gehirn befördern. Möglicherweise können wir dann mittels Bildgebung und Bluttests feststellen, wann sich Amyloid-Plaques auf alarmierend hohem Niveau befinden und diese dann mit speziellen Anti-Amyloid-Medikamenten angreifen. Solche Medikamente werden derzeit von Pharmaunternehmen getestet und auch in Laboren wie meinem am Massachusetts General Hospital in Boston entwickelt.

Gleichzeitig wäre es am besten, auch etwas gegen die Tauknäuel zu tun, die sich als Reaktion auf die Plaques bilden und ausbreiten. Mit dem richtigen Medikament zur richtigen Zeit zu behandeln ist entscheidend. Bei Patienten mit kognitiven Symptomen und Demenz muss die Neuroinflammation eingedämmt werden. Da ist es zu spät, um lediglich auf Plaques und Tauknäuel abzuzielen.

Bleibt die Frage, was wir ganz konkret im Alltag tun können, um – solange es noch keine Medikamente gibt – das Risiko für Alzheimer im

Alter zu verringern? Die folgenden Empfehlungen haben sich in der Risikominderung bestens bewährt. Sie werden sie bereits von unseren Empfehlungen für einen heilsamen Lebensstil kennen. Doch hier werden wir noch etwas genauer:

- **Orientieren Sie sich am mediterranen Ernährungsstil:** Dazu gehören Früchte, Nüsse, Gemüse, Olivenöl, wenig rotes Fleisch, bessere alternative Eiweißquellen wie beispielsweise Fisch oder, wenn Sie Vegetarier sind wie ich, Hülsenfrüchte, Tofu und Mykoproteine aus Pilzen.
- **Schlafen Sie nachts sieben bis acht Stunden:** In der tiefsten Phase des Schlafes (langwelliger Deltawellenschlaf) – sie folgt auf den REM-Schlaf – entsorgt das Gehirn Zelltrümmer wie amyloide Plaques. In dieser Phase werden auch Inhalte des Kurzzeitgedächtnisses in das Langzeitgedächtnis überführt.
- **Bewegen Sie sich jeden Tag:** Nehmen Sie sich 8000 bis 10 000 Schritte pro Tag vor (mithilfe einer App anzeigen lassen) oder machen Sie jeden Tag einen einstündigen strammen Spaziergang. Beim Sport werden amyloide Plaques im Gehirn abgebaut, der Neuroinflammation vorgebeugt und sogar neue Nervenstammzellen im Bereich des von Alzheimer am stärksten betroffenen Areals, dem Hippocampus, gebildet. Der ist unter anderem für das Kurzzeitgedächtnis zuständig.
- **Bauen Sie Stress ab:** Stress-Management durch Meditation und andere Methoden schützen das Gehirn vor schädlichen Neurochemikalien wie Cortisol. In einer klinischen Studie zur Meditation konnten wir auch Veränderungen in der Genexpression zeigen, die die Entfernung von Amyloid aus dem Gehirn begünstigen und Entzündungen vermindern. Auch sollte man erwähnen, dass ältere Menschen, die merken, dass sie sich nicht mehr an Namen und Wörter erinnern können, zunehmend gestresst reagieren, insbesondere, wenn sie befürchten, vielleicht an Alzheimer erkrankt zu sein. Ironischerweise kann dieser Stress zu einer vermehrten Cortisolausschüttung führen, die Nervenzellen abtötet und somit das Risiko für Alzheimer erhöht.

- **Lernen Sie neue Sachen:** Durch das Erlernen neuer Dinge werden neue Synapsen im Gehirn gebildet, und das erhöht die kognitive Reserve. Auch ältere Menschen sollten sich noch Herausforderungen stellen. Vielleicht ein neues Spiel lernen, ein Musikinstrument oder eine Fremdsprache, aber auch kleine Dinge wie Zähneputzen mit der anderen Hand, eine neue Route beim Pendeln ausprobieren, einen Dokumentarfilm anschauen oder eine Vorlesung besuchen. Da alles Lernen darauf basiert, neue Informationen mit dem bereits Gelernten zu verbinden, entstehen hier nicht nur neue Synapsen, sondern die alten werden auch zugleich mit verstärkt. Dabei entstehen neue Verschaltungen, die bestehende Inhalte neu erschließen. Erwähnenswert ist auch noch, dass Kreuzworträtsel und Gehirnjogging nicht so effektiv sind wie das Erlernen neuer Dinge.
- **Bleiben Sie sozial engagiert:** Einsamkeit, so hat sich immer wieder gezeigt, ist ein Risikofaktor für Alzheimer. Soziales Engagement und die Teilnahme an positiven, unterstützenden sozialen Netzwerken sind erwiesenermaßen ein guter Schutz.

EIN PAAR OPTIMISTISCHE GEDANKEN ZUM THEMA KREBS

Krebs gilt als Schrecken der ganz eigenen Art. Aber auch in seinem Fall hat sich ein heilsamer Lebensstil bewährt, genauso wie bei Herzerkrankungen oder Fettleibigkeit. Im Vergleich zu diesen beiden Erkrankungen mag Optimismus in Bezug auf Krebs seltsam anmuten. Angst ist eine sehr starke Kraft, umso mehr, wenn dabei eine irrationale Note mitschwingt. Zur Überraschung der meisten gibt es über Krebs zunehmend hoffnungsvolle und optimistische Dinge zu berichten.

Nachdem die US-Regierung 1971 ihren »Krieg gegen den Krebs« erklärt hatte und damit die Hoffnung auf eine baldige Heilung zerstreute, befand sich die Öffentlichkeit lange Zeit in einer Art emotionalen Achterbahnfahrt. Immer noch hält sich die weitverbreitete Ansicht, dass es keinen Fortschritt gibt, und das trotz der ständig wiederholten Losung »wir holen auf, wir holen auf«.

Das ist wirklich eine massive Fehlwahrnehmung, an der man sehen kann, wie stark Ängste wirken. In ihrem Bericht über die Krebsraten 2017 beschreibt die amerikanische Krebsgesellschaft (American Cancer Society), dass die Gesamtzahl der Krebstodesfälle im Zeitraum von 1991 (dem Höchststand) und 2014 (dem letzten Erhebungsdatum) um 25 Prozent zurückgegangen ist. Die Gründe für diesen Rückgang haben allerdings nichts mit der Heilung dieser Erkrankung zu tun. Dieses Ziel wurde mit der Zeit aufgegeben, nachdem man gesehen hatte, wie vielschichtig Krebs als Erkrankung ist, es also *den* Krebs gar nicht gibt. Der jüngste Rückgang hat sich in mehren kleinen Schritten vollzogen. Um die Webseite der amerikanischen Krebsgesellschaft zu zitieren: »Während der letzten Dekade (und den dazu verfügbaren Daten) fiel die Rate der Neudiagnosen bei Männern um etwa 2 Prozent pro Jahr und blieb bei Frauen in etwa konstant. Die Sterblichkeitsrate bei Krebs sank sowohl bei Männern als auch bei Frauen um etwa 1,5 Prozent pro Jahr.«

Für 2017 werden 1,7 Millionen neue Krebsdiagnosen erwartet und 600 000 Todesfälle, die auf Krebs zurückgehen. Das bedeutet ganz einfach ausgedrückt, dass nur einer von drei Patienten an dieser Diagnose stirbt. Wenn das nicht ein Grund zum Optimismus ist.

Über lange Zeit war die Krebsbehandlung bei den Patienten nicht minder gefürchtet als die Krankheit selbst. In den frühen Tagen der modernen Krebstherapie hielt sich die Onkologie strikt an das Faktum, dass sich Krebszellen viel schneller teilen als normale Zellen. Daraus hat man geschlossen, dass man den ganzen Körper treffen musste, wollte man die Krebszellen erreichen. (Eine der ersten Formen der Chemotherapie bestand in tödlichem Senfgas, das noch aus dem Ersten Weltkrieg berüchtigt war.) Nach dieser Logik war das Patientenleid ein notwendiges Übel, wollte man die Krebszellen wirklich ausrotten, auch wenn es bedeutete, dass ein bestimmter Teil der Patienten dabei zunächst sterben würde. Die heutigen Therapien sind dagegen viel spezifischer und sicherer. Noch wichtiger ist in diesem Zusammenhang, dass die modernen Therapien mit einer ganz anderen Vorstellung an die Krankheit herangehen und deshalb auf die genetische Grundlage der Krankheit abzielen.

Doch nicht weniger wichtig war ein dramatischer Wandel in der Einstellung. Nehmen Sie nur einmal einen Artikel aus *The Lancet* von 2015. Dieser beginnt mit einer Aussage, die die Welt der Onkologie vor einer Generation geschockt und verunsichert hätte: »Der Charakter der Krebsbekämpfung ist im Wandel begriffen, und das hat mit einer veränderten öffentlichen und politischen Wahrnehmung zu tun. Gefordert werden Prävention, Frühdiagnose und die Einbindung der Patienten während und nach der Behandlung.« Wenn man diesen Satz einmal genauer analysiert, sagt er einige wichtige Dinge aus:

- Die Prävention ist erst der Anfang einer veränderten medizinischen Sicht auf Krebs.
- Krebs ist eine kontrollierbare Erkrankung, die nicht immer gleich eine radikale Therapie erfordert, insbesondere bei älteren Patienten mit langsam wachsenden Krebsarten wie zum Beispiel Prostatakrebs im Frühstadium.
- Die Angst der Öffentlichkeit vor Krebs soll eingebunden werden. Auch gibt es zunehmend weniger strapaziöse Behandlungen.

GENAUER HINSCHAUEN

Diese neue Einstellung gegenüber Krebs ist ein sehr gutes Zeichen, aber Vorsicht ist dennoch geboten. Der wirkliche Fortschritt vollzieht sich in äußerst kleinen Schritten. Bei der Erprobung eines neuen Krebsmedikaments sprechen normalerweise gerade einmal drei bis fünf Prozent der Teilnehmer darauf an. Die Zusage einer Senkung der Krebstodesfälle ist ins Stocken geraten. In diesem Zusammenhang gibt es zwei Messgrößen, mit denen sich der Tribut, den die Krankheit fordert, bestimmen lässt: erstens die Zahl der Menschen, bei denen jedes Jahr Krebs diagnostiziert wird, und zweitens das Alter, in dem sie sterben. Die zweite Zahl wird leider von den meisten Leuten übersehen. Sie denken in Bezug auf das Überleben in Fünfjahresintervallen, eine typische statistische Messgröße, die allerdings nur eine begrenzte Aussagekraft hat.

Früherkennung ist eine große Bereicherung, die frühere Generationen nicht hatten. Dennoch treibt sie die Überlebensrate künstlich in die Höhe. Ein Beispiel: Eine Frau, bei der in den 1930er-Jahren Brustkrebs festgestellt wurde, war damals wahrscheinlich in einem weiter fortgeschrittenen Stadium als eine Frau heutzutage. Nehmen wir an, dass bei einer Frau um 1930 im Alter von 55 ein verdächtiger Knoten durch den Arzt entdeckt wurde und sie mit 57 nach einer erfolglosen Behandlung starb. (Damals war eine radikale Brustamputation die einzige medizinische Möglichkeit, da Chemotherapie und Bestrahlung noch in weiter Ferne lagen.)

Anomale oder bösartige Brustzellen lassen sich heute viel früher erkennen, oft schon im Stadium 1 der Erkrankung, wenn nicht gar vorher. Die Frau aus unserem Beispiel wäre also heute bei Diagnosestellung eher 48 Jahre alt statt 55. Sie könnte dann neun Jahre überleben, womit sie in das Zeitfenster des Fünf-Jahres-Überlebens fallen und doch mit 57 sterben würde – anderer Weg, gleiches Ergebnis.

Deshalb ist mittlerweile das angepasste Sterblichkeitsalter die wichtigere Kennzahl – das Durchschnittsalter, in dem Menschen mit Krebsdiagnose sterben. Dieses Alter muss nach oben gehen, wenn wir einen echten Fortschritt im Krebsüberleben geltend machen wollen. Jahrzehntelang ging es es mit dieser Zahl aber nicht nach oben. Betrachtet man das Gesamtbild, so sind die Krebstodesfälle zurückgegangen, allerdings nicht in genügendem Maße, was an verschiedenen miteinander verbundenen Faktoren liegt:

- Die Früherkennung ist ein Segen, kann aber auch zu weit gehen. Der Standardtest, auf den man sich bei der Erkennung von Prostatakrebs stützt, der PSA-Bluttest, führte zu einer Überbehandlung bei einem Krebs, von dem bekannt ist, dass er jahrelang oder Jahrzehnte fortschreitet, ohne tödlich zu werden. Schließlich wurde entschieden, dass das Risiko, Patienten durch Operation und Bestrahlung zu schädigen, tatsächlich größer war als die durch regelmäßige PSA-Tests wahrscheinlich gewonnenen Jahre (zusammen mit falschen positiven Ergebnissen aus dem Test).
- Ein stetiger Rückgang des Rauchens hat zu einer Senkung der Lungenkrebsrate geführt.
- Zielgenaue Krebsbehandlungen wirken effektiver als früher.
- Weniger Patienten sterben an der enormen Belastung durch Chemotherapie und Bestrahlung.
- Genprofile bestimmter Krebsarten haben neue Medikamente hervorgebracht, die speziell auf die genetische Ursache von Krebs abzielen. Allerdings waren diese Medikamente bislang sehr teuer (Zehntausende von Euro pro Behandlung), und nur wenige Krebsarten sind mit einer einzigen Genmutation verbunden. Eine Ausnahme bildet eine besondere Form der Leukämie im Kindesalter,

die früher fast immer tödlich verlief, mittlerweile aber eine Heilungsrate von über 90 Prozent aufweist (mit dem gravierenden Vorbehalt, dass die gesundeten Patienten später in ihren zwanziger Jahren schwere gesundheitliche Probleme haben).

Doch der Optimismus hat vor allem mit der zunehmenden Bedeutung der Prävention zu tun, eine Entwicklung, die so vor zehn Jahren noch nicht absehbar war. Damals ruhte alle Hoffnung auf mehr finanziellen Mitteln für die Grundlagenforschung und neue Therapien. Inzwischen herrscht jedoch Konsens darüber, dass bis zu 50 Prozent der Krebserkrankungen mit bereits vorhandenem Wissen vermeidbar sind.

Die Lebensgewohnheiten bilden mittlerweile den Hauptschwerpunkt der Krebsprävention. Dazu zählen das Nichtrauchen, eine Ernährung mit möglichst wenig unverarbeiteten natürlichen Vollwertprodukten, weiterhin die Vermeidung von Karzinogenen in Nahrung, Luft und Wasser und schließlich die Einnahme einer halben Aspirin pro Tag sowie die Verwendung von Sonnenschutz.

Die meisten Menschen kennen Aspirin bereits aus der Prävention von Herzinfarkten und Schlaganfällen, da ist dann der Zusatznutzen bei Krebs durchaus willkommen. Detaillierte Daten, die man aus einer Langzeitstudie mit 130 000 Teilnehmern gewonnen hat, belegen, dass bei denjenigen, die regelmäßig mindestens zwei normale Aspirin pro Woche einnahmen, das Magen-Darm-Krebs-Risiko um 20 Prozent und das Darmkrebsrisiko um 25 Prozent vermindert war. (Andere Studien haben den Nutzen von Aspirin als Krebsvorsorgemittel bestätigt, und zwar auch, weil sich das Risiko von Metastasen nach dem Auftreten eines Tumors verringert.)

Der Grund, warum Aspirin bei diesen Krebsarten wirksam ist, scheint seine entzündungshemmende Wirkung zu sein. Ein indirekter Beweis dafür, wie schädlich Entzündungen sind. Die Wirkung ist eigentlich ganz einleuchtend, wenn man bedenkt, wofür Aspirin an sich hilft: bei Erkältungssymptomen, gegen Schmerzen und zur Vorbeugung von Herzinfarkten. All diese Einsatzgebiete beruhen auf seiner entzündungshemmenden Wirkung.

Die Präventionsmaßnahmen Sonnenschutz und Nichtrauchen zielen speziell auf Hautkrebs und Lungenkrebs ab. Aber die sehr, sehr gute Nachricht ist, dass gesunde Weichenstellungen beim Lebensstil ganz allgemein gut gegen Krebs sind. Dazu zählen Normalgewicht, ein so geringer Alkoholkonsum wie möglich (oder gar kein Alkohol) und körperliche Aktivität – mit anderen Worten, ein heilsamer Lebensstil wirkt auf breiter Front. Darüber hinaus müssen Sie nichts tun, denn nach den neuesten Studien gibt es keinen sogenannten Extraschutz vor Krebs.

Dies ist für all jene enttäuschend, die in ihrer Angst vor Krebs auf besondere Nahrungsergänzungsmittel, sogenannte Krebsdiäten setzen. Seit kurzem wird jedoch die Entstehung von Krebs mit chronischen Entzündungen in Verbindung gebracht. In diesem Sinne kommt die Ernährung, die wir in Teil Zwei dieses Buches vorgestellt haben, einer Antikrebsdiät ziemlich nahe.

KREBSMANAGEMENT – VORSORGE UND NACHSORGE

Irgendwann wird Krebs eine beherrschbare Erkrankung sein, und das ist eine gute Aussicht. Wir haben es hier mit einem wahren Paradigmenwechsel zu tun, der sich langsam in der medizinischen Fachwelt ausbreitet. Lange Zeit über herrschte bei Krebs die Devise »Machen Sie bloß was, irgendwas«, und zwar bei Onkologen und Patienten gleichermaßen. Das Bild eines heimtückischen Feindes, der den Körper von innen angreift, zog sofortige, oft drastische Maßnahmen nach sich. Aber da die Krankheit nun einmal komplex ist, kann man auch nicht alle Krebsarten gleich behandeln. Manche Krebsarten wachsen sehr langsam. Betrachtet man zum Beispiel die Fünf-Jahres-Überlebensrate bei sieben verschiedenen Hirntumoren, so reicht diese von 17 Prozent beim aggressiven Glioblastom bis hin zu 92 Prozent für das Meningeom, das in der Regel gutartig ist und so langsam wächst, dass sich das Gehirn oftmals anpassen kann. (Schilddrüsen- und Blasenkrebs gehören zu den langsamen, kontrollierbaren Krebsarten.)

Wie man einen Krebs behandelt, hängt vom Onkologen ab, und dessen Behandlungsansatz kann, was die Dringlichkeit angeht, sehr unterschiedlich sein. Deshalb ist es ratsam, mehr als einen Arzt zu konsultieren, und dabei nach ihrer Einschätzung zur Handhabbarkeit eines Tumors zu fragen. Auf jeden Fall gibt es viele Faktoren, die die Krebsrate und Heilungschancen beeinflussen. Das Risiko sinkt, wenn Sie jung sind, keinen Migrationshintergrund haben, gut situiert sind und frühzeitig diagnostiziert werden. Das Risiko steigt indessen, wenn Sie einen Migrationshintergrund haben, älter, arm sind und später diagnostiziert werden. (Zum Beispiel beziehen sich die oben angegebenen Überlebensraten bei Hirntumoren auf die Altersgruppe der 20- bis 44-Jährigen. Bei Patienten zwischen 45 und 64 Jahren verschlechtern sich die Raten und sinken auf vier Prozent für Glioblastome und 67 Prozent für Meningeome.)

Dies bringt uns zu einem Thema, das etwas widersprüchlich erscheint, nämlich Krebs zu behandeln, bevor es zu einer Diagnose kommt. Wenn Sie Vitamin C oder Zink zur Abwehr einer Wintergrippe nehmen, fällt das unter Prävention; niemand würde sagen, man managt eine Erkältung, obwohl man noch keine hat. Aber beim Krebs sind die bekannten Maßnahmen zur Prävention nicht die ganze Wahrheit. Hier gibt es nämlich auch noch eine unbekannte Größe, den Faktor X, und den gilt es immer wieder neu zu bewältigen.

Die Rede ist hier von selbst gemachtem Stress und Ängsten. Unsere moderne Gesellschaft wird dank der allgegenwärtigen Geschichten über Risiken, Studien, tragische Todesfälle und wundersame Heilungen vom Medizinstress gebeutelt. Meldungen zu Krebs sind dabei sicher die stressigsten. Stress, der so allgegenwärtig ist, lässt sich nur schwer umgehen. Zumal man nie weiß, wann Krebs im eigenen Umfeld auftritt. Der einfachste Ratschlag ist deshalb folgender: Stressmanagement ist Krebsmanagement. Das gilt sowohl für Gesunde, gerade diagnostizierte Patienten wie auch für langjährige Krebspatienten.

Es gehört zu den Standardempfehlungen, allen, die von einer Krebserkrankung genesen, zu sagen, dass sie sich liebevolle Unterstützung in der Familie und bei Freunden suchen sollen, wobei hier auch noch Selbsthilfegruppen zu nennen wären. Krebs macht bisweilen einsam.

Die Nebenwirkungen von Chemo und Bestrahlung, insbesondere Haarausfall und der Verlust von Muskelmasse, führen dazu, dass die Menschen am liebsten allein sein wollen. (Dazu muss man allerdings sagen, dass sich in der öffentlichen Wahrnehmung von Krebs sehr viel verbessert hat, und er nicht mehr so angstbesetzt ist.)

Der Grund, warum die Bewältigung des emotionalen Stresses von Krebs so wirksam ist, ist nicht ganz klar – wir sprechen deshalb einfach von einem Faktor X. Aber wir vermuten stark, dass es etwas mit der Epigenetik zu tun hat. Wie auf Seite 203 erläutert, beschäftigt sich die Epigenetik mit der Veränderung der DNA durch Erfahrungen. Je stärker die Erfahrung, desto mehr Spuren werden wahrscheinlich im Epigenom eines Menschen hinterlassen. Und das führt zu Veränderungen in der Genaktivität, da das Epigenom, das sich wie eine Schutzhülle um die DNA wickelt, als Hauptschalter der Genaktivität gilt. Der Nachweis, dass schlechte Erfahrungen die Entstehung von Krebs im Frühstadium beeinflussen können, ist nicht ganz ungefährlich, weil damit selbst schon wieder Stress verbunden ist. Positive Erfahrungen mit Stressabbau in Beziehung zu setzen ist jedoch ganz ungefährlich. Die Steigerung der Überlebensraten ist das eine, gezieltes Stressmanagement einer möglichen Angst vor Krebs das andere, und zwar lange bevor irgendwelche Symptome einer Erkrankung auftreten. Nehmen Sie die guten Nachrichten, was Krebs angeht, zur Kenntnis. Das ist ein großer Schritt in Richtung weniger Angst. Wenn es uns gelingt, irrationale Ängste in Bezug auf Krebs abzubauen, ist damit schon viel erreicht.

DANKSAGUNGEN

Ein Buch im Werden braucht nicht nur eine geistige Elternschaft, es muss auch redigiert werden. Deshalb danken wir zunächst einmal unserem Lektor Gary Jansen für seine Sorgsamkeit, sein Verständnis und den Aufbau. Darüber hinaus auch all den anderen bei Harmony Books: Diana Baroni, stellv. Geschäftsführerin und Redaktionsleitung; Tammy Blake, stellv. Geschäftsführerin und Werbeleitung; Juliana Horbachevsky, leitende Lektorin; Christina Foxley, stellv. Marketingleitung; Estefania Ospina, Marketing; Jenny Carrow, unsere Umschlagillustratorin; Elina Nudelman, die unser Buch designt hat; Norman Watkins, Herstellungsleitung und Patricia Shaw, Leitung Korrektorat.

Mehr denn je sind die Autoren der Verlagsleitung zu Dank verpflichtet für das Publizieren in unsicheren Zeiten. Unser besonderer Dank gilt Maya Mavjee, verlegerische und Gesamtleitung von Crown Publishing Group sowie Aaron Wehner, stellv. Geschäftsleitung und verlegerischer Leiter von Harmony Books.

Von Deepak: Ich bleibe dem fantastischen Team im Chopra Executive Office verpflichtet. Das Team ist immerfort im Einsatz und macht alles möglich: Carolyn Rangel, Felicia Rangel und Gabriela Rangel. Ihr alle habt einen ganz besonderen Platz in meinem Herzen. Sara Harvey und die Mitarbeiter des Chopra Centers für äußerste Liebenswürdigkeit und Enthusiasmus. Danke dafür. Weiterer Dank geht an Poonacha Machaiah, Mitbegründerin von Jiyo, dafür, dass sie Projekte wie dieses unterstützt. Wie immer bleibt die Familie im Zentrum meiner Welt. Sie wird nun noch mehr geschätzt, da es Nachwuchs gibt: Rita, Mallika, Sumant, Gotham, Candice, Krishan, Tara, Leela und Geeta.

Von Rudy: Ich möchte meiner lieben Frau Dora und der besten Tochter überhaupt, Lyla, danken. Mit ihrer bedingungslosen Liebe und Unterstützung sind sie meine ganz persönlichen Heilerinnen. Auch bin ich meiner Mutter dankbar, dass sie mir beigebracht hat, wie wichtig eine freundliche, mitfühlende und positive Lebenseinstellung ist. Sie ist in jeder Hinsicht der Schlüssel zur Heilung. Dann möchte ich Susanna Cortese für ihre unschätzbaren Dienste danken, dass sie während der Erstellung dieses Buches meine Forschungsaktivitäten am Laufen hielt. Abschließend möchte ich dsem Kadavul-Tempel in Kaua'i für die Eingebung *Das heilende Selbst* betreffend danken. Sie kam mir nach einer besonders schönen Meditation dort.